尤荣开◎编著

百味中草药的传说（修订版）

U0307572

全国百佳图书出版单位

中国中医药出版社

·北京·

图书在版编目（CIP）数据

百味中草药的传说 / 尤荣开编著 . —修订版 . —北京：中国中医药
出版社，2022. 11（2023.9 重印）

ISBN 978 - 7 - 5132 - 7670 - 2

Ⅰ . ①百⋯　Ⅱ . ①尤⋯　Ⅲ . ①中草药—普及读物　Ⅳ . ① R28 - 49

中国版本图书馆 CIP 数据核字（2022）第 117615 号

中国中医药出版社出版

北京经济技术开发区科创十三街 31 号院二区 8 号楼

邮政编码　100176

传真　010-64405721

山东临沂新华印刷物流集团有限责任公司印刷

各地新华书店经销

开本 880 × 1230　1/32　印张 11.5　字数 306 千字

2022 年 11 月第 1 版　2023 年 9 月第 2 次印刷

书号　ISBN 978 - 7 - 5132 - 7670 - 2

定价　59.00 元

网址　www.cptcm.com

服 务 热 线　010-64405510

购 书 热 线　010-89535836

维 权 打 假　010-64405753

微信服务号　**zgzyycbs**

微商城网址　**https://kdt.im/LIdUGr**

官 方 微 博　**http://e.weibo.com/cptcm**

天猫旗舰店网址　**https://zgzyycbs.tmall.com**

如有印装质量问题请与本社出版部联系（010-64405510）

本书为温州市中心医院尤荣开主任医师重症诊疗之余，精心编纂的关于中药的文化读本。中药是传统中医学的重要组成部分，如能正确运用则效果显著，但关于中药的来源及其名字，以及其功效特点，很多人却会感觉有些不甚清楚。本书通过生动有趣的小故事入手，借各种传说故事带您走进中药王国，了解每一味药物的名称由来、功能特点、性味归经等，并通过图片为您展示每味中药的自然形态，使您对之能有直观的感觉。本书内容浅显易懂，生动有趣，非常适合爱好中医药的读者阅读欣赏。

内容提要

前言

　　黄河长江，辽阔华夏，孕育出花草葱茏、馨香浓郁的一片杏林。杏林里的一草、一木、一花、一树都是世界医药宝库中璀璨夺目的瑰宝。

　　这些花草树木，有的傲然生长于险峰之上，有的悄然委身于草莽之中，有的稀缺珍贵难觅芳踪，有的平凡低贱随处可见。它们都是大自然馈赠给世人长寿与健康的礼物，帮助体弱多病的人恢复生机、保持健康。

　　"神农尝百草，一日而遇七十毒。"中药有着神奇的疗效，这都是我们的先祖在与大自然作斗争中用生命换来的。

　　每一味中草药，都有一段动人心魄的故事，一个妙趣横生的传说，一则意味悠长的神话。相传南朝宋武帝刘裕（小名刘寄奴）年轻时曾入山射中一蛇，得到一种具有疗伤作用的中药，每遇创伤，敷之即愈，因而得名"刘寄奴"；又有传说，唐代一位姓何的老人，常以一种山芋样的东西充饥，他寿高一百三十岁时仍然须发皆黑，故后人称这种山芋样的东西为"何首乌"。此外，徐长卿、杜仲、使君子、金樱子等药名，都各有其生动的人物神话传说。

　　我之幼时，常染小恙，每服中药，疗效神奇。及年长，入道

1

中医，我师博学多闻，每于诊余之暇，背《内》《难》之闲，讲一些有关中草药的传说，这些传说构思奇特，用词精巧，常常使人惊叹不已，难以忘怀。自恢复高考后，我虽寒窗苦读五年西医书籍，与危重病打了三十余年的交道，转眼间已到颐养天年之岁，但这些感人的传说仍萦回于心间。

因而在诊疗之余编纂本书，网集100余味中草药的传说。每味药物先讲一个传说故事，然后介绍这味药物的植物形态、性味归经、功用主治、用法用量，并附有药物彩图。这些中草药的传说故事，除得自我师口授外，还有大量的内容是从医籍、药典、史书、报刊、网络、笔记等处搜集而来，感谢诸多同人的辛勤劳动，在此一并致以谢忱。

这些中草药的传说故事熔药学、史学、文学于一炉，集学术性、艺术性、知识性、实用性、资料性、趣味性于一体，取材广博，亦庄亦谐，阐微揭秘，妙趣横生。读来既有中草药知识的增长，又有文学艺术的欣赏。

这些中草药故事，为中医药爱好者开了一个营养野味的小灶，提供一份新鲜有趣的资料；更为广大爱好中国传统文化的人们提供一份美味可口的快餐，送上一本寓乐于文的新鲜书卷。但在此也当郑重声明，传说仅仅是传说，希望广大读者千万莫要对号入座，自服中草药，有病必须要到正规医院、找正规医师，查明病因，正确治疗，以免延误病情，贻误自身。

尤荣开

2022 年春

目录

调气补血的阿胶

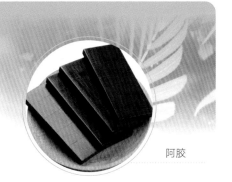

阿胶

"虢国夫人娥眉长，酥胸如兔裹衣裳。东莱阿胶日三盏，蓄足冶媚误君王。"阿胶是女人的补品，为历代医家所推崇，具有滋补、调和气血、润肺美颜等作用。阿胶如何入药的？这来自一个偶然的发现。

相传初唐时期，泰山脚下，黄河岸边的东阿县，有一对年轻的夫妻，男的叫刘田铭，女的叫秦阿娇，两人靠贩驴为生，日子过得有滋有味。

阿铭和阿娇恩恩爱爱共同生活了五年，这一年春暖花开时，阿娇有了身孕。不料，阿娇分娩后气血损耗，身体很虚弱，整日病恹恹的，有气无力，卧病在床。夫妻俩多方求医，吃了许多补气补血的药也不见好转。阿铭听人说驴肉能强身补体，就想：让阿娇吃些驴肉吧，也许身体会好起来。

于是，他就叫伙计宰了头毛驴，把肉煮了给阿娇吃。谁知伙计嘴馋，肉煮熟了，便从锅里捞出来吃。其他伙计闻到肉香，也围拢来吃，这个尝尝，那个尝尝，一锅驴肉不大一会儿全进了伙计们的肚子里。这下，煮肉的伙计着了慌，这可拿什么给女主人吃呢？无奈之下，他只好把剩下的驴皮切碎放进锅里，倒满水，升大火煮起来。熬了足足半天，总算把皮熬化了。伙计把浓浓的驴皮汤从锅里舀出来，调好味道，倒进盆里，谁知汤冷后竟凝固成黏糊糊、软弹弹的胶块。伙计尝了一块，倒也不算难吃，于是便把这驴皮胶端给了阿娇。

阿娇平时喜吃素食，不曾吃过驴肉，尝了一口这驴皮熬成的胶块，只觉得喷香可口，竟然没几顿便把一瓦盆儿驴皮胶全吃光了。不久之后奇迹出现了，她食欲大增，气血充沛，脸色红润，越来越有精神。

事隔年余，那位伙计的妻子也分娩了。由于家里穷，怀胎期间营养不足，伙计的妻子生产时几次昏倒，分娩后气血大衰，身体十分虚弱。伙计找了郎中开了不少药，吃了也不管用。伙计忽然想起阿娇吃驴皮胶的事儿。于是，便将头年煮驴肉、熬驴皮的事儿向阿铭、阿娇夫妻细说了一遍，并向他们夫妻要了些驴皮，打算回家给妻子用。

伙计回家也像之前那样，把驴皮熬成胶块给妻子服用。没多长时间，妻子果然气血渐复，肌肤红润，病体大有起色。

阿铭、阿娇发现驴皮胶是一味好药，便开始雇伙计收购驴皮，熬胶出卖，生意十分兴隆，驴皮胶是产妇良药的说法也渐渐在百姓们中间传扬开了。有些庄户见熬驴皮胶有利可图，也都相继熬胶出售，当时市面上的胶确实不少，可只有东阿城里熬出的胶才疗效显著，其他地区制作的要么没有滋补功能，要么效果平平，引起不少纠纷。官司打到县里，县太爷带着郎中先生来到东阿城调查，经过实地访查，发现东阿城里的水井比其他地方的水井深，从里面打上来的水的味道也格外香甜。

县太爷十分惊喜，这才知道，驴胶补气补血，但要熬出好胶，除了驴皮之外，还需这得天独厚的井水。于是下令：只准东阿城镇百姓熬胶，其他各地一律取缔。县令还将驴皮胶进贡给唐王李世民，李世民又赏给年迈体弱的大臣吃。大家都夸此胶是上等补品。李世民大喜，差大将尉迟恭巡视东阿城。尉迟恭来到东阿城，赏给阿铭、阿娇金锅银铲，召集匠人将东阿城的水井修葺一新，并在井上盖了一座石亭，亭里竖立了石碑。至今，碑文上"唐朝钦差大臣尉迟恭至此重修阿井"的字样，仍依稀可见。

药物简介

[性味归经] 味甘，性平。归肺、肝、肾经。

[功效] 补血止血，滋阴润肺。

[应用]

1. 用于血虚萎黄、眩晕、心悸等证。

2. 用于虚劳咯血、吐血、衄血、便血、崩漏。

3. 用于阴虚火旺所致心烦，失眠等证。

4. 用于阴虚燥咳。

[用量用法] 5～10g。用开水或黄酒化服；入汤剂应烊化冲服。

江边一碗水，神奇八角莲

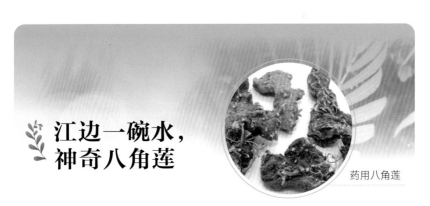

药用八角莲

在神农架的高山峡谷里，长着一种叶片像荷叶的药草，独茎圆叶，形如小碗，叶中常聚满露水、雨水，能为采药人解渴。

相传有一日，神农如往常一般走向深山，爬上悬崖采药。但他一不小心，脚下一滑，不慎摔了一跤，掉到悬崖绝壁下。

许久以后，慢慢醒来的神农发现自己筋疲力尽，四肢疼痛，口渴得要命，却又动弹不得。他勉强挣扎起来，爬到沟边，只见沟中水混浊不堪，无法饮用，而在沟边生长着几棵像荷花一样的植物，茎直立，不分叉，开着一串紫红色小花，花苞下垂，数朵簇生，状如一串紫色铃铛在春风中摇曳，伴随泉水叮咚，极为清秀脱俗。

"莲叶"的边缘八瓣深陷，中央向下凹进去，好似一只小碗，叶中盛满了清凉的露水。神农摘下那些"莲叶"，喝下露水后感到神清气爽，伤痛缓解了许多，又休息片刻，渐渐恢复了元气。神农心想，这定是茎叶中的药用成分向水中渗透之功效，于是，就采下这棵救了他性命的药草，因见它生长在阴湿的溪边，遂将之命名为"江边一碗水"。因其有八个角，状似莲叶，故又称其为"八角莲"。

当然，这只是一个美丽的传说，真正的原因是八角莲根茎的每一茎节处有一碗状小凹窝（茎脱落后的痕迹），且此药多是在高山、江河边、树下挖得，故得此名。又因八角莲的根茎呈黄褐色，每节部均有一凹窝，故又名"金鞭七""窝儿七"。

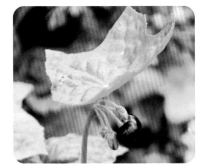

简介 药物

[植物形态] 多年生草本，植株高 40～150cm。根茎粗壮，横生，多须根；茎直立，不分枝，无毛，淡绿色。茎生叶 2 枚，薄纸质，互生，盾状，近圆形，直径达 30cm，4～9 个掌状浅裂，裂片阔三角形，卵形或卵状长圆形，长 2.5～4cm，基部宽 5～7cm，先端锐尖，不分裂，上面无毛，背面被柔毛，叶脉明显隆起，边缘具细齿；下部叶的柄长 12～25cm，上部叶柄长 1～3cm。花梗纤细、下弯、被柔毛；花深红色，5～8 朵簇生于离叶基部不远处，下垂；萼片 6，长圆状椭圆形，长 0.6～1.8cm，宽 6～8mm，先端急尖，外面被短柔毛，内面无毛；花瓣 6，匙状倒卵形，长约 2.5cm，宽约 8mm，无毛；雄蕊 6，长约 1.8cm，花丝短于花药，药隔先端急尖，无毛；子房椭圆形，无毛，花柱短，柱头盾状。浆果椭圆形，长约 4cm，直径约 3.5cm。种子多数。花期 3～6 月，果期 5～9 月。

[性味归经] 味甘、微苦，性凉。归肺、肝经。

[功效] 清热解毒，活血散瘀。

[应用] 毒蛇咬伤，跌打损伤；外用治虫蛇咬伤，疮疖痈

八角莲植物形态

肿，淋巴结炎，腮腺炎，乳腺癌。

[用量用法] 内服 3～9g。外用：适量，捣烂敷或磨酒、醋调敷患处。

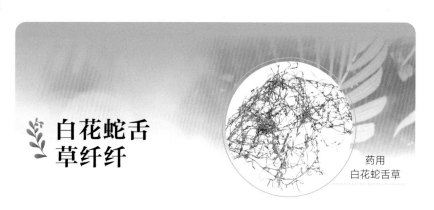

白花蛇舌草纤纤

药用
白花蛇舌草

　　白花蛇舌草是一种叶片似蛇的植物，花呈白色的漏斗形。白花蛇舌草有很高的药用价值，既可以消炎解毒、杀菌抗肿瘤，又能够提高免疫力。

　　从前，有一位遐迩闻名的医生，被邀请去为一位重症病人诊治。该病人瘀血内结，胸背憋痛，低热羁缠，咳吐秽脓，众医医治不效。用现在的观点来看，病人可能患了"肺脓疡"，过去因为没有抗生素，大部分的病人无生还机会。

　　该名医虽然遍阅医籍，诊病无数，但一时也找不到恰当的治疗方法。名医感到些许疲惫，就伏案打了个盹，梦中忽见到一位如神仙一般的白衣女子飘然而至，对他说："此君乐善怀仁，惠及生物，见有捕蛇者，他即买下放生，先生务必救他一命。"

　　名医听后便向白衣女子讨教良方，白衣女子说："先生请随我来。"于是，他随白衣女子来到户外，白衣女子飘然而去，而在白衣女子所站的地方却有一条白花蛇在蜿蜒盘旋，蛇舌伸吐处化作丛丛小草。名医正惊异间，被脚步声惊醒，原来是病人家属来请先生用饭。

名医说："且慢用饭，请随我来。"名医和病人家属来到户外，果见埂坎边长着许多名医梦中所见的那种开着小白花的纤纤小草。名医便采了些药草，嘱病人家属立即煎煮。病人服后觉得憋痛缓解了不少，且胸宽体舒，体温也明显减退。随后一连几日，每日服用这种小草熬制的汤药，慢慢痊愈了。

名医遍查当时能找到的历代本草，也未查出这种小草属于何药。但这偶然的发现，令他激动不已，有感而发，吟诗一首："白花蛇舌草纤纤，伏地盘桓农舍边。自古好心多善报，灵虫感德药流传。"

因为这种小草长得像白花蛇的舌头，又与名医梦中的白花蛇有关，那就取名为"白花蛇舌草"吧！从此以后，丰富的祖国中草药宝库里又多了一味叫作"白花蛇舌草"的草药，因其化瘀散结的作用而一直沿用至今。

[植物形态] 一年生草本，全株无毛，高 20～50cm。茎纤细微扁，从基部分枝。叶对生，线形，长 1～2mm，基部合生，顶部芒尖；无叶柄。花单生或对生于叶腋，常具短粗的花梗，长 2～5mm；花萼筒顶端有开展的 4 齿裂；花冠筒状，白色，裂片 4；雄蕊4，生于花冠筒喉部，与裂片互

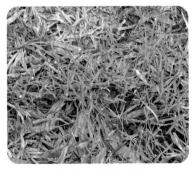

白花蛇舌草植物形态

生，花药突出；花柱丝状，花 2～3mm，柱头 2 裂，裂片宽扁，有乳头状凸点。蒴果扁球形，直径 2～2.5mm，室背 2 裂，宿萼裂片长 1.5～2mm。花果期 7～8 月。

［性味归经］味微苦、甘，性寒。归心、肝、脾三经。

［功效］清热解毒，清热利湿，清热散瘀，清小儿疳积。

［应用］能治肺热喘咳，扁桃体炎，咽喉炎，阑尾炎，痢疾，黄疸，盆腔炎，附件炎，痈肿疔疮，毒蛇咬伤。

［用量用法］内服：煎汤，50～100g；或捣汁。外用：捣敷。

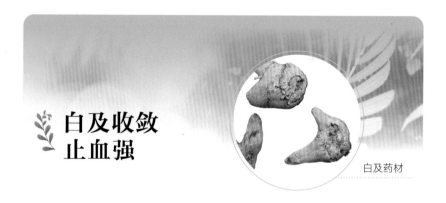

白及收敛
止血强

白及药材

白及是一味古老的收敛止血中药。有关白及药名来历有个传说。

相传大约在西汉时期，有一位会稽将官，一次跟随皇上御驾亲征，没想到战事失利，队伍溃散，他只好护送皇帝急急回京。他们一路厮杀，刚要进关时，却突然闪出六员番将，拦住去路。这将官力保皇帝先进关，自己返身迎敌，终因连日征战，疲劳过度，寡不敌众，被敌人砍了数刀。但他忍痛拼杀回来，在临近关前时，不幸又被番将一箭射中，跌落马下，所幸被关内的兵丁救起。

皇帝见了很感动，急命太医抢救。将官断了的筋骨被接上了，其他伤口的血也止住了，只是肺被箭射穿，伤口流血，呼吸急促，咯血不止，眼看会有生命危险，太医束手无策。

皇帝急了，命全城各处通告，征召名医诊治。很快，一位老农觐见，拿着几株叶像棕榈叶、根像菱角肉的草药献给皇帝，说："请把这药草烘干，磨成粉，一半冲服，一半外敷在箭伤处，便有良效。"别无良法，太医们也只好速速照办。结果，将官用药后，不久便肺伤愈合，也不咯血了。

皇帝高兴之余，便要封这老农做官，还要赏他银子，可老人什么也不要，他只要求皇帝把这味草药编入药书，公布天下，让其他人也能用它来医治肺伤出血。

皇帝连连点头道："不过，这药叫什么名字呢？"

老农回答道："还没名呢，就请皇帝取个名字吧。"

皇帝想了一想，问道："你叫什么名字呀？"

那老农说："我叫白及。"

皇帝笑道："那就叫它为'白及'吧。"

[植物形态] 多年生草本。叶4～5片，狭矩圆形或披针形，基部下延成鞘，抱茎。总状花序顶生，有花3～8朵；苞片1，早落；花大，紫色或淡红色；萼片狭矩圆形，与花瓣近等长，长2.8～3cm，唇瓣白色或具紫脉，先端3裂，

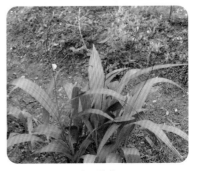

白及植物

中裂片边缘有波状齿，先端内凹。中央具5褶片，侧裂片合抱蕊柱；蕊柱两侧有窄翅，柱头顶端有1雄蕊；子房下位，扭曲。蒴果圆柱形，具6纵肋，花期4～5月，果期7～9月。

[性味归经] 味苦、甘、涩，性微寒。归肺、胃、肝经。

[功效] 收敛止血，消肿生肌。

[应用]

1. 主要用治肺出血，如咳血；胃出血所致之吐血及外伤出血。

2. 用于疮痈初起，或疮痈破溃，久不收口者，还治手足皲裂。

[用量用法] 3～10g；研末服，每次1.5～3g。外用适量。

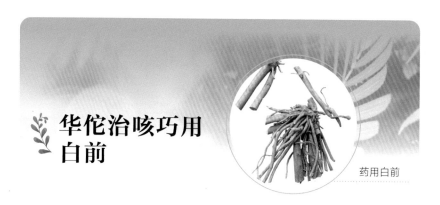

药用白前

话说有一年夏天，名医华佗冒着酷暑，在河南乡间行医。

一天，他路过一座名叫白家庄的村子，正赶上下起瓢泼大雨，华佗没法赶路，就住在村里一家姓白的老板开的旅馆里。这天晚上华佗睡到半夜，突然被一阵孩子的哭声惊醒，仔细听听，那孩子还咳嗽呢。华佗猛地爬起来，叫醒旅馆老板，说："这是谁家的孩子在哭啊？"

"是住在小店后边那一家的孩子。"店老板说。

华佗说："哎呀，这孩子病得厉害，恐怕难活到明天中午啦！"

店老板很不高兴："你这客人怎么咒人家孩子死啊？"

华佗说："我是大夫，听出这咳嗽的声音不对。"

店老板一听他是大夫，赶紧打躬作揖说："那就请你快给治治吧。那孩子病得厉害，折腾好几天了，怪可怜的。"

店老板领着华佗转到店后面，敲开那户人家的门，说："这位是大夫，他给你们孩子治病来啦。"

那家人急忙请华佗进屋。华佗看了看病孩子的脸色，听听咳嗽的声音，又坐下切过脉，然后说："要救这孩子的命，需要一种药草。如果马上找到，及时吃下，这孩子就能转危为安。"

孩子的父亲急切地说："得吃什么药，上哪儿去找呀？"

华佗说："你点个灯笼照亮儿，我去找找。"

"哎呀，怎么好麻烦您呢？外边又下着大雨！"

"别多说啦，救人要紧，快走吧！"雨越下越大，满地泥水，又滑又难走。

孩子的父亲打着灯笼在前，华佗跟在后面，在村子的前前后后到处寻找，可是，东找西找，哪儿也没有他想找的药草。直到最后，才在客店门前一条小河沟边的土坡上找到。华佗把它挖回来，切下根，用水洗干净，煎药成汤给孩子喝下；又把那药草的叶子留下来，说："你们拿这个做样子，天亮后再挖一些来，让孩子多吃几剂，病就根治了。这是止咳、祛痰的良药啊！"

"好啊，您放心吧。您忙了大半夜，快请先回去睡会儿。"

人们都催促好心的华佗去歇息，就没有问这种药草的名字。第二天，孩子的病好了许多，孩子的父亲备了礼物，来到旅馆酬谢医生。不料，老板告诉他说："那位大夫天没亮就走了。"

"哎呀，我还没好好地谢过他呢！也没问人家的姓名。"

"你知道他是谁？"

"谁？"

"华佗。"

"哎呀，怪不得医道那么高，心眼那么好，敢情是活神仙啊。"

孩子的父亲按照华佗留下的叶子，又挖了些药草回来煎给孩子喝，不久，孩子的病痊愈了。白家庄的人从此也都认得那味止咳的药草了，不过，就是不知道它该叫啥名字。后来，大家一想：这种药草是在白老板的客店门前挖到的，于是就给它起了个叫"白前"的名字。

药物简介

[植物形态] 直立半灌木，高 30～60cm。茎圆柱形，有细棱。叶对生，披针形或线状披针形，长 6～13cm，宽 0.3～0.5cm，两端渐尖，中脉明显。聚伞花序腋生，有花 3～8朵；花萼 5 深裂；花冠紫红色，辐射状，内面被长柔毛，裂片狭三角形；副花冠裂片盾状，先端稍厚而内卷；雄蕊 5，与雌蕊合生成蕊柱，花药 2 室；柱头微凸，包于花药的薄膜内。骨突果单生。花期 5～8月，果期 9～10 月。

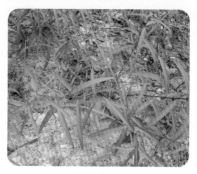

白前植物形态

[性味归经] 味辛、甘，性微温。归肺经。

[功效] 泻肺降气，下痰止嗽。

［应用］治肺实喘满，咳嗽，多痰，胃脘疼痛。

［用量用法］内服：煎汤，5～10g。

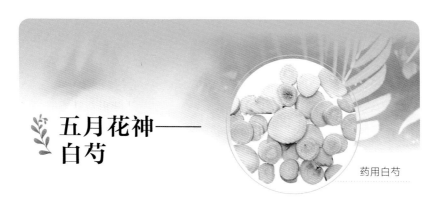

五月花神——白芍

药用白芍

白芍是草本花卉，没有坚硬的木质茎秆，犹如弱柳扶风、柔弱无骨的少女，故有"没骨花"之称。被列为"六大名花"之一，又被称为"五月花神"，自古就作为爱情之花，现被尊为七夕节的代表花卉。白芍本为观赏之花，如何入药，自有传说。

传说在很久很久以前，奔腾不息的钱塘江边住着一户三口的人家，老两口和一个宝贝女儿。女儿名叫白韶，长得亭亭玉立，聪明俊秀，心地善良，十分可爱。她嫁给邻村一个名叫王贵的忠实憨厚小伙子，小夫妻男耕女织，生活过得很美满。但美中不足的是，婚后过了三年，白韶不但没有生育，而且还常常闹小腹痛，时急时缓，月经也差前错后，并出现头晕、耳鸣等症状。

春末夏初的一天，王贵到离家不远的一座大山上砍柴，看见一种野草，株高不到三尺，繁枝茂叶，葱茏欲滴；花朵洁白如玉，幽雅高洁，潇洒华丽，清香流溢，笑靥迎人。王贵顿生心念，要是把这种野草移栽到自家庭院让白韶观赏，心情一定会好一些。于是，王贵挖了一大捆野草，精心地栽种在家中庭院。

一天，王贵外出干活，家里只有白韶一人，又临经期，小腹坠痛，全身乏力。到了黄昏，白韶饥饿难受，忽然闻到门外飘来一股清爽的香气，精神陡然一振。她扶着墙，走出门口一看，栽种在庭院里的那些野草正向她点头，白韶心想必定是"仙草"向她施善，便走向野草，拔了几株，洗净草根上的泥土，一口气吃下肚子。不一会儿，白韶感觉一身轻松，手脚有力，精神大振，小腹坠痛也缓解得多。

从此，白韶不管口渴还是饿了，总会到庭院园里拔几支野草根来吃。转眼一年过去了，白韶身体逐渐康复，月经也按月来，痛经也逐渐好转，并且怀孕了。十月临盆，生了一个白白胖胖的男孩。

后来，村民们知道这种野草能治好白韶的病，就将它起名为"白韶"，"韶"和"芍"读音相似，年长日久，就叫成现在的"白芍"。

还有一个传说，相传东汉神医华佗在其后宅辟有药园，广植草药，作为标本，以辨别药之真伪，防止用错药。一天，有个外地人看华佗爱种草药，便将自己从山上挖的一棵芍花给华佗，并对华佗说："这芍花本是野生，人家都说它可以治病，不知真假，我给你一棵，你试种一下。"华佗就把这棵芍花栽到窗外。来年春天，芍花开放，华佗就先尝花、后尝叶。由于华佗对芍花的采药季节还没掌握，对春天的芍花不能入药更不了解，只感觉它没有什么药味，也没有什么特异之处，就把它放那儿不管了，一直放了数年也没理睬它。

一天夜晚，夜深人静，秋风凉爽，月照窗户，华佗正在灯下精心地撰写医书，一条一条地记录着一味味药物的功效。正写之间，只听窗外有一女子的哭声，他抬头往窗外一看，迎着月光有位身穿绿衣、头戴红花的美貌女子。"啊！这是谁家的孩子，深更半夜在外啼哭，难道受了什么委屈？"华佗便出去看看，可东瞅西望，却没有半个人影，只见那女子站的地方正是那棵青枝绿叶的芍花。

华佗心想：难道是它吗？他看了看芍花，摇了摇头，自言自语地说："即使你有灵验，现在已是初秋，早已花谢叶老，也用处不大了，况且你身无奇处，也无法入药呀！"说罢转身回屋里去了。刚到屋里坐下又听到那女子啼哭，抬头一看还是她。他又出来看，还是没人，那女子站的地方仍是那棵芍花，一连几次都是这样。

华佗觉得非常奇怪，就叫醒夫人，把刚才发生的事情向夫人说了一遍。夫人说："这家房前屋后的花草，都是你亲手种的，在你手里都成了良药，治了不少病，救了不少人，只有这棵芍花在那儿，冷冷清清地无人使用。我想，可能是你没把它放在心上，你不了解它，它感到伤心委屈了。"

华佗说："我早已尝过多次了，花、叶、梗都没有什么用处，可怎么入药呀。"夫人说："花、叶、梗都尝过了，你尝过根吗？"华佗又说："花、叶、梗都没有用，根还有啥好尝的。"华夫人看他有些不耐烦，也不往下说了，就说："好啦，天已经不早了，你休息吧。"华佗觉得很累，便倒下睡着了。

华夫人越想越睡不着，越想越觉得奇怪，总觉得芍花啼哭是委屈了它，可能它的用处还未被发现。不行，我得想法成全它。早晨起来，华夫人拿了一把菜刀去切菜，一不小心手被菜刀划了一下，血立刻冒了出来。夫人忙把华佗叫起来。华佗一看，赶忙拿刀伤药敷在伤口上。但血还是止不住，一个劲地往外流。华佗可没办法了。夫人便说："不妨你把芍花根挖点来敷上试一试。"华佗便挖了一点芍花根，捣成泥状敷在伤口上。嗬，可灵验啦，血立刻止住了。过了几天，伤口愈合，好了之后连个痕迹也没有。

华佗说："多亏夫人你提醒我，还为它流了血，要不是你，就把一味好药给埋没了。"后来华佗对芍花做了细致的研究，发现它不单可以止血、活血，而且有镇痛、滋补、调经的效果，便将它记在《青囊书》里，给加了一个"药"字叫"芍药花"。由于华佗的栽培试验，芍药便在谯陵（今安徽亳州）发展起来，后来又发展到四川、浙江、陕西等地，但以产在谯陵的个大、色白、粉性足，被称为白芍。

药物简介

[植物形态] 多年生草本，高 50～80cm。叶互生，有长柄；茎下部叶为 2 回三出羽状复叶，枝端为单叶；小叶狭卵形、披针形或椭圆形，边缘具软骨质小齿。花顶生并腋生；萼片 4，微紫红色；花瓣 6～9，白色、粉红色或紫红色；雄蕊多数；心皮 4～5，无毛或密被白毛，骨突果卵形，先端外弯成钩状。花期 6 月，果期 8～9 月。

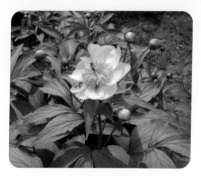

白芍植物形态

[性味归经] 味苦、酸，性微寒。归肝、脾经。

[功效] 养血敛阴，柔肝止痛，平抑肝阳。

[应用]

1. 用于月经不调，经行腹痛，崩漏，以及自汗、盗汗等症。

2. 用于肝气不和所致的胁痛、腹痛，以及手足拘挛疼痛等症。

3. 用于肝阳上亢所引起的头痛、眩晕。

[用量用法] 6～15g。煎服。

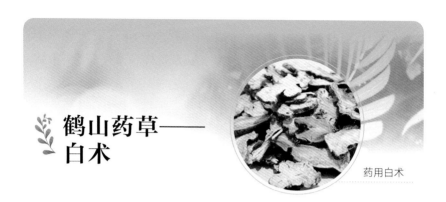

药用白术

鹤山药草——
白术

"金浆玉液味和调，白术於潜产最饶。逐水消痰脾不泻，和中补气腹无枵。黄芩共剂胎能养，枳实同丸痞亦消。桃李青鱼俱禁忌，炒将褐色勿令焦。"这首出自清朝赵瑾叔的《本草诗》写出了白术的产地与功效。白术为多年生草本，喜凉爽气候，以根茎入药，具有多项药用功能。白术又以浙江於潜所产为上品，素有"北参南术"之称。於潜白术又称仙鹤术或云头术，这里又有什么故事呢。

传说南极仙境有只出神入化的仙鹤，衔着一支极为珍贵的药草，想把它带到人间，种植在最好的地方。仙鹤来到了天目山麓上空，看到凡界有一块靠山、傍水、向阳和避风的盆地，土地肥沃，便慢慢降落下来，把口里衔着的药草种了下去。仙鹤日里除草、松土和浇水，夜里就垂颈俯首守护在旁，药草发芽出土，长出绿油油的叶片。日子一长，仙鹤竟化成了一座黛色小山，人称"鹤山"。

有一年，鹤山附近发生一场大瘟疫，不少人染病在床。这一天，正是九月重阳，菊花盛开，秋高气爽。於潜街头，人来人往，此时，人群中有一位姑娘，白衣白裙，上绣朵朵菊花和点点朱砂，这姑娘其实是仙鹤种下的药草化身。

她在集市上摆了地摊，叫卖白术，遇到一些无钱病家，就免费发放。这白术奇效无比，人们服用以后，个个摆脱了病魔。于是有位药店老板利欲熏心，见姑娘的药草这样有疗效，骗买了姑娘全部的白术，然后高价出售，发了一笔横财。他贪得无厌，想起姑娘临走时说家住鹤山，便入山寻找，可找来找去，找不着一户人家。老板娘知道这事，心生一计，对着老板耳朵，如此这般一说，把老板说得眉开眼笑。

转眼到了第二年重阳，那白姑娘又来卖白术。这一次，老板显得百般殷勤，搬凳献茶。白姑娘一坐定，老板娘偷偷地用针穿了一根红线，别在了姑娘的衣裙上。白姑娘收了钱就走，老板却带了一个伙计，悄悄地跟了上去。白姑娘顺着一条荒芜的羊肠小道往山坡上走，走着走着，忽然不见了。老板和伙计急忙满山寻找，在山岗找着了一株穿着红线的药草，香味扑鼻，分外醉人，老板开心极了，说："好！这个活宝贝可落到我手里了！"大声叫喊伙计："快！快！拿锄头来。"谁知一锄头掘下去，"啪"的一声，闪出一道金光，刺瞎了老板的眼睛。那株千年白术，消失得无影无踪，再也找不着了。以后，再没有人见到那白衣姑娘。

白衣姑娘就是白术的化身，於潜鹤山所产的白术，特别珍贵，你若切开来看一看，还有朱砂点和菊花般的云头形状哩！

现代医学研究发现，白术健脾益气功效相关的药理作用体现在调整胃肠运动功能、抗溃疡、保肝、增强机体免疫功能、抗应激、增强造血功能等方面；其燥湿利水功效与利尿作用有关；而安胎功效与抑制子宫收缩作用有关。白术还有抗氧化、延缓衰老、降血糖、抗凝血、抗肿瘤等作用。

[植物形态] 多年生草本，高 20～60cm，根状茎结节状；茎直立，通常自中下部长分枝，全部光滑无毛。叶互生，中部茎叶有长 3～6cm 的叶柄，叶片通常 3～5 羽状全裂。头状花序单生茎枝顶端，植株通常有 6～10 个头状花序，但不形成明显的花序式排列。总苞大，宽钟状，直径 3～4cm。总苞片 9～10 层，覆瓦状排列；外层及中外层长卵形或三角形，长 6～8mm；中层披针形或椭圆状披针形，长 11～16mm；最内层宽线形，长 2cm，顶端紫红色。全部苞片顶端钝，边缘有白色蛛丝毛。小花长 1.7cm，紫红色，冠檐 5 深裂。瘦果倒圆锥状，长 7.5mm。花果期 8～10 月。

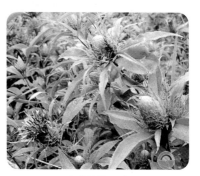

白术植物形态

[性味归经] 味苦、甘，性温。归脾、胃经。

[功效] 补气健脾，燥湿利水，止汗，安胎。

[应用] 用于脾气虚弱，食少便溏，痰饮水肿，表虚自汗，胎动不安。

[用量用法] 内服：6～15g，煎服。

朴实无华的白头翁

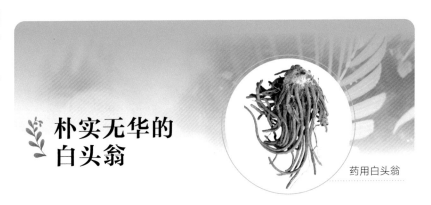

药用白头翁

　　从前，浩渺无边的太湖边上有座植被丰富的牛头山。山下有个恬静村庄，村里有个小伙子叫陈大宝。陈大宝性格开朗，心地善良，乐于助人，大伙儿都很喜欢他。可是有一天，陈大宝突然闹肚子疼，那痛非比一般，痛得大宝头上直冒冷汗，连手脚都发凉了。当时恰巧左邻右舍的人上山的上山，下地的下地，都干活儿去了，没人帮助。大宝疼得实在忍受不住了，只好捂着肚子，自己挣扎着去找邻村的郎中看一看。他强忍疼痛刚走出村口，就实在支持不住了，一头便栽倒在路边的草地上。

　　不知过了多久，大宝突然醒来，看见一位白发苍苍的老爷爷拄着拐棍站在他身边。老爷爷问大宝怎么会躺在路边，大宝无力地回答说："肚子疼得厉害，实在走不动了。"

　　老爷爷说："那就找点药吃吧。"大宝说："让我上哪儿去找呢？"

　　老爷爷用拐棍指着大宝身边的草地，草地上有一棵顶头上长着绒绒白毛的绿草，说："这草的根就是药，你挖一些回去熬汤，连喝几次就会好的。"

　　大宝心想：这草倒是常常见，山坡野地到处都是，能治病吗？老爷爷不等大宝开口，仿佛早就看穿了大宝心里的疑问，他捋着胡须说："我已是满头白发的老人了，还会用瞎话骗你吗？"说完就缓缓转身离去了。

大宝决心试一试，他忍着痛挖了一些那种顶头上长白毛的绿草，回到家把草根熬水喝了，这一宿肚子就不怎么疼了。一连喝了三天，病就全好了。邻居来看望大宝，也就知道大宝的病是吃了一种草根治好的。

大宝病好了，又上山砍柴。这一天，大宝在去砍柴的山路上又碰上了上次的那位白发苍苍的老爷爷，老爷爷拄着拐棍挺有精神地站在那儿，远远看去，白胡子飘飘的，活像一位山里的神仙。大宝急忙走上前去说："谢谢你，老爷爷，你让我吃的药真好，我喝了几回，病就好利索了。"白发老爷爷笑着说道："小伙子，我正想告诉你，那是我家祖传的秘方。我见你心地善良，又肯帮助村里的人，我是想借你的嘴帮我传给世人呢。"大宝点头答应了。白发老爷爷又突然不见了。

从那以后，村里的人不管是谁，只要是犯了肚子痛的毛病，大宝都会不分白天黑夜地扛上一把锹，到野地里去挖那种顶头上长白绒毛的绿草，回来就用草根煎水送给病人喝。喝过之后，肚疼毛病就都治好了。

有人好奇地向大宝打听，这是什么药，大宝什么时候学会用草药治病的，大宝是厚道人，他就一五一十地把自己如何肚疼，如何遇见白发老爷爷的，都告诉了大伙儿。人们又追问老爷爷上哪儿去了，问得大宝直后悔：是呀，怎么就没问问白发老爷爷的住处呢？

第二天，大宝就跑到第二次碰上老爷爷的地方，想再谢谢老爷爷，再说以后有什么事也好当面请教。可是，大宝等了一天又一天，一连等了半个月，也没见白发老爷爷再出现。大宝很失望，他坐在与老爷爷第二次相遇的山路旁边，眼望着草地上许多顶头长白毛的绿草直出神。突然，他看见一道亮光，从一棵顶头长白毛的绿草处发出来，亮光中，那棵绿草迎风轻轻摇摆。大宝突然发现，哎呀，这株草多么像那位白发白须的老爷爷！大宝心里明白了，白发老爷爷恐怕是南极仙翁显圣，下凡来传授秘方，为人治病解除痛苦的吧？大宝又想，不能让后人忘了那位传秘方的老爷爷，既然这种草还不知道名字，不如就叫它"白头翁"吧。从此以后，人世间就这样称呼"白头翁"这味草药了。

直至今天，人们都把"白头翁"作一味中草药，而且还在园林中作为自然式的配置或布置花坛等用途，用来美化环境呢。

简介 | 药物

[植物形态] 多年生草本，高10～45cm。基生叶多数，叶柄基部较宽，叶片长圆状卵形，三出羽状分裂，顶裂片具柄，柄长约2cm，广卵形，3深裂，裂片再2～3中裂至浅裂；侧裂片通常无柄，不等2深裂，裂片再2～3中裂至浅裂；最终裂片狭长圆形至线状披针形，全缘或具疏锯齿，叶表面无毛，背面被疏毛。花葶在开花时顶部稍弯曲或下垂，疏被白色柔毛；总苞叶掌状深裂，裂片线形至线状披针形，不分裂，2～3浅裂或羽状分裂，外面被长柔毛，里面无毛；花蓝紫色，通常不开展；萼片6枚，长约2cm，宽0.5～1cm，先端不反卷，外面密被长柔毛，里面无毛。瘦果长圆形，宿存花柱细长，长达

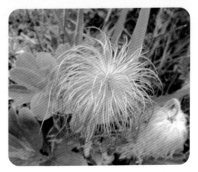

白头翁植物形态

5.5cm，稍弯曲，密被白色羽状毛，近顶部羽状毛渐稀疏。花期5～6月，果期6～7月。

[性味归经] 味苦，性寒。归胃、大肠经。

[功效] 清热解毒，凉血止痢。

[应用] 用于热毒血痢，咽痛，肠坠偏肿，包痔肿痛，小儿秃疮。

此外，本品与秦皮配伍，煎汤外洗，可用治阴痒（滴虫性阴道炎）；与柴胡、黄芩、槟榔配伍，还可用于治疗疟疾。

[用量用法] 煎服，6～15g。外用适量。

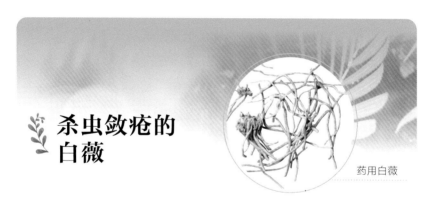

杀虫敛疮的白薇

药用白薇

白薇功用，善能杀虫，用之补阴，则能杀劳瘵之虫；用之健脾开胃，则能杀寸白蛔虫；以火焚之，可以辟蝇而断虱；以水敷之，可以愈疥而敛疮也。白薇是如何入药的，曾有一段传说。

古代，兵荒马乱年间，平头老百姓最怕过兵。死里逃生打了败仗的兵，和土匪一样，烧杀奸抢，无所不干；打了胜仗，休整期间，放任自流，更加放纵士兵去干坏事。所以，战乱年代的老百姓一听说打仗，就得赶紧逃避兵祸，这叫"跑反"。

有一年，又打起仗来，安徽阜阳刘家村，周围几个村的人全跑反走光了，只有一个病得奄奄一息的病人跑不了，他的妻子便陪他在家。两口子明知军队一过来没有好结果，但也只能听天由命了。

这天夜里，妻子正在煎药，忽听有人敲门："大哥，开门呀，救救我吧！"那声音很凄惨。妻子跟丈夫商量了一阵，就把门打开了。只见一个衣帽不整、满身血迹的士兵，走进门来便跪下恳求道："大哥大嫂，救救我！"

"你这是怎么啦？""我们败啦！弟兄们死的死、逃的逃，就剩下我一个。大哥要有旧衣裳就给我换一身吧，不然被那边抓去就得杀头。"士兵说道。病人很是同情，就叫妻子找了一身衣服给他换了。病人的妻子还把士兵换下的军衣扔进了门外的水坑。

没过一会儿，一队人马杀来，把这家的房子围住。一个带兵的头头凶狠地闯进门，问道："你家藏着外人没有？""没有。"兵头揪住妇女，又问："那两个男人都是谁？"

"床上躺着的是我丈夫，他正闹病；这位是请来的医生。你看，这不正在煎药呢嘛。"

兵头一脚把药罐子踢翻，又命人把他们三个拉到门外一通乱打。那伙当兵的趁机一拥进屋，能拿的拿，能装的装，最后把房子点着了火才走。

等这伙人走远，逃难的士兵帮着病人的妻子把火扑灭，又抢救出了一些粗重家具。他哭着说："大哥大嫂，你们为救我受了难，太对不起了。"

病人说："别提了，反正我这病也没法治，活一天是一天吧！"

"你得了什么病？"

"浑身发热，手脚无力。"

"多长时间啦？"

"躺了整整一年。"

"请过医生没有？"

"请过好多位了，吃什么药也不好。"

落难的士兵走上前，按住病人的手腕切脉。过了会儿，他说："这病我能治，等天亮了我去找药。"

第二天，士兵采回几片椭圆形叶子、开紫褐色花朵的野草，说："大嫂，你把根子洗干净，煎了给大哥喝。然后照样多挖一些，让大哥多吃几天，病准好。"

"谢谢你啦。"

"谢什么，多亏你们夫妻救了我。时候不早，我得走啦！"

病人急忙说："留个名字吧，以后咱们当朋友来往。"

"我叫白威。只要不死，准来看你们，以报救命之恩。"

说完，落难的士兵走了。病人的妻子煎好了药，丈夫吃完觉得浑身舒服了许多，又连吃了一个月，他的病果真好了。

部队过后，逃难的乡亲们陆续回村，见到病人气色红润，能外出走走，都非常惊奇，问病人是怎么好的。病人说："有个朋友送了药。"

"什么药？"

"就是这种草。"

"叫什么名字？"

"嗨，那他可没说。不过，他答应还来看我的，到时候再问吧。"

过了许多年，不知何故，白威始终没有来。为了纪念白威，就用他的名字称呼他传的药草。"威"与"薇"读音一样，久而久之，人们就把这种药草写作"白薇"了。

[植物形态] 多年生草本，根须状，茎直立，常单一不分枝，被短柔毛，具白色乳汁。叶对生，宽卵形至椭圆形，全缘，两面均被白色绒毛，具短柄。伞形状聚伞花序，腋生；花深紫色，直径 1～1.5cm，花萼 5 深裂，被密细柔毛，花

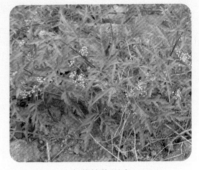

白薇植物形态

冠 5 深裂，副花冠裂片 5，与蕊柱几等长，并围绕于其顶端。雄蕊 5；花药顶端具圆形的膜片，花粉块每室 1 个，下垂。蓇葖果单生，具多数顶有白色绢质毛的种子。花期 5～7 月，果期 6～8 月。

[性味归经] 味苦、咸，性寒。归肝、胃、肾经。

[功效] 清热，凉血。

[应用] 治阴虚内热，风温灼热多眠，肺热咳血，温疟，瘅疟，产后虚烦血厥，热淋，血淋，风湿痛，瘰疬。

[用量用法] 内服，煎汤，6～10g；或入丸、散。

秀才头痛用白芷

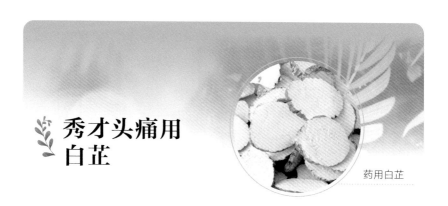

药用白芷

　　白芷具有祛风燥湿、消肿止痛的作用，用于治疗各种痛症，在辨证施治的前提下加入一味白芷，每每能收到神奇的疗效。关于本药的由来，还有一些有趣的传说。

　　相传有一位已过 30 岁的秀才，时常感到头沉重并伴有头痛。刚有这种感觉的时候，他还以为是因为读书过劳造成的，因此并没有在意。但随着时间的推移，头痛加剧，同时面部发麻，从头后部及两肋滴滴答答流出冷汗，疼得他简直难以忍受。家里相继请来了数位医生，诊脉、开药、服药，却丝毫未见效果。

　　友人见状，给他介绍一位专治头痛的名医。秀才在家人的劝导下，终于上路，随家人前往名医处求医。医生将秀才留下，为他治病。

　　被安排在病室住下的秀才，接过医生从药箱中取出的像小拇指头大小的药丸，放在口中慢慢咀嚼后，用荆芥汤服下。当秀才把药丸放入口中慢慢咀嚼，有一种特殊的香气直通鼻窍，使人感到一股清新之气，直达脑海，好不惬意。

　　翌日下午，秀才的疾病终于治好了。他暗自揣摩，原先经数位医生诊治都无法解除的头疼，在这里只靠几粒药丸即止住了头疼，真是名不虚传的名医。其药神效，立竿见影啊！

夜间，秀才起床方便，看到月光下的名医正在用石臼粉碎药材。这药材正是秀才白天在棚子里看见的那种带有茎叶的白色的根。不分大小，碾成细粉，再加热蜂蜜，搅拌，制成药丸后，放在木盘里干燥。

转天清晨，秀才从梦中醒来。他看到医生站在床前，急忙起身，坐在床上。"关于这种药，我想你已经知道了，那么我也就不便对你隐瞒了。"医生说着，脸上浮现出一种从未有过的安心表情。"这种药，是我家的祖传秘方，它具有很强的止痛效果。可是，很遗憾，这种药材的名字没能传下来。你是秀才，我想求你给这种药材起个恰当的名字。所以，这么早就跑到你这里来了。"

一直在默默地听医生说话的秀才，紧握医生的双手。"正如先生所说，昨天，我确实在院子的药棚里，初次见到了治疗我头疼的草药。现在您让我给这个草药起个名字，真让我从心里高兴，如果真是要给它命名，就叫它'香白芷'，您看如何？让我简单地解释一下它的含义：'香'，是这种草药本身具有的独特香气；'白'，是这种药材的颜色；最后一字'芷'嘛，即所谓最初长出的根，并有'止'的意思，因为它能即刻止痛。"

医生听了秀才的话，拍手叫好。就这样，叫作"香白芷"的镇痛药，从此以后，成了一种药材，并在全国各地被广泛地使用了。

还有一个白芷治疗痛经的传说。相传公元960年，宋太祖赵匡胤建都汴梁（今河南开封），一时太平盛世，人才荟萃。传说南方一富商的掌上明珠，年方二八，患有痛经症，每逢行经即腹部剧痛。虽遍访当地名医，但疗效甚微。

千金小姐痼疾缠绵，形体日衰，容颜憔悴，精神萎靡，急得富翁食不甘味，夜不成寝。为了治好千金之疾，富翁携带爱女日夜兼程前往京都，寻找名医。

赶至汴梁时，适逢女儿经期，腹痛频作，呼天唤地。正巧，一采药老翁路过闻之，经仔细询问病情后，他从药篓里取出白芷一束相赠，嘱咐他们以清水洗净，水煎饮用。

富翁半信半疑，但眼看女儿疼痛难忍，无药可施，只好一试。不料，女儿一煎服而痛缓，二煎服而痛止，又服数煎后，次月行经，即无疼痛。富翁喜出望外，四处寻觅采药老翁，以重金酬谢。

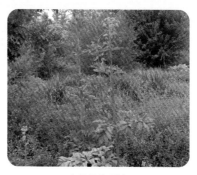

药物简介

[植物形态] 多年生草本，高1～2m。根圆锥形，具4棱。茎直径4～7cm，茎和叶鞘均为黄绿色。叶互生；茎下部叶大，叶柄长，基部鞘状抱茎，2～3回羽状分裂，深裂或全裂，最终裂片阔卵形至卵形或长椭圆形，先端尖，边缘密生尖锐重锯齿，基部下延成柄，无毛或脉上有毛；茎中部叶小；上部的叶仅存卵形囊状的叶鞘，小总苞片长约5mm，通常比小伞梗短；复伞形花序密生短柔毛；花萼缺如；花瓣黄绿色；雄蕊5，花丝比花瓣长1.5～2倍；花柱基部绿黄色或黄色。双悬果被疏毛。花期5～6月。果期7～9月。

[性味归经] 气芳香，味辛、微苦，性温。归肺、胃、大肠经。

[功效] 祛风湿，活血排脓，生肌止痛，肠风痔漏，赤白带下，皮肤瘙痒。

白芷植物形态

[应用]

1.祛风解表。

2.祛风止痛，用于头风痛、偏头痛、眉棱骨痛、鼻渊头痛、齿痛等。

3.消散排脓。

4.燥湿止带。

5.宣通鼻窍。

[用量用法] 6～30g，水煎服。

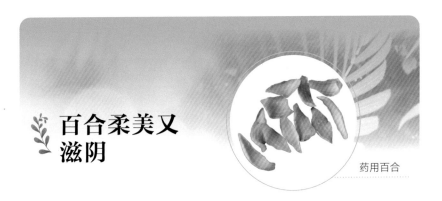

百合柔美又滋阴

药用百合

百合沐浴着阳光，随风摇曳，那娇柔的花瓣，优美的形态，宛如一个个亭亭玉立的仙女，翩翩起舞，高贵典雅，婀娜多姿。自古以来，百合的美，常是诗人墨客和歌者吟咏的对象。有关百合，也有一个凄美的传说。

相传在遥远的山崖上，长着一株美丽的百合花，还有一位住在那儿的百合仙子，但只有有缘人才可以看到。如果心怀不轨的人想去摘她，走到山前，会发现那座山崖突然消失，等到走远，又发现百合依然立在山顶上。

百合已经在这座山上待了近千年，她希望有一天会有一个真心待她的人来到，为此，她可以忍受无边的寂寞。

有一天，一个男孩听到这个传闻，历经千辛万苦找到这儿，还没进入山区，就闻到一股清香，让人精神一振。他还仿佛听到一阵银铃般的笑声。来到山顶，一株百合静静长在那儿，微风拂过，打着旋儿，像是一个女孩在跳舞，这种情景无法用语言描述。男孩目瞪口呆，无法说出话来。这世间竟有这么美的花，看到她，仿佛看见了自己的梦中情人！

　　男孩在山坡上搭了一个草棚，可以每天看到百合。他给百合浇水、施肥、遮阴，一有时间，他就呆呆地望着百合，目光炽热，仿佛那是他的情人，他轻轻抚摸着花瓣，像是在抚摸情人的面孔，整天对她喃喃诉说自己的思念。

　　百合见到他，也会打着旋儿，风吹过，还会发出一阵笑声，像是见到他很高兴一样。一天，百合的身边出现了一个美丽的白衣女孩，这就是传说中的百合仙子，男孩的诚心感动了她。"跟我走吧"，男孩大喜道："我会给你幸福的。"百合用那双从未见过人世悲欢的明眸打量着他，男孩的眼中没有一丝虚假，只有真诚和爱，百合想：也许他是可以信任的，我已经寂寞了很久了，也应该去品味一下人间的喜乐。

　　男孩说："让明月和苍山见证我对你的爱！"男孩拥着百合说："我永远也不会离开你的，我会慢慢地陪你走遍天涯，会与你一同变老。"百合只是依偎在他的怀里，觉得自己不再是一朵飘浮不定的云。

　　第二天，百合与他离开自己生长的山崖，随身只带着那株百合花。男孩把她带到一个客栈："你在这儿等我，我会回来接你的。"直到一个月后，百合听到外面有喜乐的声音，出门一看，男孩骑在马上，而身边的花轿里是他新娶的娘子。

　　只听一声脆响，百合手中的那盆花掉落在地，花瓣一片片的掉落，一阵风吹过，消失得无影无踪，百合的脸上布满了泪珠，

百合柔美又滋阴

这时天空中飘起了雨丝，街上的人看到百合的身影渐渐暗淡消失了，而男孩突然从马上摔下，不省人事，可是医好后，除了说百合之外，什么也不会说了。

相传，通往长着百合的山崖的路上，一夜之间，长满了荆棘，那上面开满了一朵朵蓝色的小花。只要人一接近小花，就会昏迷一日一夜，醒来后，会忘记自己来的目的。而传说中的百合和百合仙子也成了传说，再也没人看见过。

药物简介

[植物形态] 百合科植物百合系多年生草本，高达1.5cm。鳞茎球形。茎常有紫色条纹。叶有短柄，叶片披针形或窄披针形，长 2～10cm，宽0.5～1.5cm；叶柄短。花一至数朵生于茎端；花被片 6，乳白色，微黄，长约 15cm，背面

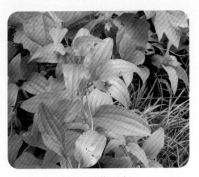

百合植物形态

中脉带淡紫色。裂片向外张开或稍反卷，长 13～20cm。蒴果长圆形，长约 5cm。花期 5～7 月，果期 8～10 月。

[性味归经] 味甘，性寒。归肺、心经。

[功效] 润肺止咳，清心安神。

[应用]

1. 诸证肺热久咳，痰中带血及劳热咳血等证。

2. 可治热病之后，余热未清，虚烦不安，失眠多梦等证。

[用量用法] 10～30g。水煎服。

柏子安神且能充饥

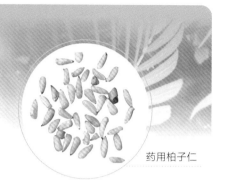

药用柏子仁

柏子仁是一种安神补心的中草药，被许多中医名家奉为上品，在我国中药史上有非常悠久的历史，被记载于最早的药学专著《神农本草经》中。

关于柏子仁养生、益寿的功效，有一个传说。相传在汉武帝年间，终南山上有一条路，是一些往来的客商和马帮的必经之路，所以这条道路上经常是人来人往。

有一年那里出现了一件怪事，所有客商和马帮都不敢轻易走这条路。外界不明原因，就向那些客商打听，据说山中出现了一个毛发又长又黑的怪物，动作灵活，就像一只猿猴一样，爬树、翻山越岭，如履平地。人们对它非常害怕，所以除非成群结队，一般单个人是不敢经过的。

后来，人们就把这件事情报告了官府，当地的县令怀疑是强盗和土匪为了劫财而故弄玄虚，便带领了一批官兵去围剿这个怪物。

静候几日，这怪物出现了，经过一番对抗之后，这只怪物终于被官兵擒住，结果发现，这只怪物竟然是一位妇女。据这位妇人说，她原来是秦王的宫女，秦王被灭后，她就逃到了终南山。正当她找不到食物而饥寒交迫时，遇到了一个白发苍苍的老翁，这位老翁告诉她可以食用柏子仁和柏汁来充饥。

刚开始，她只是觉得柏子仁苦涩难以下咽，不过时间长了，便觉得味道香甜，舌上生津，身体变得轻盈，动作敏捷，现在虽然已经五百多岁，但仍然身手敏捷，不见老态。

人们听了她的讲述之后，都争相食用柏子仁。一时间柏子仁成为人们喜爱的养生良药。

药物简介

[植物形态] 柏树，常绿乔木，高达 20m，胸径可达 1m。树皮薄，浅灰褐色，纵裂成条片。小枝扁平，直展，排成一平面。叶鳞形，交互对生，长 1～3mm，先端微钝，位于小枝上下两面之叶露出部分倒卵状菱形或斜方形，两侧的叶折覆着上下之叶的基部两侧，呈龙骨状。叶背中部均有腺槽。雌雄同株；球花单生于短枝顶端；雄球花黄色，卵圆形，长约 2mm。球果当年成熟，卵圆形，长 1.5～2cm，熟前肉质，蓝绿色，被白粉；熟后木质，张开，红褐色；种鳞 4 对，扁平，背部近先端有反曲的尖头，中部种鳞各有种子 1～2 颗。种子卵圆形或长卵形，长 4～6mm，灰褐色或紫褐色，无翅或有棱脊，种脐大而明显。花期 3～4 月，球果 9～11 月成熟。

[性味归经] 味甘，性平。归心、肾、大肠经。

[功效] 养心安神，润肠通便。

[应用]

1. 用于心血虚，心悸失眠等。

2. 润肠通便。

3. 盗汗自汗。

［用量用法］煎服，6～15g。

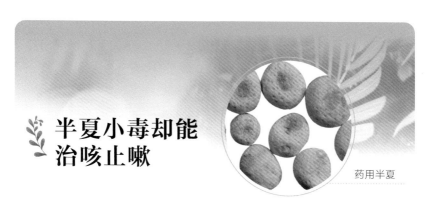

半夏小毒却能治咳止嗽

药用半夏

半夏入药历史悠久，是常用中药之一。关于半夏这个名称的由来，通常认为是由于半夏生长在夏至的前后，这个时候，天地之间已不是纯阳之气，而且夏天也已过了近一半，所以称之为"半夏"。在民间，关于半夏的故事很多，下面两个故事流传最为广泛。

传说在很久很久之前，有一个姑娘叫白霞。有一天，她去田野里割草，偶然间挖出了一块长在地下的植物的块茎，因为白霞十分饥饿，所以就试着将这个植物块茎放进了嘴里食用，想着可以用来充饥。可是谁知吃完了就开始呕吐，于是她赶快吃生姜来止呕，没想到吃完之后，女子很久都没有治好的咳嗽竟然痊愈了。

在这之后，白霞就开始用这种块茎与生姜一同熬汤，送给乡亲们，帮助他们治疗咳嗽，效果非常好。由于这种块茎的浆液非常丰富，所以需要多次清洗。有一次，白霞在帮乡亲们清洗药的时候，不小心掉进了河里，因此丧命。人们为了缅怀这个美丽善良的姑娘，就把这种药称为"白霞"，后来，人们发现这种植物一般在夏秋时节采摘，就将其改称"半夏"了。

还有一个美丽的传说。相传很久以前，江南水乡有个叫李富安的乡民，想多子多福，其妻已为其生了七个儿女，还想再生。48 岁那年的夏天过半生下了第八个小孩，李富安给她取名为李半夏，家人都叫她半夏。

李半夏生来身小体瘦，苗条如柳，长到 10 岁时，个子还是很小，但很乖巧。因家里人多地少，难以维持生活，这时，李富安就把半夏送到相盖山寺内诵经。半夏到相盖山后，一心想普度众生，修炼成佛，摆脱人间的痛苦，经多年的辛苦修炼却没有成仙得佛，她都失去了信心。

一天晚上，佛祖给她托了一个梦："你要继续修炼，佛门是以大慈大悲、救苦救难为根本，你虽然修炼了多年，但没有为天下众生消除苦难，所以不能修成正果，列入仙班。"半夏姑娘就按佛祖的旨意在城里挂起了"起死回生"的抬帘，摆起了药摊，为百姓治病。

男人们看见药摊旁站着一位十分美丽、面带笑容的姑娘，都不好意思去找她治病，一位从乡下进城的老太太因无钱看病，看到这位面善的姑娘就上前去问道，"姑娘，我没有钱治病，你若是能治好我的病，我就一辈子当你的下人，服侍你一辈子。"姑娘听后，摸着她手说："大娘，我定要治好你的病，并分文不收。"姑娘边说边为其包药，药包好后，和蔼可亲地说道："大娘，你把这药拿回去煎来吃了，病一定会好的。"

老太太感激不尽，接过药包，回到家里把药煎来喝了一次，第二天早上又喝了一次，到中午老太太便感觉病好多了。随后她逢人就说："街上有一位年轻的神医治好了我多年没治好的老毛病。"大家仔细一看，老太太病了很多年，都没有哪个医生治好她的病，现在她脸色红润，说话很有精神，病容全消失了。

于是一传十，十传百，很快，姑娘治病的名声就传遍整座城，百姓们有的携儿带女，有的挂棍扶杖，都来找她治病，她不分白天黑夜，随叫随到，都是药到病除。

不久后的一天，半夏姑娘来到一个村庄为百姓治病，七八五十六个病人，开了七八五十六个药方，包了七八五十六包药，累得腰也直不起来了。突然来了一位小伙子对他说："我是天上的六甲神，因你为百姓消灾治病，功德非常圆满，奉玉皇大帝旨意，召你上天入仙班，命你明日太阳出山时，到相盖山华严洞排班听封。"六甲神又悄悄地对她说："可能是半夏仙。"然后，就踏上一朵莲花走进了祥云。

半夏姑娘听后，腰也直起来了，十分兴奋，心想，多年的愿望终于实现了。第二天，她早早收拾好了行装，准备奔向华严洞，待日出后上天听封。她正要出门时，传来急促的敲门声，使她不觉一惊，开门一看，原来是一位壮汉抱着一个面色苍白、生命垂危的小孩，壮汉急得满头是汗，哀求半夏一定要救救这个孩子，因为他是这家的独苗苗。

半夏姑娘一按小孩的脉，病得不轻，但她心慌，不知如何医治。她尽力克制焦急的心情，寻问病情，分析病理，仔细观察琢磨。她为小孩煎药，喂下后又不见好转。眼看上华严洞的时间快到了，半夏姑娘对壮汉说："药已服下，我有点事出去，回来再救小孩。"

壮汉见半夏姑娘要走，扑通跪下，哀求半夏姑娘一定要把小孩治好。半夏姑娘面有难色，正在这时，小孩口吐白沫，眼睛发直，脸色雪白，半夏姑娘急忙进行抢救，竟把听封的事忘得一干二净。等小孩苏醒过来后，她听封的时间早已过去了，半夏姑娘还是去了华严洞，但什么动静都没有了，半夏姑娘就这样失去了上天的机会。

从此，她再也不想上天成仙行道的事了，一心一意地为人们治病。因她治病救人，常年奔波劳累，不幸积劳成疾，不久便离开了人世。人们就把她埋在一块空旷之地，不久，这块地里长出了许多绿油油的小苗来。

过了一段时间，这块地的主人，耕地种庄稼时发现苗苗下面结有一颗珠子大小的东西，想着可能是半夏姑娘变的，不如拿来作药用。他就送了几颗给邻居一位病人吃了，效果很好，病情真的减轻了。

此事传出去后，很多气管炎、胃炎、呕吐的病人挖来吃，一吃就见效，十分灵验，为纪念半夏姑娘，人们就称这小苗苗为"半夏"了。

药物简介

[植物形态] 多年生草本，高 15～30cm。块茎球形，直径 0.5～1.5cm。叶 2～5 片，幼时单叶，2～3 年为三出复叶；叶柄长达 20cm，近基部内侧和复叶基部生有珠芽；叶片卵圆形至窄披针形，中间小叶较大，长 5～8cm，两侧小叶较大，先端锐尖，两面光滑，全缘。花序柄与叶柄近等长或更长；佛焰苞卷合成弧曲形管状，绿色，上部内面常为深紫红色；肉穗花序顶生；其雌花

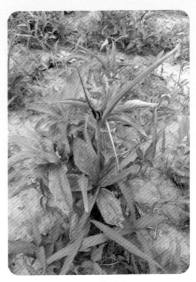

半夏植物形态

序轴与佛焰苞贴生，绿色，长 6～7cm；雄花序长 2～6cm；附属器长鞭状。浆果卵圆形，绿白色。花期 5～7 月，果期 8 月。南方 1 年出苗 2～3 次，故 9～10 月仍可见到花果。

[性味归经] 味辛，性温，有毒。归脾、胃、肺经。

[功效] 燥湿化痰，降逆止呕，消痞散结；外用消肿止痛。

[应用]

1. 湿痰，寒痰证；呕吐。

2. 心下痞，结胸，梅核气。

3. 瘿瘤，痰核，痈疽肿毒，毒蛇咬伤。

[用量用法] 内服：煎服，3～10g，一般宜制过用。外用：适量。

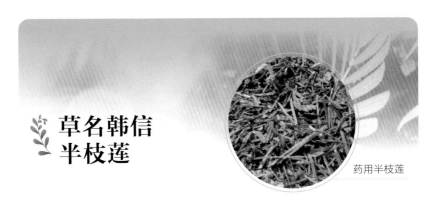

草名韩信
半枝莲

药用半枝莲

半枝莲常用于治疗跌打损伤、吐血、咯血、痈肿疔疮等疾病。半枝莲又名韩信草，为什么叫"韩信草"呢？这里还有一个典故。

相传，汉朝开国元勋、大将军韩信，幼年丧父，青年丧母，家境贫寒，生活艰辛，靠卖鱼苦苦度日。

一天，韩信在集市卖鱼时，被几个无赖打了一顿，卧床不起。邻居赵大妈送饭照料，并从田地里弄来一种草药，给他煎汤服用，没过几天，他就恢复了健康。

后来，韩信入伍从军，成为战功显赫的将军，帮助刘邦打败了项羽，夺取了天下。

韩信非常爱护士兵，每次战斗结束后，伤员很多，他一面看望安慰，一面派人到田野里采集赵大妈给他治伤的那种草药。采回后，分到各营寨，用大锅熬汤让受伤的士兵喝，轻伤者三五天就好，重伤者十天半月痊愈，战士们都非常感激韩信。

后来，大家听说韩信也不知道这种草药叫什么名字，于是，就想给这种草药起个名字。有人提议叫"元帅草"，有人反对说："几百年后，谁知道是哪个元帅？干脆就叫韩信草吧！"大家一致同意。于是，"韩信草"的名字就这样叫开了，并一直流传至今。

药物简介

[植物形态] 多年生草本，高 15～50cm。茎四棱形，叶对生；叶柄长 1～3mm；叶片卵形、三角状卵形或披针形，长 1～3cm，宽 0.4～1.5cm。花对生，偏向一侧，排列成 4～10cm 的顶生或腋生的总状花序；下部苞叶叶状，较小，

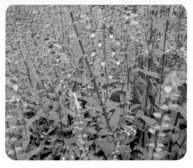

半枝莲植物形态

上部的逐渐变得更小，全缘；花梗长 1～2mm，有微柔毛，中部有 1 对长约 0.5mm 的针状小苞片；花萼长 2～2.5mm，果实达 4mm；花冠蓝紫色，长 1～1.4cm；雄蕊 4，前对较长，具

能育半药；花盘盘状，前方隆起，后方延伸成短子房柄；子房 4
裂，花柱细长。小坚果褐色，扁球形，径约 1mm，具小疣状突
起。花期 5～10 月，果期 6～11 月。

[性味与归经] 味辛、苦，性凉。归肺、肝、肾经。

[功效] 清热解毒，利尿消肿。

[应用]

1. 用于热毒疮疡，毒蛇咬伤以及肺痈等症。

2. 用于肺癌及肠胃道癌症。

3. 利尿、祛瘀止血，可用于腹水及损伤出血等症。

[用量用法] 内服，10～30g，煎服。鲜者加倍，外用适量。

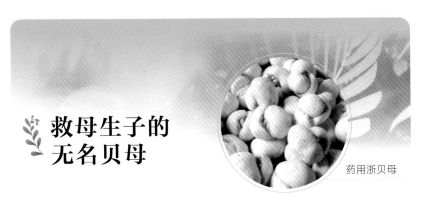

救母生子的无名贝母

药用浙贝母

　　贝母为常用的名贵中药，又名勤母、苦菜、苦花、空草，堪
称药中之宝。贝母"家族"按产地和品种的不同，可分为川贝母、
浙贝母和土贝母三大类。贝母如何入药，有一个凄美的传说。

　　浙东象山有个大户人家的公子，娶了一个小家碧玉，天生
丽质，可惜弱不禁风，按照现在的说法是得了一种肺结核的慢性
病。因为身体虚弱，婴儿未足月就流产了，一连两次，丈夫与公
婆唯恐断了门庭香火，终日惶惶不安。

　　有一算命瞎子闻说，便上门妄称有安胎神术，公婆大喜，

忙将其迎入家中。算命瞎子装神弄鬼一通，又把生辰八字排了一下，说："你媳妇属虎，戌时出生，出洞虎非常凶恶；头胎儿属羊、二胎儿属狗。猪、狗都是虎嘴里的食，被他妈妈吃掉了。"

婆婆不信，说："虎毒不食子，她怎么会吃亲生儿呢？"瞎子说："这是命中注定，无法挽救。"婆婆问道："有办法保住下一胎孩子吗？"瞎子屈指又掐了一下说："办法倒有，就怕你们嫌麻烦！"婆婆说："不瞒先生说，我家三房就守着一个儿子，三家香火一炉烧，只要生个活孩子，让我们干什么都行。先生你说吧！"

瞎子说："再生下胎儿时，瞒住孩子妈。抱着孩子向东跑，跑出一百里到东海边，那里有一个海岛，爬上海岛就万事大吉了。虎怕海水，下不得海，上不了岛，吃不了孩儿，孩子就能保住性命了。"

公婆信以为真，厚金重谢了算命瞎子，并把瞎子说的话告诉儿子，让他心里有所准备。

没到一年，媳妇又怀孕了。同以前一样，孩子刚生下，母亲就晕过去了。丈夫也顾不得照料妻子，抱起孩子就往东跑，可跑啊跑，跑出不到十多里地，孩子便死去了。一家人非常伤心："怎样才能把孩子养活呢？"

这天，瞎子又来算命。婆婆把孩子死去的情况告诉他。瞎子说："跑慢啦，跑得比虎快，使虎追不上孩子，孩子才能保住。"

又过了一年，媳妇又要生孩子了，丈夫准备了一匹快马，喂饱饮足。孩子刚落地，他就用红被单包好，跳上马重打三鞭，快马如流星般朝东跑去，跑了一百里地，到了东海边，他又跳上一只快船，划到海岛住了下来。

孩子的母亲晕过去一个多小时才苏醒过来，不见孩子急得直哭。五天过后，丈夫从海岛上回来说："爬上海岛只三天孩子就死了。"一家人伤心极了，老夫妻俩和儿子商量，为了香火的延续，忍痛割爱，要把媳妇休掉，打算再娶一个。媳妇听后伤心地大哭起来。

这时，有个白发苍苍的郎中从门口经过，闻听哭声，他走进屋问道："你们有什么为难的事啊？"

媳妇就把事情经过，一五一十地告诉了郎中。老郎中一番望闻问切，看她面色灰沉铁青消瘦，断定她患有肺痨病，就说："不必担忧，我自有办法，让你生个胖娃娃。"

公婆和丈夫都不相信。郎中说："瞎子算命是瞎说，信他干什么？你媳妇不是命硬，她是有病。肺脏有邪，气力不足，加上生产使力过猛，生下胎儿不能长寿。肝脏缺血，供血不足，使产妇晕倒。我教你们认识一种草药，让她连续吃三个月，一年后保她能生个胖娃娃。"

在老郎中的劝说下，公婆终于把儿媳妇留下来，讲定如果再生孩子死了便休她。

从此，丈夫每天按郎中教的上山挖药，煎汤给媳妇喝，喝了三个月，媳妇气色红润，果然怀孕，十月临盆，生下一个大胖小子。大人没有发晕，小孩平安无事，一家人高兴得简直合不上嘴。孩子过了一百天，他们买了许多礼物，敲锣打鼓，到郎中家道谢。

郎中高兴地问道："我的草药灵不灵？"

"灵，真灵验！"丈夫问郎中这种草药叫什么名字？

"它是野草，没有名字？"

"我们给它取个名字吧！"

"好！"郎中问道："给它取个什么名字呢？"

"我的孩子名叫宝贝，母亲又安全，那就叫'贝母'吧！"

"好一个响亮的名字！对，就叫它贝母。"贝母这个名字就这样流传下来了。

药物简介

[植物形态] 多年生草本。茎单一。茎下部叶对生，中部叶轮生，上部叶互生，狭披针形至条形，先端卷曲。花下垂，钟状，一至数朵生于茎顶或上部叶腋，苞片叶状，先端卷曲；花被片6，黄绿色，内面有紫色方格斑纹，基部上方

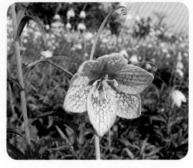

浙贝母植物状态

有蜜腺窝；雄蕊6。蒴果卵圆形，具6棱翅。花期3～4月，果期4～5月。

[性味归经] 味苦、甘，性微寒。归肺、心经。

[功效] 清热化痰，润肺止咳，散结消肿。

[应用]

1. 用于虚劳咳嗽，肺热燥咳。

2. 用于瘰疬疮肿及乳痈，肺痈。

[用量用法] 煎服，3～10g；研末服1～2g。

唐太宗也离不开的
小荜茇

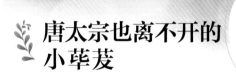
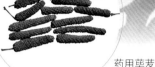

药用荜茇

荜茇果穗入药，性味辛热，能温中散寒，行气止痛，常用于治疗胃寒呕吐、脘腹疼痛、泄泻痢疾，也可用于牙痛。据《独异志》中记载，荜茇曾治愈唐太宗李世民顽固痢疾。

李世民天资明敏，遇事勇决，文治武功集于一身，即位后锐意图治，任用贤臣，去奢轻赋，海内升平，威及域外，史称"贞观之治"。唐朝贞观年间，太宗苦于痢疾缠身，众太医屡治不效，只得下诏求医，布告天下：谁能治愈皇帝痼疾当重赏。

有一位小官，名叫张宝藏，自己曾患痢疾，久治不愈，后用牛乳煎荜茇饮服而愈，于是便应诏自荐，能治此病，并献出此方。

太宗服后，痢疾便止。龙颜大喜，便令宰相魏徵授予张宝藏为五品官。魏不服气，认为献一方而得五品官，这未免太轻易了，没有及时落实下去。

一个多月后，太宗痢疾复发，仍旧服牛乳煎荜茇，真是药到病除。高兴之余，问起左右："曾命给献方人五品官，怎么不办呢？"

魏徵有些害怕了，就回答说："不知是五品文官还是五品武官，故未授之。"

太宗怒斥道："能治好宰相疾病的人，都能封给三品官，治好我的病，连五品官都不授，难道我还不如你们吗？！"

随即封张宝藏三品文官，为鸿胪寺卿。

荜茇温中行气为主，配牛乳同煎，牛乳甘润补虚，二药刚柔相济，止气痢而不犯燥，理气而不伤正，又简便易行，服用方便，故李世民的痢疾，药到病除，立竿见影。

药物简介

[植物形态] 荜茇为胡椒科植物，呈圆柱形，有的略弯曲，长2～4.5cm，直径5～8mm；果穗柄长为1～1.5cm。药用荜茇为干燥近成熟或成熟果穗。9～10月采制，果实由黄变黑色时采下果穗，晒干备用。

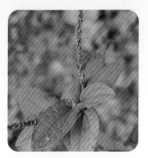

荜茇植物形态

[性味归经] 味辛，性热。归胃、大肠经。

[功效] 温中散寒，下气止痛。

[应用] 用于脘腹冷痛，呕吐，泄泻，偏头痛，外治牙痛。

[用量用法] 1.5～4.5g。外用适量。阴虚火旺者忌内服。

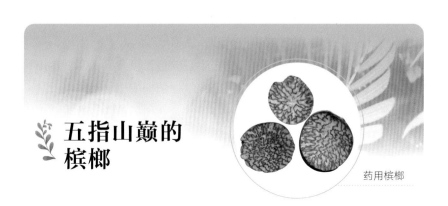

五指山巅的槟榔

药用槟榔

有关槟榔的故事，唯黎族民间的传说最为优美动听。

很久以前，在五指山下的一个黎寨里，有一个美丽善良的黎家姑娘叫佰廖（黎语，意思是美丽）。她的歌声赛过林中的百灵鸟，五指山地区方圆几百里的后生都想娶佰廖为妻。这时佰廖的母亲得了重病，需要用五指山之巅的槟榔作药引才能治好。

佰廖就对慕名前来求婚的后生们说："我不爱谁家的富有，我不爱你们家的钱财，我只爱对爱情忠贞不贰的贴心人。谁能把五指山顶上的槟榔果摘回来，治好母亲的病，谁就是我最亲爱的人。"

五指山像五根手指，直指苍穹，高耸入云，坐落于群山之巅，隐于云雾之中。五峰都是悬崖绝壁，如神工鬼斧，从来没有人知道它的真面目。所以求婚的后生一个个都伸伸舌头，知难而退了。

黎族青年猎手阿果，是一个英勇无畏的小伙子，他也深深地爱着佰廖姑娘，他带上弓箭，奋不顾身地走进了人迹罕至的五指山的莽莽原始森林。一路上，他不怕林中成群的蚊虫叮咬，不怕山蚂蟥的袭击，阿果日夜兼程，跋山涉水，经过三天三夜，阿果终于来到五指峰下。

阿果找来山藤和树勾，准备攀登。这时一头山豹向他扑来，阿果敏捷地闪过，只见他拉弓搭箭，连射三箭，接连射中山豹的左眼、右眼和喉咙，射死了山豹。于是，他星夜兼程，向五指山的顶峰攀登，眼看就要靠近山顶那棵唯一的槟榔树，都可以看到树上红灿灿的槟榔果了，谁知一条巨蟒盘在树下，它突然张开血盆大口向阿果扑来，企图一口吞掉眼前的阿果。阿果镇静自若，张弓搭箭，射中巨蟒的眼睛，然后高举大砍刀，砍死了巨蟒。

阿果历经艰苦，终于为心上人摘回一束红灿灿的槟榔果，向佰廖姑娘献上了一份珍贵的礼物，佰廖姑娘的母亲喝了药也很快治好了病。于是两人终成眷属，过上了男耕女织的幸福生活。

药物简介

[植物形态] 常绿乔木，高达 17m 或更高，干直立，不分枝。叶长 1.3 ～ 2m，羽状全裂，裂片线形或线状披针形，长 30 ～ 70cm，先端呈不规则分裂；柄呈三棱形，具长叶鞘。花单性同株；肉穗花序生于叶束下，多分枝，成圆锥形，基部有黄绿色佛焰苞；雄花小而多，生于分枝上部；雌花较大而少，着生于总轴或分枝基部，子房上位，1室。坚果卵菜，红色，有宿存花萼及花瓣。花期 3 ～ 8 月，果期 11 月～次年 5 月。

[性味归经] 味苦、辛，性温。归脾、胃、大肠经。

[功效] 杀虫，破积，下气，行水。

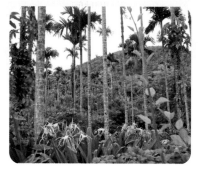

槟榔植物形态

[应用] 治虫积、食滞, 脘腹胀痛, 泻痢后重, 疟疾, 水肿, 脚气, 痰癖, 症结。

[用量用法] 内服: 煎汤, 5～10g (如单味驱虫, 可用至 100～150g); 或入丸、散。外用: 煎水洗或研末调敷。

小蚕沙治"火眼"

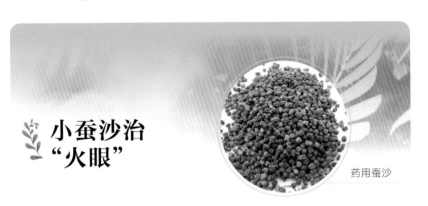

药用蚕沙

　　江南水乡有一户农家, 父子俩终年外出做生意, 家里只剩下更年期的婆婆和叛逆期的儿媳。婆媳二人缺少沟通, 且性格十分火暴, 经常为一些小事吵架, 吵起架来没完没了, 日子过得别别扭扭。

　　有年夏天, 儿媳害了"火眼", 两只眼肿得像一对烂桃儿, 眼睫毛被粘住, 瞳孔羞光, 睁不开眼皮, 她一天到晚闭着双眼, 痛哭流涕。后来时间长了, 眼珠外头长了一层白膜, 什么东西也看不清了。

　　儿媳病成这个样子, 婆婆却幸灾乐祸, 心里想: "老天爷有眼, 真是报应……"便对儿媳说: "孩子, 这回该用上我啦, 要不要请个医生开点药啊?"儿媳听出婆婆的话带刺儿, 很不是滋味, 但怕两眼会瞎, 只好恳求说: "妈, 就请你发发慈悲, 接医生来给我看看吧!"

　　婆婆请来一位医生, 医生开了药方; 可是, 她并没去抓药,心里咒念儿媳说："平日你对我心似辣椒，嘴如快刀，哼，鬼才给你买药呢！等着吧，给你屎吃。"

婆婆撕了药方，从山坡上捡了点儿兔子屎，从山洞里掏了点儿蝙蝠粪。回到家后，又从蚕铺上弄了些蚕屎。这样，她把三种粪便掺在一起，煎了一点儿，剩下的包成一包儿，"药"煎好了，婆婆端给儿媳，说："快喝吧！"

儿媳把药喝完，觉得很不是味儿，就问："妈，这是什么药啊，怎么没有药味儿？"

婆婆骗她说："那里边有味极为珍贵好药，叫'夜明沙'，专治眼病。医生说，喝了这药，眼睛不但能好，就是到了黑夜，也还能像白天一样看东西。"

儿媳纳闷：婆婆怎么突然待自己好起来了？又问："里面还有什么？"

"还有……"婆婆想了想说："还有一味'望月沙'。连吃几剂，你能看清月亮里的树影和仙女儿。"

儿媳半信半疑地吃了几天药，慢慢睁开了眼睛，还真能看见东西。有一天，婆婆没在屋，她看见柜头有个纸包，打开一闻，跟吃的药一个味道；仔细看看，是蚕屎、兔子屎和蝙蝠粪。儿媳气得直咬牙："好啊，原来她老婆子想害我呀！幸亏老天有眼！"她偷偷把纸包藏起来，想等公公、丈夫回家里，再跟婆婆算账。

说来也巧，儿媳刚好，婆婆又害眼了，比儿媳害得还厉害。儿媳也学婆婆，假惺惺地请来医生，却用纸包里剩的三样粪便当药，煎了端给婆婆。她心里说："你也有今天哪，这叫一报还一报。"

婆婆天天喝这"药"，几天后，双眼消肿了。一天，她发现盛药的碗底上有蚕屎，禁不住动了火，把碗一摔，恶狠狠地骂儿媳："好大的胆子，你敢给我喝这个！幸亏我福大命大，不然还不让你给作践死啦！别忙，等你男人回来有你好看的！"

　　过了些日子，出门做生意的爷俩儿回家了，婆婆、儿媳争着告状。生意人脑筋转得快，那爷儿俩听后心里都一动：莫非这三种粪便能清火解毒治眼病？要不，哪能婆媳二人的火眼全给治好了呢？

　　这一年夏秋之间，害火眼的人特别多，父子俩就把三种粪便当药送人，结果还真治好了这些人的眼病。从这以后，婆媳俩也不吵架了，一家四口就用兔屎、蚕屎、蝙蝠屎合制"丸""散"，改行卖起了眼药，开了一家江南最大的"眼药铺"。

药物简介

　　[药物形态] 家蚕，家蚕幼虫呈圆柱形，头部单眼 12 个，分别位于头两侧，头下方有吐丝孔。胸部 3 节，各节腹面生有胸足 1 对，足端有尖爪 1 枚。腹部 10 节，在第三至第六腹节的腹面各有腹足 1 对，第一至第八腹节的两侧各有黑色椭圆形气门 1 对。家蚕粪便即是蚕沙。

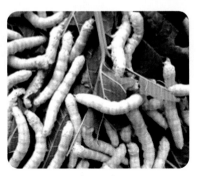

家蚕形态

　　[性味归经] 味甘、辛，性温。归肝、脾二经。

　　[功效] 祛风燥湿、清热活血。

　　[应用] 治风湿、筋骨不遂、腰脚痛、腹内瘀血、头风赤眼。

　　[用量用法] 内服：煎汤，9～15g；或入丸、散。外用：炒、熨、煎水洗或研末调敷。

小蚕沙治「火眼」

平凡但实用的苍术

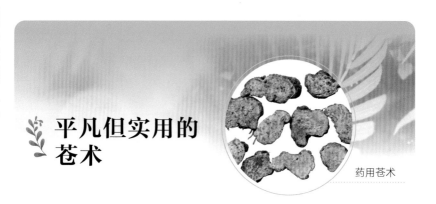

药用苍术

　　茅山观音庵有个会看病的老尼姑，她懂得不少中草药，在方圆附近很有名气。山里山外的人害了病，常到观音庵求医。老尼姑自己并不采药，她把这活儿派给一个小尼姑。小尼姑每天都照着老尼姑的吩咐漫山遍野地去采药，至于什么药草能治什么病，她就一窍不通了。老尼姑很贪财，谁给的钱多，她就给谁用好药；给钱少的，她就用些不济事的野草去蒙骗人家。小尼姑看着不公平，可是因为她自己并不认识药，只是干着急。

　　有一天，一个穷人来求药，这人一个钱也没有。老尼姑问也不问，硬把那人赶走了。

　　小尼姑十分气愤，她偷偷从屋里抓了一把开白花的药草，追到庵外，唤住那个人说："大哥，你先拿回去吃吃看。"

　　可是，等那人一走，小尼姑的心又不安了："那人到底有什么病，给的药草能治他的病吗？千万别吃坏了人呀！"

　　谁知过了些日子，那个穷人来到观音庵，竟找到老尼姑千恩万谢说："多亏你们那位'少菩萨'，她把我爹害了多年的足膝软瘫病治好了。"

　　老尼姑十分奇怪：庵里没有治这种病的药啊！就审问小尼姑："你偷了我的什么药？快说！"

小尼姑也弄不清这是怎么回事，后来留心一查，才明白，原来那开白花的叫苍术，不是老尼姑叫她采的，大概是自己采药时不小心裹进了药篮子，又被老尼姑当成没用的野草扔到一边了。从此，小尼姑知道苍术可以治病。

　　过了些日子，小尼姑受不了老尼姑的气，逃出观音庵回家还俗了。从此就靠挖苍术为生，不光治好了许多足膝软瘫的病人，慢慢又知道苍术还能治呕吐、腹泻等几种病呢。

药物简介

　　[植物形态]多年生草本，高达80cm；具结节状圆柱形根茎。茎直立下部木质化。叶互生，革质，上部叶一般不分裂。无柄，卵状披针形至椭圆形，边缘有刺状锯齿，下部叶多为3～5深裂或半裂，顶端裂片较大，圆形、倒卵形、侧裂片1～2对，椭圆形。

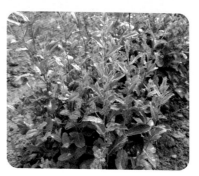

苍术植物形态

头状花序顶生，叶状苞片一列，羽状深裂，裂片刺状；总苞圆柱形，总苞片6～8层，卵形至披针形；花多数，两性，或单性多异株，全为管状花，白色或淡紫色；两性花雄蕊5，子房密被柔毛；单性花一般为雌花，退化雄蕊5枚。瘦果有柔毛，冠毛长约8mm，羽状。花期8～10月，果期9～10月。

　　[性味归经]味辛、苦，性温。归脾、胃、肝经。

　　[功效]健脾燥湿，解郁辟秽，散寒解表。

[应用] 治湿盛困脾，倦怠嗜卧，脘痞腹胀，食欲不振，呕吐，泄泻，痢疾，疟疾，痰饮，水肿，时气感冒，风寒湿痹，足痿，夜盲。

[用量用法] 内服：煎汤，5～10g；熬膏或入丸、散。

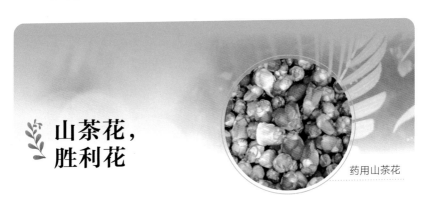

药用山茶花

山茶花，胜利花

传说一

山茶花又称为胜利花，为何称为胜利花，有这样一个传说。

明末皇帝崇祯手下的总兵吴三桂，镇守山海关。李自成领导的农民起义军攻陷北京，崇祯皇帝缢死煤山。吴三桂投降清军，并引清军入关，镇压农民起义军，充当先锋，杀死明桂王，清封他为平西王，守云南。吴三桂在云南，横行霸道，在五华山建宫殿，造阿香园，传旨云南各地献奇花异草。

陆凉县境内普济寺有一株山茶花，高二丈余，花呈九蕊十八瓣，浓香四溢，为天下珍品。陆凉县令见到旨谕，便到普济寺，迫令寺旁居民挖茶树。村民不服，直到天黑，无人动手下锹。

这天夜里，村中一位德高望重的老人，看见一位美丽姑娘走来，手里拿着一枝盛开的山茶花，对老人说："村民爱我，培育我，我的花只向乡亲们开放，吴三桂别想看到我一眼。你们留我留不住，执意抗命会使百姓吃苦。还是让那县令送我去吧！我自有办法对付他们，定能胜利归来。"老人伸手去握姑娘的手，一觉醒来，原来是一个梦。

第二天老人将梦告诉村民，大家认为是山茶花仙子托梦，就说照她的意思办吧！县令亲自押送村民将茶树送到吴三桂的阿香园，谁知茶树刚放下，便听"哗"的一声，茶树叶子全部落光。吴三桂大怒，责怪县令一路保护不周。

谋臣进言："一路日晒，常有此情况，栽下去仍然可活的。"到了春天，茶树长了一身叶，就是不开花。吴三桂向茶树抽了一鞭，留下一道伤痕。

第二年春天，吴三桂带众姬妾，到阿香园赏花，见山茶花只有几朵瘦小的花，吴三桂愤愤地说："这是什么举世名花！"举鞭又抽去，茶树干上留下第二道伤痕。

第三个春天，吴三桂见园中一片凋零，什么花也不开，茶树上蹲着一只乌鸦，向他直叫。吴三桂怒火直冒，挥鞭又向茶树抽去，第二道伤痕上渗出鲜血。吴三桂下令把花匠抓起来办罪。山茶花仙子为搭救花匠，不顾自己伤痛，来到吴三桂梦中唱道："三桂三桂，休得沉醉；不怨花王，怨你昏愦。我本民女，不求富贵，只想回乡，度我穷岁。"吴三桂举起宝剑，向山茶花仙子砍去。"咔嚓"一声，宝剑劈在九龙椅上，砍下一颗血淋淋的龙头。

山茶花仙子冷笑一声，又唱道："灵魂贱卑，声名狼藉。卖主求荣，狐群狗类！枉筑宫苑，血染王位。天怒人怨，必降祸祟。"吴三桂听罢，吓得一身冷汗，便找来一个圆梦的谋臣，询问吉凶。

谋臣说："古人有言，福为祸所依，祸为福所伏。茶树贱种，入宫为祸，出宫为福。不如贬回原籍，脱祸为福。"吴三桂认为有理，便把茶树送回陆凉。

茶树回乡，村里男女老少都出来迎接。大家摸着树干鞭痕，悲喜交集，流下了激动的眼泪。这夜，村民们做了一个相同的梦。梦中山茶花仙子对大家说："与敌人做斗争，要耐心，要有韧性，我虽伤痕累累，但我终于回来了，我是胜利者。"从此，山茶花，象征着人们战斗胜利的喜悦。在云南，称山茶花为胜利花。

传说二

以前，龙潭边住着一位勤劳、善良的妇女，名叫陈惜花。她虽孤独一人，却早出晚归辛勤劳动，有吃有穿，生活过得很是舒心。

陈惜花年纪越大，却越来越喜爱花草，院内院外，她种了不少花草。一有空，就给花草浇水、锄草、捉虫。红白黄紫无所不有；春夏秋冬都有花开。争奇斗艳，万紫千红，清香扑鼻，沁人肺腑。

有一天，陈惜花到魁阁龙潭去背水浇花，走到龙潭边，见一株九蕊十八瓣的花映在水面上，色彩极为鲜艳，把她看呆了。她观察了许久也没有发现一株在水面上的那种花，时间不早了，就灌满了水，背水回家了。

陈惜花看见水面上显映出的那株花后，出门想起那种花，进门又想起那种花，睁眼想起那种花，闭眼也想起那种花！想呀想的，不几天，就生了病，不吃不喝，整天躺在床上。她生了什么病？她也不知道。很多医生来给她治病，也没有把她的病治好。她的病一天比一天重了起来。

病了几天，陈惜花快要死了。危急时，一个美丽的姑娘跨进门槛，来到陈惜花床边，甜蜜蜜地叫她一声阿妈，说来给她治病。陈惜花睁眼一看，见姑娘头上插着的花、胸前挂着花，和她在水面上见到的那种一模一样，不吃一丸药，病就好啦！陈惜花倏地翻起身，咚地跳下床，一眼都不眨，望着姑娘。姑娘带笑的脸，也同她见到的那种花一样。陈惜花问姑娘戴的是什么花，她说是山茶花；问姑娘有没有花秧，她就送了陈惜花一株。

姑娘走后，陈惜花拿着锄头，就将山茶花种在院子里，陈惜花天天给山茶花浇水，月月给山茶花施肥，季季给山茶花锄草，像抚养奶娃那般细心周到。不几年，山茶花树就长大了，开花了。那株茶树，树干虬劲优美，绿叶四季不凋；那一朵一朵的花，大如牡丹，灿如云霞，风姿绰约，耀眼生辉。更为奇怪的是，那株山茶花盛开时节，周围村寨的人，用金盆打水，能看见山茶花的倒影；去龙潭边背水，也能在水面看见山茶花的倩影。

不知过了多少年，陈惜花死了。据说，送山茶花给陈惜花的那个姑娘，是天上的山茶花仙女！为了纪念山茶花仙女，人们称这种花为山茶花。

[植物形态] 山茶花，别名玉茗花、耐冬、曼陀罗等。属山茶科，常绿灌木，高 1～3m；嫩枝、嫩叶具细柔毛。单叶互生；叶柄长 3～7mm；叶片薄革质，椭圆形或倒卵状椭圆形，长 5～12cm，宽 1.8～4.5cm，先端短尖或钝尖，基部楔形，边缘有锯齿，下面无毛或微有毛，侧脉约 8 对，明显。花两性，白色，芳香，通常单生或 2 朵生于叶腋；花梗长 6～10mm，向下弯曲；萼片 5～6，圆形，被微毛，边缘

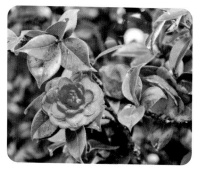

山茶花植物形态

膜质，具睫毛，宿存；花瓣5～8，宽倒卵形；雄蕊多数，外轮花丝合生成短管；子房上位，被绒毛，3室，花柱1，顶端3裂。蒴果近球形或扁三角形，果皮革质，较薄。种子通常1颗或2～3颗，近球形或微有棱角。花期10～11月，果期次年10～11月。

[性味归经] 味微苦，性凉。归肝、肺经。

[功效] 清肺平肝，收敛止血，去热解毒。

[应用]

1. 吐血衄血；肠风下血。

2. 烫火伤灼，山茶花研末，麻油调涂。

3. 止痢功效，红痢用白种，白痢用红种。

[用量用法] 花、根均可入药，内服：6～15g，水煎服。

疏肝退热的神奇柴胡

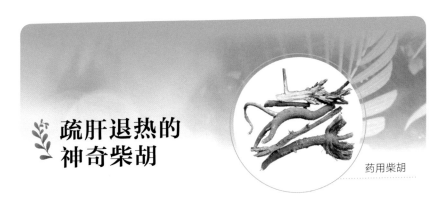

药用柴胡

柴胡是一种常用的中药，常用于退热保肝，现代医学认为柴胡具有抗病毒作用，柴胡是如何入药的，也有一个传说。

相传唐贞观元年，湖北荆州有个胡进士，家财万贯，家中雇有长工数十，其中有位长工叫胡二慢。秋天，胡二慢得了瘟病，连日发烧不退，胡进士见他病得不轻，不能下地干活，又怕传染家里的人，结算工钱后，就把他赶出了家门。

胡二慢走出胡进士家门，觉得一阵冷一阵热，两腿酸疼，浑身无力，平素力大如牛，此时每走一步都要费很大劲。他走到水塘边，实在无力行走，就在杂草丛里躺着，不知不觉睡着，一觉醒来，觉得又渴又饿，又没力气，无处找到食物，便用手挖了些草根洗净，以解饥渴。

这种草虽然有种苦味，胡二慢食用后感觉不但能解除饥渴，并觉得烧也退了不少，四肢也觉得不那么酸痛。一连吃了7天，周围的草根吃了不少，胡二慢试着慢慢站起身，忽然觉得身上有劲了。胡二慢的瘟病奇迹般痊愈了。

过了些日子，胡进士的儿子也得了瘟病，跟胡二慢得的病一模一样。他延请了许多当地名医，药服了不少，钱也花了不少，就是高烧不退，骨瘦如柴，奄奄一息，危在旦夕。胡进士忽然想起被自己赶出家门的胡二慢，把他找来询问后，得知是一种平时当柴烧的一种草挽救了他的生命，急忙命人挖这种草根洗净煎汤，给他儿子一连喝了几天"药"，果然疗效相似，不出一周，病就好了。

胡进士十分高兴，想给那种药草起个名字，这种草是当柴烧的，自己又姓胡，何不叫它"柴胡"，好！那就叫它"柴胡"吧，从此，众多的中药里又增加了"柴胡"一味中药。

[植物形态]柴胡属多年生草本，高45～70cm。茎丛生或单生，上部多分枝。基生叶倒披针形或狭椭圆形，早枯；中部叶倒披针形或宽线状披针形，长3～11cm，宽0.6～1.6cm，有7～9条纵脉，下面具粉霜。复伞形花序的总花梗细长；总苞片无或2～3，狭披针形；伞辐4～7；小总苞片5；花梗5～10；

花鲜黄色。双悬果宽椭圆形，长约 3mm，宽约 2mm，棱狭翅状。花期 8～9 月，果期 9～10 月。

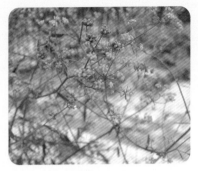

柴胡植物形态

[性味归经] 味苦、辛，性微寒。归肝、胆经。

[功效] 和解退热，疏肝解郁，升举阳气。

[应用]

1. 解热作用。

2. 抗菌、抗病毒作用。

3. 柴胡具有明显的保肝、降血脂和利胆作用。

4. 抗炎作用。

5. 镇静、镇痛、镇咳作用。

[用量用法] 3～10g。水煎服。

常山截疟的传说

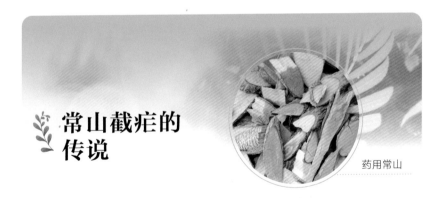

药用常山

从前有座山，名叫常山，雄浑伟奇，植被丰富，鸟语花香，生物繁多。山上有座断垣残壁的破庙，庙里住着个蓬头垢面的穷和尚。这个和尚每天会下山化缘。

有一回，和尚得了疟疾，一到下午畏寒，寒战，先发冷后发热，每天犯一阵。疟疾的滋味可真不好受，穷和尚被折腾得皮包骨头，人形儿都变了。可是，每天连饭都不一定能吃上，哪有银子去治病呢？他只好这么活受着，苟延残喘。

一天，和尚强打精神，又下山化缘，快晌午了，还没讨来一口饭，他饿得肚子咕咕直叫。和尚心想，说什么也得弄点东西吃，要不然下午一犯疟疾，肚子里没一点东西，怎么能撑得住？于是，只好硬着头皮去讨。他来到一家穷人门前，主人说："我们也吃不上饭，刚煮了半锅稀粥，不知谁把野草根扔进去，谁吃了谁吐。你要是胃口好，就吃吧。"讨饭的哪儿敢挑食啊！和尚饿得实在受不住了，一口气吃了两碗。说来也怪，他吃了这种野草根粥，一口也没吐。和尚吃饱了肚子，来到一个大草垛旁边，躺着晒太阳，等着疟疾发作。谁想，直到太阳落山，不光没犯病，还感到浑身舒服多了。

几天过去，疟疾病都没发作。和尚以为病好了，挺高兴。可是，一个月后，他又发病了。和尚想："上回吃了那种野草根煮的粥，病就不发了，是不是那种草根能治疟疾呢？"他急忙去找那位施主，见面就问："我上次在你家吃的那种草根，是在哪里挖的呀？""那是我家不懂事的'二呆子'挖来的，有毒，一吃就吐。"

"二呆子"是这家的儿子，看着有些傻气。他领着和尚上了山，找到一种开蓝花的野草，这种草的叶子是长圆形的，边上还有锯齿。和尚挖了许多，栽在庙前庙后的空地上。和尚一连吃了好几日，疟疾病就这么除了根。

从此，和尚化缘时遇到疟疾病人，就用这种草根给他医治，治一个好一个。于是，一传十，十传百，人们都说常山破庙里的和尚会治疟疾。

一时间，方圆几十里以内的人，都跑到破庙来求药。有的人还打听："治疟疾的药草叫什么名字呀？"

和尚一想，这药草出在常山，就说："叫它'常山'吧！"于是祖国中药宝库里又多了一味中药。

简介 | 药物

[植物形态] 落叶灌木，高可达 2m。根木质坚硬。茎有节，幼时被黄棕色短毛。单叶对生，具柄；叶片椭圆形，长8～25cm，宽4～8cm，边缘锯齿。伞房状圆锥花序，花瓣5～6，蓝色；雄蕊10～12；

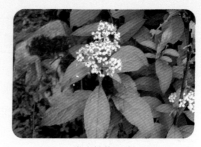

常山植物形态

雌蕊1，花柱4。浆果圆形，蓝色，有宿存的花萼和花柱。花期6～7月，果期8～9月。

[性味归经] 味苦、辛，性寒。有毒。归肝、心、肺经。

[功效] 除痰，截疟。

[应用] 治疟疾，瘰疬。

[用量用法] 内服：煎汤，3～10g；或入丸、散。

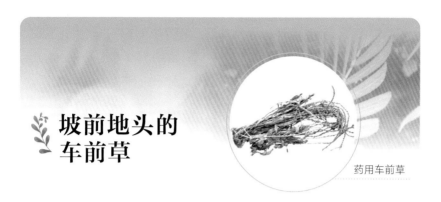

坡前地头的车前草

药用车前草

　　车前草是乡村田间上常见的植物，田野间、山坡上、荒地里、树林间、房屋旁、沟渠边，都能见到它的身影。它普通到低微，无人关注，任牛羊践踏，随路人嫌弃。但它的身影曾出现在诗经《周南·芣苢》里。"采采芣苢，薄言采之。采采芣苢，薄言有之。"芣苢，就是车前草的别称。吟咏诗句，你仿佛穿越时空的隧道，来到了两千多年前的春天：风很轻，天很蓝，草野横铺，野花间杂，蜂蝶飞舞，三五成群的农家妇女，弯着腰，挎着篮，采着"芣苢"，轻快的动作配合着偶尔的闲谈，自有一番无忧无虑的野趣。歇息的当儿，她们唱起了歌，余音袅袅，若有若无，宛若深深浅浅的绿草，荡漾着，在春风浩荡中，传向远方。

　　但是芣苢如何改名为"车前草"入药？自有一番传说。

　　相传汉代名将马武，作战勇猛，四处征讨，一次带领军队去征服武陵的羌人，由于地形生疏，打了败仗，被围困在一个荒无人烟的地方。又正值酷暑六月，遇天旱无雨。战士和战马饿死、渴死了许多。剩下的人马，也因为缺水，大多得了膀胱"湿热症"，一个个小肚子发胀，频繁撒尿，并排出鲜红血尿。不光人排血尿，就连马也尿血。随行军医束手无策，当地又没有清热利水的药物，战士们苦不堪言，马武也焦急万分。

一天，一个名叫张勇的马夫忽然发现有几匹马不尿血了，显得精神多了。感到奇怪，寻根追源，他围着马车转来转去，发现停放马车的前方地面上，长着一种猪耳形的野草，几天来，这几匹马一直在吃着这种草。马夫心想：这种草也许能治"尿血症"。为证实其效果，于是，他拔了许多猪耳草煎汤，一连服了几天，小便果然正常了。

马夫急忙跑到将军帐内，将此事禀告马武。马武闻听大喜，问此草生于何处？张勇说："就在大车前面。"

马武笑曰："此天助我也，好个车前草"。传令全营拔草煎水，供人喝，给马饮。几天过后，全营人马的"尿血症"都治好了。

从那时起，苤苡就改名为"车前草"入药了，车前草的名字就这样流传下来。

在砀山一带，"车前草"为何又叫"猪耳朵胡"呢？这里有个故事。

明初，古砀郡春天大雨，夏疫蔓延。郡北朱家庄有一员外，上吐下泻，久治不愈，几次去城抓药，因缺少一味"车前子"，效果不佳。

员外的儿子心中疑惑，决定亲临一趟，摸摸实底。到药铺一问，原来此药路边沟辙遍地都是，根本不用花钱购买。药铺老板已经告诉抓药长工到路边自行采集即可。

原来是长工们气愤员外为富不仁，没有谁愿意挖草挵籽。中药少味，治病自然效果不佳。

儿子寻思，父亲平时吝啬，何不趁此诈他一把，于是将车前子改抄为"车钱子"，拿给父亲看后，附耳小声说："这车钱子甚贵，几次抓药，均因铜板不足而未能配上。"

员外一听，急说："哎呀，救命要紧，再贵也得吃呀！俗话说'黄金有价药无价'嘛……"儿子说："车钱，车钱，就是用车拉钱，你不心疼，我照办就是了。"

儿子支出一大把碎银，跑到长工那里，每人分点银子，并安排他们去采野草，回来后捋下黑籽，用白粗布缝包装入里面，与其他中药同煎。果然，几付药以后，员外病愈。

长工们怕事情败露，从不敢说地边的这种草就是车前草，只是偷说，这叫"朱耳朵胡"。意思是在朱员外耳边唬出来的。员外的儿子觉得久传下去，有失大雅，于是续家谱时书写："万历十六年，古砀郡春饥夏疫，家族中病膏者数人，服猪耳朵胡，得安。"从此，砀山一带把车前子称作猪耳朵胡。

也别说，那叶子又肥又大，真有点像猪耳朵。至今，车前子入药，仍旧缝布包单装，怕露出它的真面目……

简介 药物

［植物形态］车前草为多年生草本，无茎，具多数细长之须根；叶根生，薄纸质，卵形至广卵形，具5条主叶脉，叶基向下延伸到叶柄，长6～15cm，宽3～8cm；周年开花，穗状花序自叶丛中抽出，长

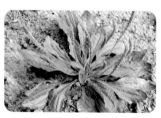
车前草植物形态

15～30cm；小花白色，花冠4裂，雄蕊4枚；盖果长椭圆形，内藏种子4～6颗。

［性味归经］味甘，性寒。归肾、肝、肺、小肠经。

［功效］利尿通淋，渗湿止泻。

［应用］

1.用于尿路感染。

2.用于急性肾炎、慢性肾炎诸症。

[用量用法] 内服或鲜品捣烂外敷均可。用量 10 ～ 15g。外用适量。

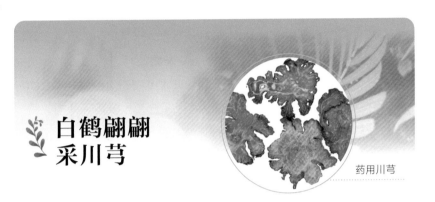

白鹤翩翩采川芎

药用川芎

川芎具有活血行气、祛风止痛之功，是一种用途颇广的药草，其得名源自一段不俗的故事。

那是在唐朝初年，药王孙思邈与徒弟从终南山云游到了四川的青城山，披荆斩棘，采集药材。一天，师徒二人累了，便在混元顶青松林内歇脚。忽见林中山涧边一只大雌鹤，头顶朱丹冠，身披雪绒氅，正带着几只黄嘴巴小鹤涉水嬉戏。药王正看得出神，猛然听见几只小鹤惊叫。药王师徒一瞧，只见那只大雌鹤头颈低垂，双脚颤抖，不断哀鸣。药王当即明白，这只雌鹤患下了急病。

第二天清晨，天刚麻麻亮，药王师徒又到青松林。在离鹤巢不远的地方，巢内病鹤的呻吟声清晰可辨。过了不久，在一阵阵鹤鸣声中，几只白鹤自朝霞里徐徐下降，从它们嘴里掉下来几片叶子。徒弟捡起一看，很像红萝卜的叶子，便满不在乎地丢在地上。但药王却如获至宝，命徒弟把叶子捡起来保存好。

隔了一天，药王师徒再次到青松林，但白鹤巢里已听不到病鹤的呻吟了。抬头仰望，几只白鹤在空中翱翔，嘴里掉下一朵小白花。徒弟依然不以为然，漠然不顾。药王又命徒弟捡起来保存好。

几天过去了，药王窥视患病的雌鹤，身子竟已完全康复，率领小鹤们嬉戏如常了。他还观察到，白鹤爱去混元顶峭壁的古洞，那里长着一片绿茵茵的绿草，花、叶和根块都与往日白鹤嘴里掉下来的一样。药王本能地联想到，雌鹤的病愈与这种药有关，便进行尝试，发现其根茎苦中带辛，具有特异的浓郁香气。根据多年的经验，他断定此品有活血通经、祛风止痛的作用，便让徒弟携此药下山，用它去为病人对症治病，果然灵验。药王兴奋地随口吟道："青城天下幽，川西第一洞。仙鹤过往处，良药降苍穹。这药就叫'川芎'！"从此，"川芎"便由此得名了。

1300多年过去了，弹指一挥间。其间，青城山的川芎越长越好，越传越广。后人为纪念药王孙思邈对祖国药学事业的贡献，便把他初到青城住过的小山叫作"药王山"。到如今，该处已成为灌县名胜之一。

[植物形态] 多年生草本，高40～70cm。全株有浓烈香气。根茎呈不规则的结节状拳形团块，下端有多数须根。茎直立，圆柱形，中空，表面有纵直沟纹。茎下部的节膨大成盘状（俗称苓子），中部以上的节不膨大。叶片轮廓卵状三角形，长12～15cm，宽10～15cm，三至四回三出式羽状全裂，羽片4～5对，卵状披针形；茎上部叶渐简化。复伞形花序顶生或侧

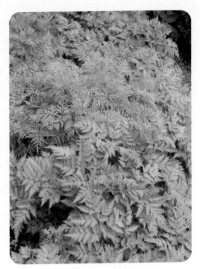

川芎植物形态

生，总苞片3～6，线形，长0.5～2.5cm；伞辐7～20，不等长，长2～4cm；小伞形花序有花10～24；小总苞片2～7，线形，略带紫色；萼齿不发育；花瓣白色；雄蕊5，花药淡绿色；花柱2，长2～3mm，向下反曲。幼果两侧扁压，长2～3mm，宽约1mm。花期7～8月，幼果期9～10月。

[性味归经] 味辛，性温。归肝、胆、心包经。

[功效] 活血行气，祛风止痛。

[应用] 主要用于心脉瘀阻之胸痹心痛，肝郁气滞之胁肋胀痛，肝血瘀阻之胸胁刺痛，瘀血阻滞之跌仆损伤、疮疡肿痛、月经不调、经闭痛经、产后瘀痛、恶露不行、多种头痛和风湿痹痛等。

[用量用法] 内服：煎汤，3～10g；研末，每次1～1.5g；或入丸、散。外用：研末撒，或煎汤漱口。

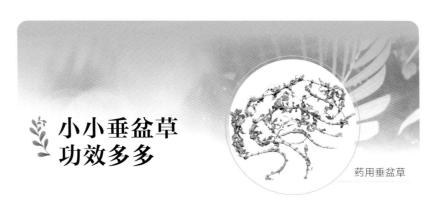

小小垂盆草
功效多多

药用垂盆草

　　垂盆草又名石指甲草、瓜子草等，是一味具有神奇疗效的中药，近年来又作为一种多肉观赏植物，用于美化家庭环境，净化室内空气，深受大家青睐。垂盆草具有利湿退黄、清热解毒功效，这些功效的发现，传说与中华厨师鼻祖伊尹有关。

　　相传有一年伊山出现了洪灾，老百姓只好以腐烂的动植物果腹，继而染病，一时间尸骸遍野。

　　有一天，伊尹来到这里，看到一片凄惨的景象，大为吃惊，又看到当地百姓都面色苍黄，腹胀如鼓，随即为他们把脉，诊断百姓得了肝病，他用汤药调治却一直不见患者有所好转。

　　过了没几天，伊尹居然也被传染上肝病，并且病情日趋严重，苦无治疗方法，便一个人上山住进了岩洞里。

　　一天早上，伊尹看到岩洞外有几只巨型蟾蜍，蹬卧在山岩上，守护周围的绿色叶草。再仔细看那种草，叶小形垂，形状像鼠牙一样，十分肥硕翠嫩，秀色可餐。这时伊尹忍不住驱走巨蟾，拽下几株草放进嘴里咀嚼，顿时一股清新的气息直冲咽喉，精神为之一爽，于是他采集了一大把这种草，熬成汤喝，一连服用几天，腹胀渐渐消退，身体竟然慢慢康复了。

　　于是，伊尹将这种草煎成汤也送给老百姓服用，使得百姓的肝病也得以痊愈。因为这种草的叶子形态下垂，伊尹便将它命名为"垂盆草"。

有关垂盆草的药用价值被发现还有另外一个传说。相传在夏代维峰脚下，有一个姓曾的农民，年方四十，男耕女织，生活过得还是不错的。有一天老曾忽然腹痛，里急后重，大便出现黏腻脓血，一天二十多次，急请当地医生治疗，说是得了痢疾，服药却没啥效果。眼看着老曾一天天瘦下去，毫无办法。

一天，女儿拔了一篮猪草回来，内中有很多垂盆草，男主人想起此草能治猪的腹泻，便要妻子煮一碗给自己配粥吃。刚吃两餐腹部就不痛了，连服三天后，黏腻脓血全止，痢疾痊愈。

邻里人发现后都啧啧称奇。此后，只要同村人患同样痢疾者，也用此草配粥吃，全都好了。一传十，十传百，很多人都知道了垂盆草治疗痢疾有神效。就这样，慢慢地，垂盆草也就成为一味临床常用的中药了。

药物简介

[植物形态] 多年生草本。不育枝及花茎细，匍匐而节上生根，直到花序之下，长10～25cm。3叶轮生，叶倒披针形至长圆形，长15～28mm，宽3～7mm，先端近急尖，基部急狭，有距。聚伞花序，有3～5分枝，花少，宽5～6cm；花无梗；萼片5，披针形至长圆形，长3.5～5mm，先端钝，基

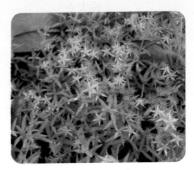

垂盆草植物形态

部无距；花瓣5，黄色，披针形至长圆形，长5～8mm，先端有稍长的短尖；雄蕊10，较花瓣短；鳞片10，楔状四方形，长0.5mm，先端稍有微缺；心皮5，长圆形，长5～6mm，略叉开，有长花柱。种子卵形，长0.5mm。花期5～7月，果期8月。

[性味归经] 味甘、淡、微酸，性凉。归肝、胆、小肠经。

[功效] 利湿退黄，清热解毒。

[应用] 用于治疗痢疾、湿热发黄、疮疡肿痛、毒蛇咬伤等症。除煎汤内服外，同时用鲜草洗净捣烂外敷，可消痈退肿。

[用量用法] 内服：煎汤，15～30g；鲜品50～100g，或捣汁。外用：适量，捣敷，或研末调搽，或取汁外涂，或煎水湿敷。

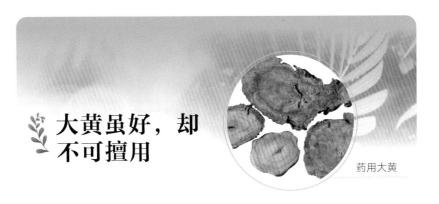

大黄虽好，却不可擅用

药用大黄

中草药里的大黄，原来不叫大黄，叫"黄根"。为什么后来叫成大黄了呢？有这么一段故事。

当年有个姓黄的郎中，他家祖传下来擅长采挖黄连、黄芪、黄精、黄芩、黄根这五味药草，到他这一辈还专门用五味黄药给人治病，所以大伙儿都管他叫"五黄先生"。

每到阳春三月时，五黄先生就进山采药。靠山有个小村，他每次进山采药时就借住在村里马骏家中，直到秋后才离去。马骏务农，全家只有夫妻二人和一个孩子。五黄先生与马家结下了深厚的交情。

有一年，五黄先生又来挖药，他走到靠山村，发现马家的房屋没有了。乡亲们告诉他说："马家遭难啦！去年冬天一场大火，房屋被烧得精光，他媳妇也被烧死。如今，只剩下光棍爷儿俩，跑到山上去住石洞了。"

五黄先生十分难过，到山洞找到马骏父子。马骏看见五黄先生，抱头痛哭。五黄先生说："你现在一无所有，不如带上孩子跟着我挖药卖药吧。"

马骏很高兴，从此就跟着五黄先生学挖药。他们像风吹的杨花一样四处飘荡，不到半年工夫，马骏就学会了挖五黄药。但是，五黄先生却从不教他治病。一天，马骏说："老哥，你怎么不教我治病呢？"

五黄先生笑道："我看你这人性子太急，不适合当郎中。"马骏有些不满，便暗暗注意五黄先生怎么给人治病，什么病该下什么药。日久天长，马骏多少也摸透了一些门道，就背着五黄先生也给人治起病来了。碰巧，还真让他治好了几个人，马骏十分高兴。

有一天，五黄先生不在跟前，有一个孕妇来找郎中。这妇人身体虚弱，骨瘦如柴。马骏问："你怎么不舒服？"妇女说："泻肚子。"

本来这个病人止泻应该用轻药黄连，马骏却给她用上了药力强劲的黄根。病人回去吃了两剂药，大泻不止，没过两天就病亡了。

这一来，病家哪里肯罢休，一打听，原来是马骏开的方子，就把他扭送进了县衙。县官审明经过，就断了马骏一个庸医害人的罪名。

这时，五黄先生赶来，跪在堂前，说："老爷应该判我有罪。"

县官问："你是什么人？怎么有罪？""他是跟我学的医，我教得不严，罪在我身。"

马骏闻听，急忙说："老爷，是我背着先生干的事，跟他没关系。"

县官问明他俩的关系，感到这两个人如此重交情，很是敬佩。平日，他也听说过五黄先生的大名，知道其为人慈善，马骏也实在是无心之过，便也尽力为马骏减免罪责。最后，县官罚他们赔给死者家里一笔钱，就放他们两人出狱了。

马骏羞愧万分，对五黄先生说："悔不该不听你的话，往后我再也不敢自以为是了。"

五黄先生说："学治病可不能性急呀。你看，药不对证，错用了就会出人命的。"

后来，马骏踏踏实实地埋头挖药，人也变得稳重多了，五黄先生这才开始教他真正治病的本事。为了记住前面的教训，五黄先生便将五黄药中的黄根改叫作"大黄"，意思是这味药真的很厉害，后人不可轻易擅用，错用这味药问题就会很严重的。

药物简介

[植物形态] 大黄，多年生草本。根及根茎肥厚。茎直立，中空。基生叶具长柄，叶片掌状半裂，裂片 3～（5～7），每一裂片有时再羽裂或具粗齿，上面无毛，下面被柔毛；茎生叶较小，有短柄；托叶鞘膜质筒状。圆锥花序顶生；花梗纤细，中下部有关节；花小，紫红色或带红紫色；花被 6 片，长约 1.5mm，两轮排列；雄蕊 9 枚；花柱 3。瘦果有 3 棱，沿棱有翅，棕色。花期 6～7 月，果期 7～8 月。

［性味归经］味苦，性寒。归胃、脾、心包、大肠、肝经。

［功效］泻热毒，破积滞，行瘀血。

［应用］治实热便秘，谵语发狂，食积痞满，痢疾初起，里急后重，瘀停经闭，癥瘕积聚，时行热疫，暴眼赤痛，吐血，衄血，阳黄，水肿，淋浊，溲赤，痈疡肿毒，疔疮，烫火伤。

［用量用法］内服：煎汤（用于泻下，不宜久煎），5～20g，或入丸、散。外用：研末，水或醋调敷。

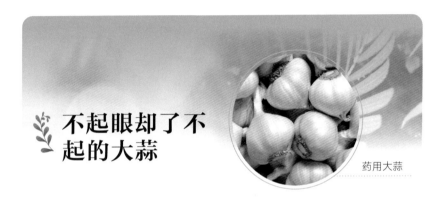

药用大蒜

不起眼却了不起的大蒜

起初，人们光知道用大蒜调味，那么，从什么时候发现它具有药性的呢？这里，有一段故事。

从前，有个大夫，医术很好。他身边有个小药童，平日帮着捣药，也干点别的零碎活儿。大夫空闲的时候，就把治病用药的道理讲给小药童听。

有个农夫，是大夫的邻居。他很想学医，就去找大夫，说："先生，你收我当徒弟吧！"当时行医的一般都是家传，轻易不传外人，传给儿子，也不传给女儿。所以，大夫没有答应。

但是，农夫并没有打消学医的念头。他听说，大夫经常在晚上教小药童医术，就在一天晚上，悄悄来到大夫的窗外，竖着耳朵偷听。

其实，这天晚上，大夫和小药童讲的完全是另外一码事。原来，有个病人欠了大夫一笔药钱，小药童刚刚把账结算完。他问大夫："那人欠的钱还不能归还，要不要加利钱呀？"

大夫说："算了，止下利吧。能还药钱就行啦……"

可是，农夫没听见前言，也没去细听后语，光听到"算了，止下利"这么半句。他以为，这是大夫正向小药童传授"蒜能止下痢"的秘方呢。心想，总算学会了一招，回去试试再说吧。

第二天，农夫就对人们说："我能治痢疾。"但人们不相信，谁也不让他给治。

农夫有个亲戚，住在二十里地之外的地方。碰巧，那亲戚得了痢疾。农夫就用生大蒜当药，让那人吃了好几天，那人真给治好了。从此，农夫就住在亲戚家，专门给人治痢疾。他治一个好一个，名声越来越大。

消息传到大夫耳朵里，他就去找那位农夫，问道："你这本事是跟谁学的？""跟您呀。""不对，我什么时候教过你？"

"有一天晚上……"农夫把那天的情况说了一遍。大夫哈哈大笑起来："我们当时说的是算账的事啊！"

农夫也愣住了："那怎么大蒜还真能治痢疾呢？"

大夫说："该着你是学医的材料，我就收你当徒弟吧！"

就这样，歪打正着，发现了大蒜具有止痢的药性。从此，大蒜也成了一味中药。

简 | 药
介 | 物

[植物形态] 多年生草本，全株具特异蒜臭气。鳞茎扁圆锥形或球形。叶数片，基生，扁平，线状披针形，灰绿色，长可

达 50cm，宽 2～2.5cm，基部鞘状。花茎直立，较叶长，高 55～100cm，圆柱状，膜质，浅绿色。伞形花序，花小，多数稠密，花间常杂有淡红色珠芽，直径 4～5mm；花梗细长；花被片 6，粉红色；雄蕊 6，白色；子房上位，淡绿白色，长

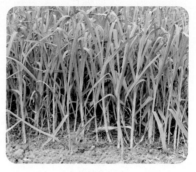

大蒜植物形态

圆状卵形；雌蕊 1 枚，3 心皮，子房上位，3 室，蒴果。种子黑色。花期 5～7 月，果期 9～10 月。

[性味归经] 味辛，性温。归脾、胃、肺经。

[功效] 行气消积，杀虫解毒。

[应用] 用于感冒、菌痢、阿米巴痢疾、肠炎、饮食积滞、痈肿疮疡。

[用量用法] 10～20g，可以生吃。

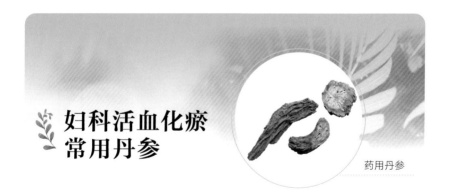

妇科活血化瘀常用丹参

药用丹参

　　丹参是一味常用活血化瘀中药，广泛应用于临床，别名红根、紫丹参、血参根等，这是因其药用的根部呈紫红色之故。此

外，民间还将其称作"丹心"，这与流传的一个感人故事有关。

相传很久以前，南麂群岛东海岸边有个小渔村，村里住着许多渔民和一个渔霸。渔霸的老婆虽然长得漂亮，但长年痛经，每到月经来临时痛得死去活来，请了很多医生，花了不计其数的钱财，都没有给她治好，病情还日见加重。正在一筹莫展时，有人说东海中有个无名岛，岛上生长着一种草药，一定能治好渔霸老婆的病。渔霸心中升起希望，但希望的火花很快就黯淡了。因为人称无名岛为"鬼门关"，暗礁林立，而且海上风猛浪大，水流湍急，船难靠岸，人就更难上岸了。渔霸左思右想，绞尽脑汁，突然眼前一亮，他想起了一个名叫阿明的青年。因阿明自幼在风浪中长大，练就了一身好水性。

但阿明说："我妈妈也病了，崩漏下血，淋漓不止。我得在家侍候她。"渔霸一听，火冒三丈，责令阿明说："你小子马上给我去无名岛，限你 5 天内把岛上的药采回来。不去，以后就别想出海打鱼，饿死你们娘俩。"

阿明听了非常气愤，但又敢怒不敢言。转念一想，妈妈也有病，正等着药吃呢。与其跟他对抗到底，不如将计就计，顺便也给妈妈采点药，便对渔霸说："我去采药也可以，但你要找人侍候我妈妈，还要给我准备好船只、干粮和盘缠。"

渔霸听了满口答应，立即按照阿明的要求去做了。阿明第二天就驾船出海了，他凭着高超的水性和勇敢的精神，绕过了一个个暗礁，冲过了一个个浪头，通过了一个个激流险滩，终于闯过"鬼门关"，登上了无名岛。他急忙上岸，四处寻找那开着紫花，根也是紫色的药草。找到后迅速连根挖出来，很快就弄了一大捆，并把药草藏在船舱里。

阿明终于按规定的时间返回渔村。船刚刚靠岸，渔霸就派人把他采来的"野草"抢走了。阿明的妈妈吃了药后很快就痊愈了。

阿明把剩下的药草分给同村的渔民，种植于屋前屋后，防备以后得这种病之用。他知道渔霸不会跟自己善罢甘休，就和母亲悄悄地远走他乡。

村里人敬佩阿明不畏艰险、不畏强暴、采药救母的精神，都说这种药草凝结了阿明的一片丹心，于是给它取名叫"丹心"。后来在流传过程中取其谐音，就变成"丹参"了。

[植物形态] 丹参，多年生草本。茎高40～80cm。叶常为单数羽状复叶；小叶3～7叶，卵形或椭圆状卵形。轮伞花序6至多花，组成顶生或腋生假总状花序，密生腺毛或长柔毛；苞片披针形；花萼紫色，2唇形；花冠蓝紫色，筒内有毛环，上唇镰刀形，下唇短于上

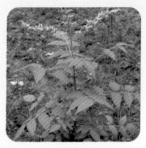

丹参植物形态

唇，3裂，中间裂片最大。花期4～6月，果期7～8月。

[性味归经] 味苦，性微寒。归心、肝经。

[功效] 活血祛瘀，清心除烦，凉血消痈。

[应用]

1. 主治血分瘀滞证。

2. 适于血热及痈疮。主治心悸怔忡，烦热失眠。

3. 现代用治冠心病及肝脾肿大，具有缓解心绞痛、缩小肝脾等作用。

[用量用法] 5～15g。酒炒增强活血作用。

当归的传说

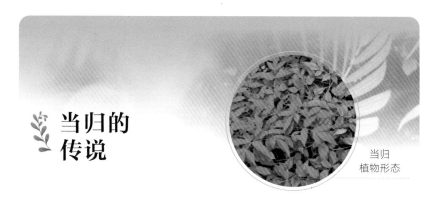

当归
植物形态

　　有一座树林茂盛的大山，虽说生长着许多贵重药材，但山里盘踞着很多毒蛇猛兽，所以很少有人进山采药。

　　山脚下有个宁静的村庄，人们的日子过得平静而单调。有一天，村里年轻人在一块闲聊时，有个小伙子说："我的胆量最大，天不怕，地不怕。"

　　其他人就激他说："你胆大，敢进山采药吗？""怎么不敢！等我采来药，治治你们的'胆小病'！"

　　"得啦，你要是让毒蛇猛兽咬死，我们还得给你找'还魂药'去呢！"

　　这小伙子很不服气，发誓要进山采药。可是，回家一说，他妈妈马上阻止说："我就你这一个宝贝儿子，你要有个三长两短，咱家不就绝了后吗？"

　　小伙子说："我已发过誓，如果不去，在村里就抬不起头来了。"

　　母亲想了想说："要去就去吧！不过你已定了亲，先把媳妇娶进门，一旦你有个好歹，我们也算个人家。"

　　就这样，小伙子暂时没进山，先把定好亲的姑娘娶了进来。婚后，小夫妻感情很好。这个小伙子不忍心抛开新婚的媳妇，所以，一直没提进山的事。

一晃过了几个月。有天，村里的年轻人又凑在一起，大伙数落了那小伙子：

"这回服气了吧，吹牛大王！"

"谁吹牛？"小伙子变了脸。

"你啊！"

"胡说！"

"得啦，我们大伙看得清，你就会恋媳妇。"

年轻人都爱面子，这种话谁受得住？小伙子回家就对媳妇说："你帮我准备一下，我明天上山采药去。"

"我不让你去……"媳妇一头扑进他怀里，呜呜地哭了起来。

"我得有个男子汉的样子，不然让人家戳脊梁骨，骂我说话不算数，只恋媳妇。"

"那，丢下我一个，可怎么办呀？"

"这样吧，我跟妈说好，你等我三年。三年不回来，你就改嫁走人吧！"

第二天，小伙子辞别母亲、妻子，上山去了。婆媳二人，在家一起生活。一年过去了，小伙子没回来；两年过去了，还是没有音信。媳妇等啊，盼啊，整天哭哭啼啼。由于忧虑悲伤，血虚气亏，得了严重的妇女病。眼看第三年又过去了，婆婆很不忍心，对儿媳妇说："你已经等了他三年，看样子他回不来了。你别耽误了自己，嫁人去吧。"

起初，媳妇不肯，后经婆婆再三劝说，又以为丈夫不在人世，就回到娘家另嫁了他人。

可是，没过几天，采药的小伙子忽然回来了。整个村子都轰动起来。大伙见他采回许多药草，都称赞他胆大、有本事。小伙子一进家门不见媳妇，忙问媳妇哪去了。他母亲说："你有言在先，她等了整整三年，你连个音信也没有。如今她已经嫁到别人家了。"

小伙子万分后悔，恨自己为什么不早点回来。他心里忘不了媳妇，就托村里的人传话过去，要求再见一面。

媳妇闻听原来的丈夫还活着，哭得死去活来。人们劝她说：生米已经煮成熟饭了，后悔也没用。你还是见他一面吧，这也算有情有意。

后来，两人见了面。媳妇哭得像个泪人儿似的，对小伙子诉苦说："这三年让我等得好苦啊！我天天望你回，日日盼你归，三年当归你不归，片纸只字也未回，如今我已改嫁人，心如刀剜恨又悔！"

小伙子长叹了一口气说："别难过了，这不怪你。我这趟进山，挖了很多贵重药材，其中一些是很少见的东西。我本想多挖一些，回来卖掉，给你做几身衣裳。唉，现在我给谁去呢？你把这些药材拿去卖钱吧！盼你今后的日子过得美满。"小伙子说完，转身就走了。

媳妇本来有病。怎受得这样的打击，她一下子瘫软在地。过了一会儿，她看见小伙子留下的药材，心想，活着也没意思，不如胡乱吃些药，中毒死了得啦！于是，她抓了几颗不认识的药草根子，一口一口地吃了。谁知她不仅没有中毒，过了些日子，脸上渐渐有了血色，妇女病竟然好了。

有人问她："你的病怎么好啦？"

她把小伙子采回的药草拿给人看，说；"就是吃了这个好的。"

人们记住了这种专治妇女病的药草。以后，还有人栽种这种药，并给它取名叫"当归"。这就是为了记住"丈夫当归而不归，闹得老婆改嫁人"的故事，也就将此药材取名为"当归"。

〔植物形态〕当归，多年生草本。茎带紫色。基生叶及茎下部叶卵形，2～3回三出或羽状全裂，最终裂片卵形或卵状披针形，3浅裂，叶脉及边缘有白色细毛；叶柄有大叶鞘；茎上部叶羽状分裂。复伞形花序；伞辐9～13；小总苞片2～4；花梗12～36，密生细柔毛；花白色。双悬果椭圆形，侧棱有翅。花果期7～9月。

〔性味〕味甘、辛，性温。归肝、心、脾经。

〔功效〕补血，和血，止痛，润肠。

〔应用〕

1. 用于血虚诸证。

2. 用于月经不调、经闭、痛经。为补血调经常用要药。

3. 用于虚寒腹痛、瘀血作痛、跌打损伤、痹痛麻木。

4. 用于痈疽疮疡。

5. 用于血虚肠燥便秘。

〔用量用法〕5～15g。补血用当归身，破血用当归尾，活血用全当归。酒制能加强活血的功效。

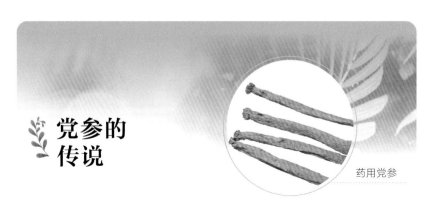

党参的传说

药用党参

古时候，楠溪江边有一个姓高的大财主，开着一间"济世堂"中药铺，卖假药、劣药，坑害一方百姓。当地有户贫苦的青年，名叫张一郎，父子二人相依为命，母亲就是吃了"济世堂"的假药死的，还欠下了一笔药债。后来，张一郎的父亲也得了重病，不得已又到"济世堂"赊了几服药吃，不想病却愈发重了起来。原来，大夫在处方上开的"党参"被抓药时用别的草根代替了。张一郎看出售的药不可靠，就自己上山去找党参。

张一郎背着药篓和挖锄，在山里寻啊，找啊，到处是峭壁陡岩，冷风飕飕，黑雾漫漫，很是吓人。张一郎又累又饿，终于倒在了一个岩洞里。迷迷糊糊中，他觉得好像是睡在花瓣铺的床上，软软和和的，非常舒适，面前还站着一个年轻姑娘，面目俊秀，身材苗条，十分动人。

姑娘问他到这里来干什么，他叙说了自己的苦处。姑娘告诉他说："前面夹槽里有一大棵党参，你把它挖去栽在自己园里，再掐一片叶儿，给你父亲煎水喝，病就会好。"张一郎醒了，原来是一场梦。

这时候，天已亮了。他爬过悬崖，来到夹槽，果然发现了一棵党参。张一郎小心地挖了起来。嘿，竟有一尺多长，且已成了人形，有胳膊有腿，有鼻子有眼，模样就像昨夜梦中见过的姑娘。他双手连土捧起，将理顺党参的藤秧放进药篓，一口气背回了家。他把党参栽到菜园里，搭好藤架，然后掐了一片党参叶子进屋给父亲煎水喝，不想，父亲的病一下子就好了。

此后，张一郎天天给党参浇水，经常培土锄草，神奇的事情终于发生了，有一天，党参架下走出了梦中的姑娘，并与张一郎结成了夫妻，过起了幸福的生活。

世上没有不透风的墙，这件事后来被高财主知道了，他逼着张一郎以菜园里的党参和他美貌的妻子还债。张一郎自然不肯，财主就来抢。眨眼之间，党参不见了，张一郎的妻子也不见了。财主恼羞成怒，就把张一郎父子送到官府治罪。县官大笔一挥，竟判了张一郎"私种毒药，窝藏民女"的罪名，戴上脚镣手铐，下入监牢。

党参姑娘回山以后，请动了山上百合、柴胡、天麻、牡丹、桔梗、沙参等百药之精，施展法术，杀了县官，宰了高财主，救出了张一郎，夫妻双双回到了山上。后来张一郎也化为一种药材叫"黄花"。

[植物形态] 草质藤本，有白色乳汁，具浓臭。叶卵形，长 1～6.5cm，宽 0.5～5cm，先端钝或微尖，基部近心形，边缘具波状钝齿，两面被疏或密的伏毛。花单生于枝端；花萼贴生至于房中部，上部 5 裂；花冠阔钟状，黄绿色，内面有紫斑，先端 5 浅裂；雄蕊 5，花丝花药近等长，雌蕊柱头有白色刺毛。蒴果短圆锥状。花期 7～9 月，果期 9～10 月。

[性味归经] 味甘，性平。归脾、肺经。

[功效] 补中，益气，生津。

[应用] 用于脾肺气虚，食少倦怠，咳嗽虚喘，气血不足，面色萎黄，心悸气短，津伤口渴，内热消渴。

[用量用法] 煎汤，9～30g。或熬膏，入九、散。

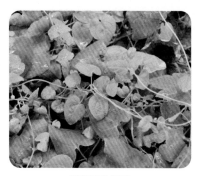
党参植物形态

灯心草的传说

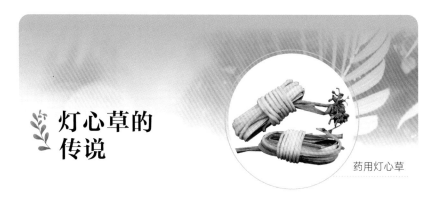
药用灯心草

灯心草也是药用植物，其茎髓或全草入药，具有清热、利水渗湿之功效，可用于淋病、水肿、心烦不寐、喉痹、创伤等症。

传说在广东信宜灯心塘有个良家妇女陈氏，正直、善良、勤劳，父亲是远近闻名的医生，她自然学到不少医学知识，谁家有人生病，有求必应，药到病除。自从父母亡故后，她嫁给一个老实巴交农民为妻，婚后生下一个男孩，日子过得挺不错。

话说有对夫妻喜添一女儿，白白胖胖的，夫妻视为掌上明珠。可是出生不久就发生不幸的事，小女儿不吮奶，不哭也不动，继而双目紧闭，口角流水，心跳微弱，面色苍白，不省人事。夫妻舍不得丢掉自己的亲骨肉，请来村里、县里的医生，都久治无效，眼看小女儿活不成了，夫妻俩急得直哭。村里人赶来看望，有人打听到陈氏能治好小孩的病，叫他们赶快去请她来。

陈氏知道后，马上带上几条白色细长柔软的草药，朝小孩家赶去。陈氏边诊边问病情，诊完后，劝小孩爹妈不要担心，她会治好小孩的病，并叫人准备所需要的东西。

她找来一个浴盆，倒入热水，把采来的新鲜药物搓碎搅拌，然后帮小儿洗头、擦身，接着便是烫点，她拆下一段白色草药放在油里蘸蘸，又移到火里烧红，再贴到小孩身上烫，先是额头两点，最后手掌心两点，总共烫了十四点，不一会，烫点处发红，成为痂。然而小孩却无丝毫反应。但陈氏说过几天小孩的病就会好的，她过几天再来看，并嘱咐小孩爹妈严加照顾，说完就告辞了。

不久，小孩的病竟奇迹般好起来了，宝贝儿已能开眼、会吮奶，夫妻俩心里乐极了。后来，陈氏又来看过几次，见小孩无事，也就放心了。孩子的爹妈真不知怎样感谢这位神医，救活了他们的女儿。

后来，不知是哪个顽皮鬼竟拾起弃落的白色草药，拿回家试作灯芯点灯，灯光明亮。由于它可以作灯芯用，又因它是陈氏医生从她家乡信宜灯心塘带来的，于是灯心草这个名字不胫而走，从此就叫开了。

[植物形态] 多年生草本水生植物，地下茎短，葡匐性，秆丛生直立，圆筒形，实心，茎基部具棕色，退化呈鳞片状鞘叶，

穗状花序，顶生，在茎上呈假侧生状，基部苞片延伸呈茎状，花下具2枚小苞片，花被裂片6枚，雄蕊3枚，雌蕊柱头3分歧。褐黄色蒴果，卵形或椭圆形，种子黄色，呈倒卵形。

[性味归经] 味甘、淡，性微寒。归心、肺、小肠经。

[功效] 利水通淋，清心降火。

[应用] 淋病；水肿；小便不利，尿少涩痛；湿热黄疸；心烦不寐；小儿夜啼；喉痹；口舌生疮；创伤。

[用量用法] 内服：煎汤，1～3g（鲜草15～30g）；或入丸、散。外用：适量，煅存性研末撒，或用鲜品捣敷，扎把外擦。

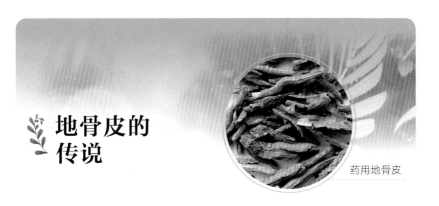

药用地骨皮

地骨皮的传说

枸杞根皮又名地骨皮，枸杞根为什么会叫"地骨皮"呢？其中有一段传说。

话说有一天，慈禧太后一觉醒来，全身无力，咳嗽胸闷，不思茶饭，咳嗽时居然咳出带有血丝的痰来。一时间慌了朝廷御医，这些饱读医书的御医们，群策群力，多方讨论，拟定处方，就是不起效。

正在大家束手无策之时，朝廷有位钱将军对御医们说起了一件事。原来，他母亲也曾患过类似的病。后来，一位土郎中挖来枸杞根，洗净后剥下根皮，嘱其煎汤服用而病愈。众御医闻之，便推举钱将军献方。

慈禧太后立即诏令钱将军回乡取药。钱将军不负众望，从家乡取回一大包枸杞根皮，亲自在太医院煎好药汤，送至内宫，照护太后用药。几天后，太后痰中不见血丝，咳嗽也逐渐好转，精神也好多了，便宣钱将军进入内宫，问其用何种妙药。

钱将军忖思，枸杞的"枸"和"狗"同音，如此卑微的药怎能给太后服用呢？为免太后生疑，便择个吉利名称——"地骨皮"。

太后欣然赞叹道："好，我吃了地骨之皮，可与天地长寿！"从此，枸杞根便叫地骨皮了。

药物 简介

[植物形态] 枸杞系灌木或经栽培后而成大灌木，高1～3m。主茎数条，粗壮；小枝有纵棱纹，有不生叶的短棘刺和生叶、花的长棘刺；果枝细长，通常先端下垂，外皮淡灰黄色，无毛。叶互生或数片簇生于短枝上；叶柄短；叶片披针形或长圆状披针形，长2～8cm，宽0.5～3cm，先端尖，基部楔形或狭楔形而下

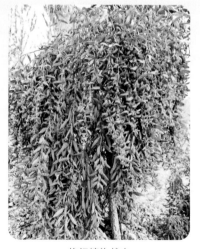

枸杞植物状态

延成叶柄，全缘，上面深绿色，背面淡绿色，无毛。花腋生，常单1或2～6朵簇生在短枝上；花梗细；花萼钟状，长4～5mm，

先端 2～3 深裂，裂片宽卵状或卵状三角形；花冠漏斗状，管部长约 8mm，先端 5 裂，裂片卵形，长约 5mm，粉红色或淡紫红色，具暗紫色脉纹，管内雄蕊着生处上方有一圈柔毛；雄蕊 5；雌蕊 1，子房长圆形，2 室，花柱线形，柱头头状。浆果卵圆形、椭圆形或阔卵形，长 8～20mm，直径 5～10mm，红色或橘红色，果皮内质。种子多数，近圆肾形而扁平，棕黄色。花期 5～10 月，果期 6～11 月。

［性味归经］味甘，性寒。归肺、肝、肾经。

［功效］凉血退蒸，清肺降火。

［应用］

1. 用于阴虚发热，盗汗骨蒸。

2. 用于肺热咳嗽。

3. 用于血热妄行的吐血、衄血、尿血等血热出血症。

此外，本品于清热除蒸泻火之中，兼有生津止渴的作用，可与生地黄、天花粉、五味子等同用，治内热消渴。

［用量用法］枸杞根皮入药。煎服，9～15g。大剂量可用至 15～30g。

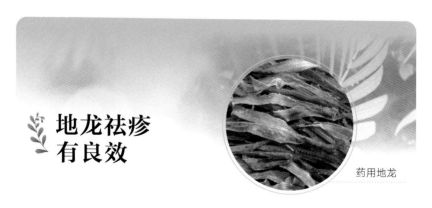

地龙祛疹
有良效

药用地龙

"日月中天转，人间几度秋。长鸣如有恨，幽抱本无求。偃塞忘三窟，逍遥藉一丘。浮生能自遣，何地不瀛洲。"这首诗是明代庞尚鹏写的《蚯蚓吟》。蚯蚓入药，被称为地龙。《本草纲目》载："术家言蚓可兴云，又知阴晴，故有土龙、龙子之名。"地龙入药有一个传说，与宋太祖赵匡胤有关。

相传，宋太祖赵匡胤杯酒释兵权，龙袍加身，登基不久，就患了"缠腰龙"（带状疱疹），屋漏偏逢连夜雨，他的哮喘病也一起复发。宫廷的太医们绞尽脑汁也无济于事。赵匡胤一怒之下，把所有治病的医官统统投入了大牢。

一天，某医官想起洛阳有个擅长治疗皮肤病的药铺掌柜，外号"活洞宾"，就推荐他给太祖治病。"活洞宾"奉旨来到宫中，仔细查看赵匡胤的病情，只见他身上环腰布满了豆粒大的皮疹，像一串串的珍珠。

赵匡胤摆出一副真龙天子的威严问道："朕的病情怎么样？"

"活洞宾"道："皇上不必忧愁，小民自有好药，涂上几次就会好的。"

赵匡胤冷冷地笑道："许多名医都没有办法，你怎敢说此大话？"

"活洞宾"道："倘若不能治好皇上的病，小民情愿杀头；若治好了，还望皇上答应我一件事。""什么事？""请皇上释放那些被监禁的医官。""待朕的病好了，自然放他们出来。"

于是，"活洞宾"来到殿角，打开药罐，取出几条蚯蚓放在两个盘子里，撒上蜂蜜。不久，蚯蚓就溶为了液体。

"活洞宾"用棉花蘸上这些液体，涂在赵匡胤的患处，赵匡胤针刺样疼痛戛然而止，呼吸平顺，很快就感到身体清凉舒适。

"活洞宾"又捧上另一盘药汁请赵匡胤服下，赵匡胤惊问："这是何药？既可外用，又能内服？"

"活洞宾"怕讲出实话反而使赵匡胤疑心，不愿服用，便随机应变说："皇上是神龙下凡，民间俗药怎能奏效？此药名'地龙'，龙补龙自有神效。"

赵匡胤听了非常高兴，就把药液服了下去。连服几日，缠腰龙和哮喘病就痊愈了。

从此，"地龙"的名声和功用就广泛地流传开了。

[药物形态]呈长条状薄片，弯曲，边缘略卷，长15～20cm，宽1～2cm。全体具环节，背部棕褐色至紫灰色；第14～16环节尾生殖带，习称"白颈"，较光亮。体前端稍尖，尾端钝圆，刚毛圈粗糙而硬，色稍浅。雄生殖孔在第十八节腹侧刚毛圈一小孔突起上，外缘有数个环绕的浅皮褶，内侧刚毛圈隆起，前面两边有横排（一排或二排）小乳突。体轻，略呈革质，不易折断。

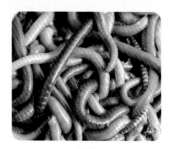

蚯蚓

[性味归经]味咸，性寒。归肝、脾、膀胱经。

[功效]清热平肝，止喘通络。

[应用]治高热狂躁，惊风抽搐，风热头痛，目赤，中风半身不遂，喘息，喉痹，关节疼痛，齿衄，小便不通，瘰疬，首肋，疮疡。

[用量用法]内服：煎汤，5～10g；或入丸、散。外用：捣烂、化水或研末调敷。

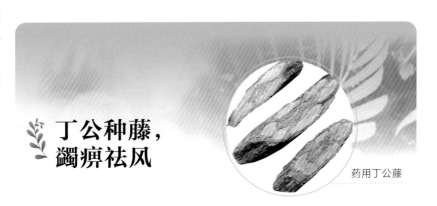

药用丁公藤

丁公种藤，
蠲痹祛风

丁公藤系攀缘藤本植物，辛散温通，尤长于发散，善祛风湿，消肿止痛，用于治疗类风湿、半身不遂、手足麻木、腰腿酸痛、跌打损伤等病症。丁公藤如何入药有这样一个传说。

相传南北朝时期，雁门关附近有个叫解叔谦的人，与母相依为命，事母至孝。不幸其母患病，开始关节酸痛，全身乏力，身体消瘦。随后又出现手脚关节疼痛、强直，脊柱弯曲、畸形，最后瘫痪在床。经多方延医，精心施治，长期以来却得不到完全治愈。

一天深夜，他沐浴焚香，跪于庭院，求神赐方。精诚所至，金石为开。忽然夜空中飞过一鸟，叫着："丁公藤，丁公藤！"解叔谦喜出望外，次日便去药铺求购，却无丁公藤可售，又遍访民医药叟，但皆不识此药。

一位老者告诉他，去一座深山里寻找，或许可得此药。解叔谦携带干粮，远上深山寻觅，三日无获。第四日，在山中遇一老翁伐木，树上一藤，角叶如丁，其绕如蛇，便拜访老翁可识丁公藤，老叟停斧，笑指树上青藤道："我即丁公，种藤于此。取藤五斤，切段煎汁过滤，同曲米酿酒饮便可。"

解叔谦大喜，回家依法制备，老母服后很快痊愈。解将丁公藤荐赠乡人，治愈好多病人。于是人们就把这种不知名的草藤命名为"丁公藤"。

简介 药物

[植物形态] 丁公藤攀缘藤本。幼枝被密柔毛，老枝无毛。叶互生，革质，椭圆形、长圆形或倒卵形，长5～15cm，宽2～6cm，先端钝尖、急尖或短渐尖，基部楔形，全缘，干时显铁青色或暗绿色，下面有光泽，具小斑点。总状聚伞花序腋生或顶生，密被锈色短梁毛；花小，金黄色或黄白色；萼片5，外被褐色柔毛；花冠浅钟状，长9～10mm，5深裂，裂片2裂，外被紧贴的橙色柔毛；雄蕊5，着生在冠管上，花药卵状三角形，顶端锥尖；子房1室，胚珠4。浆果球形，具宿萼。种子1粒。花期6～8月，果期8～10月。生于山地丛林中，攀缘于树上。

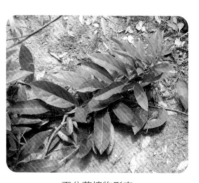

丁公藤植物形态

[性味归经] 味辛，性温。有小毒。归肝、脾、胃经。

[功效] 发汗解表、祛风除湿、消肿止痛。

[应用] 祛风湿，通经络，强腰脚，止痛止咳。

1. 主治风寒湿痹，筋骨疼痛，腰痛，痛经。

2. 咳嗽气喘。

3. 手术后疼痛。

[用量用法] 内服：煎汤，3～6g，或浸酒。外用：浸酒外擦。

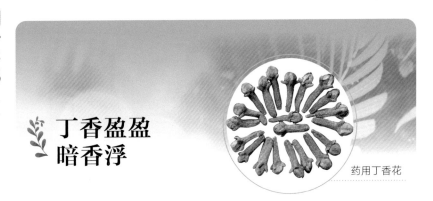

丁香盈盈
暗香浮

药用丁香花

"香中人道睡香浓，谁道丁香臭味同。一树百枝千万结，更应熏染费春工。"丁香，又名鸡舌香，艳色可爱，芳香袭人，既是一种观赏植物，又是一种常用中药。有关丁香花民间一直流传着这样一个动人的故事。

古时候，有个年轻英俊的书生赴京赶考，天色已晚，投宿在路边一家小店。店家父女二人，待人热情周到，书生十分感激，便留店多住了两日。店主女儿看书生人品端正，知书达理，便心生爱慕之情；书生见姑娘容貌秀丽，聪明能干，也十分喜欢。二人月下盟誓，拜过天地，两心相倾。接着，姑娘想考考书生，提出要和书生对对子。书生应诺，稍加思索，便出了上联："冰冷酒，一点，二点，三点。"

姑娘略想片刻，正要开口说出下联时，店主突然来到，见两人私下见面，气愤至极，责骂女儿败坏门风，有辱列祖列宗。姑娘哭诉两人真心相爱，求老父成全，但店主执意不肯。姑娘性情刚烈，当即气绝身亡。店主后悔莫及，只得遵照女儿临终所嘱，将女儿安葬在后山坡上。书生悲痛欲绝，再也无心求取功名，遂留在店中陪伴老丈人，翁婿二人在悲伤中度日。

不久，后山坡姑娘的坟头上，竟然长满了郁郁葱葱的丁香树，繁花似锦，芬芳四溢。书生惊讶不已，每日上山看丁香，就像见到姑娘一样。一日，书生见有一白发老翁经过，便拉住老翁，叙说自己与姑娘的坚贞爱情和姑娘临死前尚未对出的对联一事。白发老翁听了书生的话，回身看了看坟上盛开的丁香花，对书生说："姑娘的对子答出来了。"书生急忙上前问道："老伯何以知道姑娘答的下联？"老翁捋捋胡子，指着坟上的丁香花说："这就是下联的对子。"书生仍不解，老翁接着说："冰冷酒，一点，两点，三点；丁香花，百头，千头，万头。"

"你的上联'冰冷酒'，三字的偏旁依次是一点水、二点水、三点水。姑娘变成的'丁香花'，三字的字首依次是百字头、千字头、万字头。前后对应，巧夺天工。"书生听罢，连忙施礼拜谢："多谢老伯指点，学生终生不忘。"

老翁对书生说道："难得姑娘对你一片痴情，千金也难买，现在她的心愿已化作美丽的丁香花，你要好生相待，让它世世代代繁花似锦，香飘万里。"话音刚落，老翁就无影无踪了。从此，书生每日挑水浇花，从不间断。丁香花则开得更茂盛、更美丽了。

后人为纪念这个纯情善良的姑娘，敬重她对爱情坚贞不屈的高尚情操，都把丁香花视为爱情之花，而且把这副"联姻对"称作"生死对"，视为绝句，且一直流传至今。

还有一个传说，相传唐代著名的"宫廷诗人"宋之问，在武则天掌朝时曾充任文学侍从。宋认为自己人长得仪表堂堂，出类拔萃，诗文也做得好，应该受到武后的宠爱。

不过，武后却一直未曾垂青，宋被冷落，又不甘心。于是写了一首艳诗献给太后，以期获得武则天的重视。诗云："明河可望不可亲，愿得乘槎一问津。还将织女支机石，还访成都卖卜人。"然而武后读后，竟一笑置之，并说："宋卿哪方面都不错，就是自己不知道有口臭的毛病。"宋闻之羞愧无比，从此，人们就经常看见他口含丁香花，以解其臭。

药物简介

[植物形态] 常绿乔木，高达 10m。叶对生，叶柄明显，叶片长方卵形或长方倒卵形，长 5 ～ 10cm，宽 2.5 ～ 5cm，先端渐尖或急尖，基部狭窄常下展成柄，全缘。花芳香，成顶生聚伞圆锥花序，花径约 6mm；花萼肥厚，绿色后转紫色，长管状，先端 4 裂，裂片三角形；花冠白色，稍带淡紫，短管状，4 裂；雄蕊多数，花药纵裂；子房下位，与萼管合生，花柱粗厚，柱头不明显。浆果红棕色，长方椭圆形，长 1 ～ 1.5cm，直径 5 ～ 8mm，先端宿存萼片。种子长方形。似指甲状的红棕色花苞是精油的原料，树平均高度为 5 ～ 6m，主要产地是斯里兰卡、爪哇、马达加斯加，以蒸馏法制得，其香味为有苔藓及木香的花香，是香水制造业不可缺少的香味，亦常加入酒中，精油颜色为透明无色。

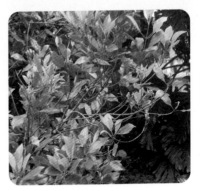

丁香植物形态

[性味归经] 味辛，性温。归脾、胃、肺、肾经。

[功效] 暖胃，温肾。

[主治] 治胃寒痛胀、呃逆、吐泻、痹痛、疝痛、口臭、牙痛。

[用量用法] 内服：煎汤，1.5 ～ 5g；或入丸、散。外用：研末调敷。

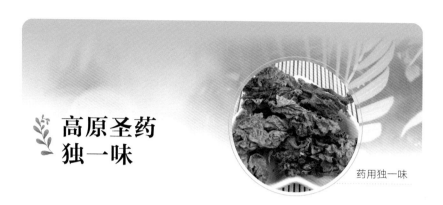

高原圣药
独一味

药用独一味

独一味，这个名称就好像是街上的一家小饮食店的雅号或是一道很有名气的佳肴，其实它是我国一些地区民间颇负盛名的一种中草药。提起独一味这个名称的来历，在我国西南地区流传着这样一个故事。

相传，在三国时期，一个姓王的小兵有一天在野外放军马，被一伙拦路抢马的人一枪打中了大腿，伤势甚重，四周又空无一人，想喊又无力。这姓王的小兵自知性命难保，只好眼巴巴地望着辽阔的草原卧以待毙。

草原上的一股冷风把小兵吹醒，这时，伤口感染，发出阵阵剧痛，使他难以忍受，自杀的念头在他脑中出现，他强按住伤口，忍着剧烈疼痛，艰难地寻枪。就在他找枪的时候，偶然发现身边有一种小草十分好看，便顺手拔起一棵，觉得这草如此美丽，暗想这该不是神药吧？

为了治疗疼痛，他将小草连根拔起，抖去泥土，便放进嘴里嚼，虽然味道苦，但伤口疼痛有所缓解。伤口流血还未止住，他又将小草嚼碎，涂于伤口处。过了一阵子，小兵感觉疼痛止住了，肿也开始渐渐消退，身体也可以慢慢爬动。他爬呀爬，终于在深夜爬回了营地，过了几天伤口便痊愈了。

那些当兵的看见他的枪伤竟好得这么快，都问这伤是用什么药治疗的？

姓王的小兵连忙从衣袋里拿出小草说："就是这单独一味的草药医治好的。"大家都惊奇地叫道："是独一味呀！"从此，这"独一味"草药就传开了。

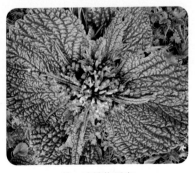

药物简介

[植物形态] 多年生无茎矮小草本。根及根茎圆柱状，强直，直径可达 2cm。叶于基部丛生，常 4 枚，呈辐射状平展，圆形或肾形，质厚，长 6～13cm，宽 6～12cm，边缘具圆齿，上面密被白色疏柔毛，下面网脉多凹陷，密被绒毛。轮伞花序组成头状或短穗状，长 3.5～7cm，苞片丝状，先端针形；花萼紫绿色，漏斗状，长约 8mm，被粗硬毛，具短裂齿，齿端刺状；花冠唇形，淡紫红色，上唇近圆形，边缘具齿牙，自内面密被柔毛，下唇 3 裂，中裂片较大，外被微柔毛，内面在中裂片中部被髯毛；雄蕊 4，前对稍长，花药 2 室，室汇合，极叉开；花柱先端 2 浅裂。小坚果倒卵状三棱形，包被于宿萼内。花期 6～7月，果期 8～9 月。9～10 月采收。

独一味植物形态

[性味归经] 味甘、苦，性平。归肝经。

[功效] 活血行瘀，消肿止血。

［应用］

1.主治跌伤筋骨、闪腰挫气、关节积黄水、骨松质发炎等症。

2.痛经，崩漏。

［用量用法］内服：浸酒或入散剂，3～6g。

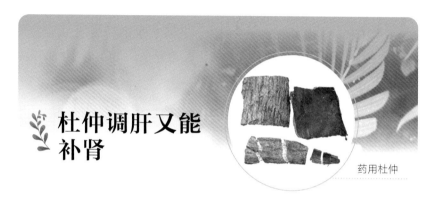

杜仲调肝又能补肾

药用杜仲

杜仲，《神农本草经》谓其："主治腰膝痛，补中，益精气，坚筋骨，除阴下痒湿，小便余沥。久服，轻身耐老。"杜仲是中国特有药材，其药用历史悠久，在临床有着广泛的应用，尤其在治疗阳痿、早泄方面有其独到的疗效。关于杜仲药名的由来，缘于一个美丽的传说。

很多年以前，洞庭湖畔的货物主要靠小木船运输，岸上拉纤的纤夫由于成年累月低头弯腰拉纤，以致积劳成疾，十有八九患有腰膝疼痛的顽症。有一位青年纤夫，名叫杜仲，心地善良，他一心想找到一味药能解除纤夫们的疾苦。

为了实现这一愿望，他告别了父母，离家上山采药。有一天，他在山坡上遇到一位药翁，于是满心欢喜地上前拜见，可老翁头也不回就走了。

杜仲心急如焚，屈指一算离家已二十一天了，老母亲所备口粮也已吃光，可至今仍未找到药物。于是，他又疾步追上前拜求老翁，诉说了纤夫们的疾苦。老翁为其感动，从药篓中掏出一块能治腰膝疼痛的树皮递给杜仲，告诉他这种草可以治疗腰膝疼痛，并指着对面高山告诉杜仲："那山上有很多这种草药，但山高坡陡，采药时可要小心哪！"杜仲连连道谢，拜别了老翁，又沿着山间险道攀登而去。

半路上，他又遇到一位老樵夫。老樵夫听说杜仲要上山顶采药，连忙劝阻："孩儿，想必你家还有老有小，此山巅鸟也难以飞过，猿猴也为之发愁，此去凶多吉少啊……"

杜仲一心要为同伴们解除病痛，于是毫不犹豫地往上爬，他爬到半山腰时，肚子饿得咕咕作响，心慌眼花，突然翻滚下来，万幸身子悬挂在一棵大树上。过了一会儿，他清醒过来，发现身边正是他要找的那种树，于是拼命地采集。最后他精疲力竭，被山水冲入洞庭湖。

洞庭湖畔的纤夫们听到这一噩耗，立即寻找，终于找到了杜仲的尸体，他还紧紧抱着一捆采集的树皮。纤夫们含着泪水，吃完了他采集的树皮，果真，腰膝疼痛好了。为了纪念杜仲，人们将此树皮命名为"杜仲"。

药物简介

[植物形态]落叶乔木，树皮、叶、果折断后有银白色细丝。树皮灰色，小枝淡褐色或黄褐色，有皮孔，髓片状。叶互生，椭圆形或卵状椭圆形，长 6～8cm，宽 3～7.5cm，先端渐尖，基部圆或广楔形，边缘有锯齿，下面脉上有毛。花单性，异株，无花被，先叶开放，单生于新枝基部；雄花雄蕊 5～10，花丝极

短；雌花子房狭长，单生于新枝基部；雄花雄蕊 5 ～ 10，花丝极短；雌花子房狭长，顶端有 2 叉状花柱。翅果扁薄，狭椭圆形，长约 3.5cm。花期 3 ～ 5 月，果期 7 ～ 9 月。

［性味归经］味甘，性温。归肝、肾经。

［功效］补肝肾，强筋骨，安胎。

［应用］

1. 主治肝肾不足，腰痛膝软。

2. 适于肾虚胎动不安或习惯性堕胎。

此外，还可用于肝阳上亢，头晕目眩。

［用量用法］树皮入药。内服：煎汤，10 ～ 15g；或浸酒；或入丸、散。

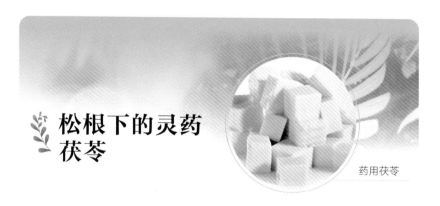

松根下的灵药茯苓

药用茯苓

"百尺松根结茯苓，千年长养似人形。谁知金鼎烹初熟，恰值山翁醉欲醒。"这首七绝诗是宋朝著名诗人陆游写的有关茯苓的诗词。茯苓，"多年樵斫之松根之气味，抑郁未绝，精英未沦。其精气盛者，发泄于外，结为茯苓，故不抱根，离其本体，有零之义也。津气不盛，只能附结本根，既不离本，故曰伏神"。茯苓具有增强体质、提高机体免疫力等功效，广泛应用于中医临床。

关于茯苓的传说很多，民间曾传说有个员外，家里仅有一个女儿，名叫葛小玲。员外还雇了一个壮实男子料理农务，叫曾小伏。这小伙子很勤快，员外的女儿暗暗喜欢上他了，不料员外知道后非常不高兴，认为贫富差距太大，不能联姻，便准备把小伏赶走，还把自己的女儿关起来，并托媒许配给一个富家子弟。小伏和小玲得知此事后，两人便一起从家里逃出来，住进一个小村庄。

后来小玲得了浮肿病，四肢浮肿，手指一按一个压痕，并且呼吸费力，行走不便，常常卧床，小伏不离不弃，日夜照顾她饮食起居，二人患难相依。

有一天，小伏进山为小玲采药，忽见前面有只野兔，他用箭一射，射中兔子后腿，兔子带着伤跑了，小伏紧追不舍，追到一片被砍伐的松林处，兔子忽然不见了。他四处寻找，发现在一个松树旁，一个球形的东西上插着他的那支箭。于是，小伏拔起箭，发现棕黑色球体表皮裂口处，白似番薯。他把这种东西挖回家，煮熟了给小玲吃。

第二天，小玲排了很多尿，觉得呼吸平顺多了，身体也舒服些，下肢水肿明显好转，也能下地走走。小伏非常高兴，于是经常挖这些东西给小玲吃，小玲的浮肿病也渐渐痊愈了。

由于这种药是小伏和小玲首先发现的，人们就把它称为"伏玲"，因为它是植物，有文化的人又在"伏"字上加了草字头，把"玲"字去掉王字旁，头上加了草字头，便写成了"茯苓"。

[植物形态] 菌核球形、卵形、椭圆形至不规则形，长10～30cm，或者更长，重量也不等，一般重500～5000g。外

面有厚而多皱褶的皮壳，深褐色，新鲜时软，干后变硬；内部白色或淡粉红色，粉粒状。子实体生于菌核表面，全平伏，厚3～8cm，白色，肉质，老后或干后变为浅褐色。菌管密，长2～3mm，管壁薄，管口圆形、多角形或不规则形，径0.5～1.5cm，口缘常裂为齿状。孢子长方形至近圆柱形，平滑，有一歪尖，大小（7.5～9.0）μm×（3.0～3.5）μm。

[性味归经] 味甘、淡，性平。归心、脾、肺、肾经。

[功效] 渗湿利水，益脾和胃，宁心安神。

[应用]

1. 主治脾虚湿停，水肿胀满，小便不利及痰饮眩悸等证。

2. 可治脾胃虚弱，运化失职。

3. 治疗神经衰弱。

[用量用法] 6～10g。安神用朱砂拌。

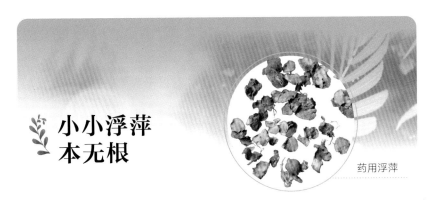

小小浮萍
本无根

药用浮萍

"天生灵草无根干，不在山间不在岸。始因飞絮逐东风，泛根青青浮水面。神仙一味去沉疴，采时须在七月半。选甚瘫风与大风，些小微风都不算。豆淋酒化服三钱，铁簪头上也出汗。"这首诗介绍了浮萍可用治瘫痪、跌打损伤等沉疴。李时珍在他的《本草纲目》中指出，浮萍主风湿麻痹，脚气，打扑伤损，目赤翳膜，口舌生疮，吐血咯血，癜风丹毒。现代研究发现，浮萍除具有发汗、利尿和解热透疹作用外，对于心脏衰弱患者还有强心作用，并能收缩血管，提升血压。浮萍还有与李时珍相关的传说。

在一个风雨交加的下午，采药的李时珍来到一条小船上避雨。老渔翁和他的两个不到 10 岁的孙子热情地款待了他。老渔翁为李时珍端来吃的，李时珍也从包里拿出一瓶酒，一同与主人坐下共酌。

交谈了一会儿，老人清楚李时珍身份后，把自己知道的药物知识全告诉了他。末了，老渔翁想起一个问题，说："我们这里还有一种草药，能治身痒、癣疮。"

李时珍问："它生长在什么地方，有什么特征呢？""这种草长在水上，离我们很近。"老渔翁笑着又说了四句话："天生灵芝本无根，不在山间不在岸。始因飞絮逐东风，泛根青青浮水面。"

在一旁大孙子听后，说了一首童谣："有根不带沙，有叶不开花。最爱随风飘，江河都是家。"

接着，小孙子也唱了一段儿歌："有根不着地，有叶不开花。整日随风飘，四海就是家。"

"这三个谜语都是一个谜底，你们祖孙三人出题考我呀！"李时珍低头思索了一会儿，忽然眼睛一亮，抬头看到船外，一种水草在风雨中依然团聚不散，飘飘游游，便指着船外说："就是它！"

它是什么？它就是"浮萍"。

［植物形态］叶状体扁平，阔倒卵形，长 5 ～ 8mm，宽 4 ～ 6mm，先端钝圆，表面绿色，背面紫色，具掌状脉 5 ～ 11 条，背面中央生 5 ～ 11 条根，根长 3 ～ 5cm，白绿色，根冠尖，脱落；根基附近的一侧囊内形成圆形新芽，萌发后，幼小叶状体渐从囊内浮出，由一细弱的柄与母体相连。花未见，据记载，肉穗花序有 2 个雄花和 1 个雌花。

［性味归经］味辛，性寒。归肺、膀胱经。

［功效］发汗解表，透疹止痒，利尿消肿。

［应用］

1.风热感冒，麻疹不透，风疹瘙痒。

2.水肿尿少。

［用量用法］内服：煎服，3 ～ 9g。外用：适量，煎汤浸洗。

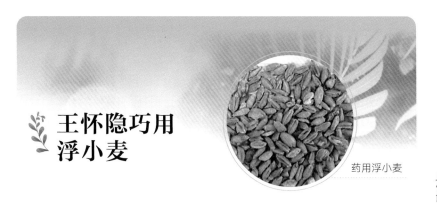

王怀隐巧用
浮小麦

药用浮小麦

王怀隐是宋代著名医家，是著名的《太平圣惠方》的编撰者之一。话说宋太平兴国三年（公元 978 年）的一天，久雨初晴，王怀隐来到后院察看翻晒的中药材，见其中的小麦多空瘪不饱满，这是质量不好的小麦。他向伙计一打听，知道是药商张大户送的货，便叮嘱伙计，以后不要收张大户的小麦。

正欲再看看其他药材时，就听见药店内一阵喧哗，便急步回到前院药堂，只见几个大汉抓着一位中年妇人，推推搡搡地扯进店堂。

病人家属急忙告诉王怀隐："先生，她近来无故发怒，无端啼哭，不能自制，而且整夜不寐，整天喜怒无常，胡言乱语。"王怀隐问："起病多久了？""已半个月。"

王怀隐对病人认真仔细诊断后，确诊妇人所患为"躁狂症"，便提笔开方：炙甘草三钱、小麦一两、大枣三钱，此方为张仲景《金匮要略》中的名方"甘麦大枣汤"。专治妇人更年期出现的精神、神志方面的疾病。

抓好药后，病人家属又补充一句。"哦，她夜间还盗汗，汗出得很厉害，衣衫常湿透。"王怀隐想了想说："先治好躁狂症再说吧！"三天后，那妇人又和家人同来，一进门就下拜："先生真是神医，药到病除，不胜感激。"

"那盗汗呢？"王怀隐追问。

"吃药后也好了。"病人回答。

王怀隐有些纳闷，他并没有开治盗汗的药啊？难道，甘麦大枣汤还有止盗汗的功效？以后，他有意识地用甘麦大枣汤治了几个盗汗病人，但并不见效。到底是怎么回事呢？他百思不得其解。

这一天，他又来到后院，正碰到伙计和送药材来的张大户吵架。原来，张大户又送来小麦，伙计见质量太差，坚持不收："你这小麦全是瘪壳，怎么能做药呢！"

王怀隐心中一动，前次用的小麦多空瘪瘦小，后来几次所用小麦颗粒饱满，难道是小麦的原因？于是他仔细盘问张大户。

张大户红着脸，不好意思地说："实不相瞒，这是漂浮在水面的小麦，我舍不得丢弃，就拿来充当药材了。"王怀隐没有责怪张大户，而是吩咐伙计："好，全都收下，另放一处，标上浮小麦。"

第二天开诊，他专用浮小麦治疗自汗和盗汗，果然疗效很好，若配上牡蛎、麻黄根、黄芪等药物则疗效更佳。从此以后，中药家族中就又多了一样止汗的良药——浮小麦。

[植物形态]一年生或越年生草本，高60～100cm。秆直立，通常6～9节。叶鞘光滑，常较节间为短；叶舌膜质，短小；叶片扁平，长披针形，长15～40cm，宽8～14mm，先端渐尖，基部方圆形。穗状花序直立，长3～10cm；小穗两侧扁平，长约12mm，在穗轴上平行排列，或近于科行，每小穗具3～9花，仅下部的花结实；颖短，第1颖较第2颖为宽，两者背面均具有锐利的脊，有时延伸成芒；外稃膜质，微裂成3齿状，中央的齿常延伸成芒，内稃与外稃等长或略短，脊上具鳞毛状的窄翼；雄蕊3；子房卵形。颖果长圆形或近卵形，长约6mm，浅褐色。花期4～5月，果期5～6月。

[性味归经]味甘，性凉。归心经。

[功效]固表止汗，益气除热。

[应用]主要用于气虚肌表不固，腠理疏松，阳虚自汗或阴虚热扰，迫津外泄之烦热盗汗，以及阴虚发热、骨蒸劳热等。

[用量用法]内服：煎汤，15～30g；或研末。止汗，宜微炒用。

王怀隐巧用浮小麦

107

多能味甘的甘草

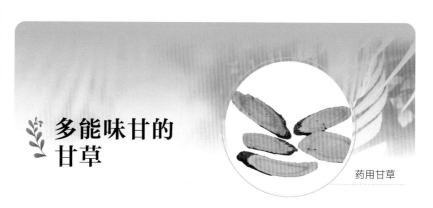

药用甘草

　　甘草是一味常用的中药，具有补脾益气、清热解毒、祛痰止咳、缓急止痛、调和诸药之功效。甘草如何入药，纯属偶然。

　　从前，在一个偏远的山村里有位草药郎中，闻名遐迩。有一天，郎中外出给一位乡民治病未归，家里又来了很多求医的患者。

　　郎中妻子一看这么多人坐在家里等她丈夫回来治病，但丈夫一时半会又不回来。她暗自琢磨，丈夫替人看病，不就是那些草药嘛，一把一把的草药，一包一包地往外发放，我何不替他包点草药把这些求医的人们打发呢？

　　她忽然想起灶前烧火的地方有一大堆草棍子，拿起一根咬上一口，觉得还有点甜，就把这些小棍子切成小片，用小纸包好，又一一发给那些来看病的病人。说："这是我们家老头留下的药，你们拿回去用它煎水喝，喝完了，病就会好的。"那些早就等得着急了的病人们都很高兴，每人拿了一包药告辞致谢而去。

　　过了几天，好几个人拎了礼物来答谢草药郎中，说吃了他留下的药，病就好了。草药郎中愣住了，他妻子心中有数，悄悄把他拉到一边，小声对他说了一番话，他才恍然大悟。他问妻子给的是什么药，他妻子拿来一根烧火的干草棍子说："我给他们的就是这种干草。"

草药郎中问那几个人原来得了什么病？他们回答说，有的脾胃虚弱，有的咳嗽多痰，有的咽喉疼痛，有的中毒肿胀……可现在，他们吃了"干草"之后，病已经全部好了。

从那时起，草药郎中就把"干草"当作中药使用，用以治疗脾胃虚弱，食少，腹痛便溏；生用，治咽喉肿痛，胃脘痛，痈疽疮疡，解药毒及食物中毒；又以其润肺功能治咳嗽多痰。不单如此，郎中又让它调和百药，每帖药都加一两钱进去，并正式把"干草"命名为"甘草"。

从此，甘草一直沿用下来。

药物简介

[植物形态] 多年生草本，高 30～100cm，全株被白色短毛或腺毛。茎直立，稍带木质，小枝有棱角。羽状复叶互生，小叶 7～17，卵形，或宽卵形。总状花序腋生，花密集；花萼钟形，5裂；花冠蝶形，紫红色或蓝紫色。荚果褐色，弯曲成镰刀状。花期6～7月，果期7～9月。

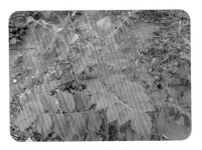
甘草植物形态

[性味] 味甘，性平。归心、肺、脾、胃经。

[功效] 益气补中，清热解毒，祛痰止咳，缓急止痛，调和药性。

[应用]

1. 用于心气不足的心动悸，脉结代，与脾气虚弱的倦怠乏力，食少便溏。

2. 用于痰多咳嗽。

3. 用于脘腹及四肢挛急作痛。

4. 用于药性峻猛的方剂中。

5. 用于热毒疮疡，咽喉肿痛及药物，食物中毒等。

[用量用法] 煎服，3 ～ 10g。清热解毒宜生用，补中缓急宜炙用。

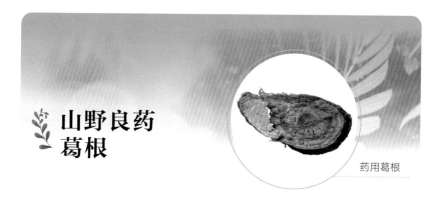

山野良药
葛根

药用葛根

相传很早以前，一处深山密林里，住着一位采药老人，甚通医理。

一天，风和日丽，他像以往一样上山采药，突然听见山下人呼喊，马嘶鸣，不知出了什么事，就伸长脖子往山沟外看。过了一会儿，跑来一个十四五岁的英俊少年。少年没命地飞奔着，攀石绕树跑到老人面前，"扑通"一声便跪了下来。老人吓了一跳说道："哎呀，有话好说，你这是怎么啦？"

孩子像鸡啄碎米一样连连磕头，说："老爷爷，快救救我吧，他们要杀我！"

"你是谁呀？"

"我是山外葛员外的儿子。"

"谁要杀你？"

"朝里出了奸臣，诬陷我爹'私自屯兵、密谋造反'。昏君信以为真，传下圣旨，命官兵把我家围住，要满门抄斩。我爹对我说：'葛家就你一根独苗，如果你也被杀，咱家就断了后。快跑吧，日后长大，能报仇就报仇，不能报仇也算留下来一条根了。'我只好离家逃出。谁知又被官军发现，他们正在后边追杀！恳求老爷爷发发慈悲，救我一命！"

老人心想，这葛员外世代忠良，并有恩于我，葛家有难，理应搭救。可山下的追兵喊声震天，越来越近了，怎么办呢？他往后山看看，说："快起来，跟我走。"

男孩跟着老人到了深山里一个秘密石洞，藏在里面。官兵追上山，上上下下，足足搜了三天，也没见那孩子的影儿，只好收兵回去了。

这时，老人带着孩子出了山洞。老人问："你有地方去吗？"

孩子哭道："我全家被抓，恐怕还要灭门九族，还能去投奔谁呢？老爷爷救了我，我愿意终身侍奉爷爷。待您百年之后，我就披麻戴孝。不知你老人家愿不愿收留我？"

老人说："行啊，就跟我过日子吧。不过，我是个采药的，每天得爬山越岭，可不像你在家当大少爷那么舒服。"

孩子说："您放心，只要能活命，什么苦我都能吃。"

从此以后，葛员外的独生子就跟着老人每天在山上采药。这位老人常常采寻一种草，那种草的块根主治发热口渴、泄泻等病。

几年过去，采药老人死了。葛员外的儿子学会了老人的本事，也专门挖那种有块根的药草，治好了许多的病人。但那种药草一直还没名字。后来，有人问这草叫什么？葛员外的儿子想到自己的身世，就说："这叫'葛根'。"

所谓"葛根"，就是说葛家满门抄斩，只留下了一条根的意思。

[植物形态] 藤本，长约达 10m，全株被黄褐色长硬毛。三出复叶互生，托叶盾状着生，卵状椭圆形；中央小叶菱状卵形或宽卵形，侧生小叶斜椭圆形，两面被糙毛，背面较密；托叶盾形，小托叶针状。总状花序腋生，花密集；小苞片卵形或披针形；花萼钟状，萼齿5，上面2齿合生，下面1齿较长，内外面均被黄色柔毛；花冠蝶形，蓝紫色，长约1.5cm。荚果线形，长5～10cm，扁平，密生黄褐色长硬毛。花期5～9月，果期8～10月。

[性味归经] 味甘、辛，性凉。归脾、胃经。

[功效] 升阳解肌，透疹止泻，除烦止渴。

[应用] 治伤寒、温热头痛项强，烦热消渴，泄泻，痢疾，斑疹不透，高血压，心绞痛，耳聋。

[用量用法] 内服：煎汤，5～10g；或捣汁。外用：捣敷。

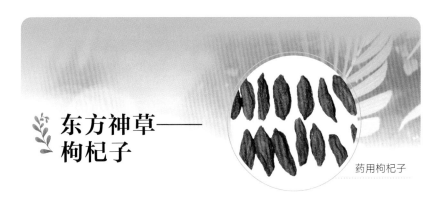

药用枸杞子

东方神草——枸杞子

"僧房药树依寒井，井有香泉树有灵。翠黛叶生笼石甃，殷红子熟照铜瓶。枝繁本是仙人杖，根老新成瑞犬形。上品功能甘露味，还知一勺可延龄。"这首七律是唐代诗人刘禹锡过楚州开元寺所作的诗，"枸杞临井，繁茂可观。群贤赋诗，因以继和"。枸杞子具有补肾益精，养肝明目，补血安神，生津止渴，润肺止咳之功效，长期服用延年益寿。

传说盛唐时期，一天，丝绸之路来了一队西域商人，商队领队是个"中国通"。傍晚在客栈住宿，见有少女斥责鞭打一老者。商人上前责问："你何故虐待老人，这般打骂？"

那女子道："我责罚自己曾孙，与你何干？"

闻者皆大吃一惊。原来，此女竟已300多岁，老汉也已90多岁，他被责打是因为不肯遵守族规服用草药，弄得未老先衰，两眼昏花。

商人吃惊又好奇，打躬请教："敢问女寿星，不知服的是何种神草仙药？"女子只说："这是一味中草药，懂得是个宝，不识是棵草。"

商人见女寿星不肯透露秘密，忙俯身跪拜道："在下是波斯国王的近臣使者，国王年迈，命我带商队来贵国换一些延年益寿的中草药，真主保佑让我遇上了您，我愿以全部货物换您的草药，万望老寿星成全。"

女寿星见使者一片真诚，便以实情相告："这草药好几个名称，不同的季节服用不同的部位，春天采其叶，名为天精草；夏天采其花，名叫长生草；秋天采其子，名为枸杞子；冬天采根皮，名为地骨皮，又称仙人杖。四季服用，可以使人与天地同寿。"

后来，枸杞子传入中东和西方，被那里的人誉为"东方神草"。

明朝刘松石著的《保寿堂方》也记载有这样一段故事：一个怪异人物张某，人称"赤脚张"，有一天向一位老人传授了经常食用枸杞子延年益寿的方法。此后，这位老人就常年坚持食用枸杞子，果然十分有效。老人寿百余，行走轻如飞，发白返黑，齿落更生，阳事强健。

[性味归经] 味甘，性平。归肝、肾经。

[功效] 滋补肝肾，明目；兼可润肺。

[应用]

1. 滋补肝肾阴虚，腰膝酸软，头晕耳鸣，遗精等证；尤其善治阴虚目暗，视物不清；还可用于肾气虚衰，生机不旺，未老先衰者，每伍补肾药。

2. 可治阴虚劳嗽。

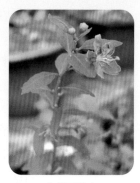

枸杞子形态

此外，本品还常用治消渴。

[用量用法] 内服：煎汤，5～15g；或入丸、散、膏、酒剂。

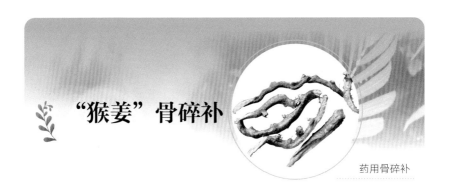

“猴姜”骨碎补

药用骨碎补

骨碎补，补肾强骨，疗伤止痛，主要用于肾虚腰痛、耳鸣耳聋、牙齿松动、跌仆闪挫、筋骨折伤等；外治斑秃、白癜风。《本草拾遗》记载："骨碎补似石韦而一根，余叶生于木。岭南、虔、吉亦有。本名猴姜，开元皇帝以其主伤折、补骨碎，故作此名耳。"有人认为此药是唐玄宗命名的，而下面这个传说据言是后唐皇帝命名的，不管到底是哪位皇帝命名，其作用和重要性是一样的。

传说五代十国后唐明宗皇帝李嗣源，带着他的爱妃以及将士们去围场打猎。一只凶猛的金钱豹突然从山谷树林中窜出，把他的爱妃吓得从马上摔下来，把左脚胫骨摔成骨折。

皇帝心里很着急。此时，一位出身民间的医生跪在皇帝面前说："万岁切勿受惊，草民还认得点草药，保娘娘平安无事。"说完，便从山冈上采来草药，捣烂敷在皇妃的伤口上，很快血就止住了，也不再疼痛，不几日，便可行走自如。

皇帝大喜，问这个郎中此草药叫什么名字。当听说此药尚无名字时，他沉思了片刻，说道："此药能把碎骨补起来，依我看就叫它'骨碎补'吧。"

还有一个传说。相传，一天，神农氏在一座万丈悬崖上采药，不幸从崖上掉下来，腿摔折了，疼痛难忍。尽管神农氏会采药治病，但此时却是"医家难医自己的病"，心想这下可完了，恐怕自己会死在这深山峡谷里。

突然，一群猴子来到神农氏身边，面带怜悯，眨着大眼，舔着嘴唇，每只猴子都拿着一块药根，药根上长着金黄色的绒毛。

猴子将药根递给神农氏，他接过一尝，觉得管用，便吞咽了一些药汁，又将嚼烂的药渣敷在伤口处。顿时，伤腿疼止肿消，也行动自如。

后来，明代的李时珍又根据其形状将其命名为"猴姜"，有的地方也叫"胡孙姜"或"石毛姜"。

[植物形态] 植株高 25～40cm。根状茎横生，粗壮肉质，密被钻状披针形鳞片，有绿毛。叶二型；槲叶状的营养叶灰棕色，卵形，无柄，干膜质，长 5～7cm，宽约 3.5cm，基部心形，背面有疏短毛，边缘有粗浅裂；孢子叶高大，纸质，绿色，无毛，长椭圆形，宽 14～18cm，向基部变狭而成波状，下延成有翅膀的短柄，中部以上深羽裂；裂片 7～13 对，略斜上，长 7～10cm，宽 2～3cm，短尖头，边缘有不明显的疏钝齿；网状脉，两面均明显。孢子囊群圆形，着生于内藏小脉的交叉点上。沿中脉两侧各排成 2～3 行；无囊群盖。

[性味归经] 味苦，性温。归肝、肾经。

[功效] 活血续伤，补肾强骨。

［应用］

1. 跌打损伤或创伤，筋骨损伤，瘀滞肿痛。

2. 肾虚腰痛脚弱，耳鸣耳聋，牙痛，久泻。

3. 本品还可用于斑秃、白癜风等病症的治疗。

［用量用法］内服：煎服，10 ～ 20g；或入丸、散。外用：适量，捣敷或研末调敷；或浸酒搽。

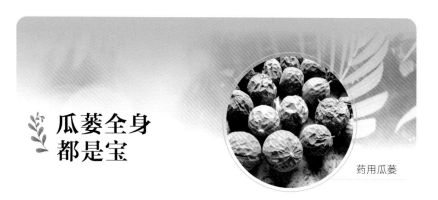

瓜蒌全身都是宝

药用瓜蒌

我家老宅小院的墙根边，父亲亲手植下的瓜蒌，每到七月，花儿盛开，洁白的花冠，淡绿色的花瓣，水盈盈、娇滴滴，像是一张张灿烂的笑脸，一阵微风吹过，花就会轻轻地舞动，散着淡淡清香。瓜蒌不但有观赏价值，还有解热止渴、利尿、镇咳祛痰等药物作用。瓜蒌入药也有一个传说。

相传江南有一座险峻的高山，山上有许多幽深的山洞，被云雾和密林遮掩着。人们传说，这山中有优哉游哉的仙人居住。

有个樵夫常常进山砍柴，一天中午，他砍了满满一担柴，感到又渴又累，就寻着泉水的响声，来到一个山洞的外边。这里长着几棵又高又粗的老树，一股山泉从洞口流过。樵夫放下柴担，手捧泉水喝足了，好奇地走进山洞。

山洞很大，但不深，往里走几步就到头了。樵夫只好出来，在树荫下找了一块石板，躺在上面休息。正当他睡得迷迷糊糊的时候，忽听有人讲话。他歪头一看，对面树底下坐着两个老头儿，一个长着白胡子，一个长着黑胡子。樵夫心想，这深山里哪来的人呀？大概是神仙吧？他就一动不动，听着两个仙人聊天。

黑胡子老头说："今年咱们洞里结了好大的一对金瓜呀！"

白胡子老头说："小声点儿，那边躺着一个砍柴的，让他听见就会把那宝贝偷走。"

黑胡子老头说："怕什么？他听见也进不了山洞！除非七月七日午时三刻，站在这儿念一句：'天门开，地门开，摘金瓜的主人要进来'！"

白胡子老头说："少说几句，咱们还是下棋吧。"

樵夫心里一喜，没留神滚到地上，这才睁开双眼。呀，哪有什么神仙？原来是南柯一梦。他扫兴地挑着柴回了家。不过，他还牢牢记着那几句话。

樵夫总想试试梦中听来的话灵不灵。七月七这天，樵夫又来到山洞。他等到午时三刻，便走进洞口，嘴里念道："天门开，地门开，摘金瓜的主人要进来！"

只听"嘎"的一声，真有一扇石门在面前打开。原先的山洞中又出现了一个金光闪闪的山洞。

樵夫走进去，看见里面长着一架碧绿的青藤，上边结着一对金瓜。他十分高兴，用柴刀把金瓜砍下来，捧在手中，一口气跑回家。谁知，到家仔细一看，哪是金瓜呀，不过是两个普普通通的瓜。樵夫以为上了当，就把它们扔到了一边。

过了些日子，樵夫上山砍柴，又来到那个山洞外边。他又躺在石板上歇息。刚闭上眼，那两个长胡子的神仙又到大树底下来。

白胡子神仙埋怨道："都怪你多嘴，洞里的金瓜被人偷走了。"

黑胡子老头说:"怕什么,他偷去也没用,又不是真金的瓜。"

"怎么没用?那可是名贵的药材呀,比金子还贵重呢。"

"嗨,那非得把它晒得皮色橙红,才有润肺、清热的作用呢。"

这时,樵夫又从梦中醒来,他急忙回家找到那两个瓜。可是瓜全烂了,樵夫掏出瓜籽,等到第二年春天就把它们全都种在院子里。几年后,结了一大片金瓜。樵夫就用这种瓜给人治病。那些长年咳嗽痰喘的病人,吃了这种瓜,果然一个个的都好了。人们无不称奇,并纷纷议论着该给这种瓜起个什么名才好。樵夫想到这种瓜的藤茎需要搭架,在高处结瓜,所以就给它取了个名叫"瓜楼"。后来人们又把它写成"瓜蒌"或"栝楼"了。

[植物形态]瓜蒌多年生攀缘草本植物,地下块根粗大,长1～1.8m,圆柱形,根皮黄褐色,根断面白色,富含淀粉。茎较粗,多分枝,长10米多,具纵棱及槽,被白色伸展柔毛。卷须2～3歧,分叉处以上旋卷。

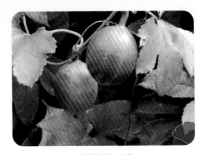

瓜蒌植物形态

果实椭圆形或圆形,长7～10.5cm,成熟时黄褐色或橙黄色,种子卵状椭圆形,长11～16mm,宽7～12mm,淡黄褐色,花期在5～8月,果期在8～10月。

[性味归经]味甘、微苦,性寒。归肺、胃、大肠经。

[功效]润肺,化痰,散结,滑肠。

〔应用〕治痰热咳嗽，胸痹，结胸，肺痿咳血，消渴，黄疸，便秘，痈肿初起。

〔用量用法〕内服：煎汤，9～12g；捣汁或入丸、散。外用：捣敷。

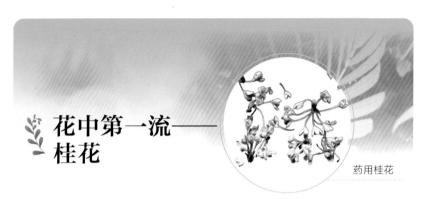

花中第一流——桂花

药用桂花

"暗淡轻黄体性柔。情疏迹远只香留。何须浅碧深红色，自是花中第一流。梅定妒，菊应羞。画阑开处冠中秋。骚人可煞无情思，何事当年不见收。"这首是宋代李清照所作盛赞桂花的《鹧鸪天·桂花》，以群花作衬，围绕桂花的"色"与"香"展开描写，全词始终赞美桂花，实则抒发自己的幽怨之情。

有了桂花，便能酿制桂花酒。人们对桂花酒特别感兴趣，祝酒时常饮桂花酒，咏诗时也常饮桂花酒。大家可知人间的桂花与桂花酒，从何而来？

传说古时候太行山下，住着一个卖山葡萄酒的寡妇，她为人豪爽善良，酿出的酒，味醇甘美，人们尊称她仙酒娘子。

一年冬天，天寒地冻。清晨，仙酒娘子刚开大门，忽见门外躺着一个骨瘦如柴，衣不遮体的汉子，看样子是个乞丐。仙酒娘子摸摸那人的鼻口，还有点气息，就把他背回家里，先灌热汤，又喂了半杯酒，那汉子慢慢苏醒过来，激动地说："谢谢娘子救命之恩，我是个瘫痪人，出去不是冻死，也得饿死，您行行好，再收留我几天吧！"仙酒娘子为难了。常言道"寡妇门前是非多"，像这样的汉子住在家里，别人会说闲话的。可是再想想，总不能看着他活活冻死、饿死啊！终于点头答应，留他暂住。

果不出所料，关于仙酒娘子的闲话很快传开，大家对她疏远了，到酒店来买酒的顾客，一天比一天少。但仙酒娘子忍着痛苦，尽心尽力照顾那汉子。后来，人家都不来买酒，她实在无法维持，那汉子也就不辞而别，不知所往。

仙酒娘子放心不下，到处去找，在山坡遇一白发老人，挑着一担干柴，吃力地走着。仙酒娘子正想去帮忙，那老人突然跌倒，干柴散落满地，老人闭着双目，嘴唇颤动，微弱地喊着："水、水……"荒山坡上哪来的水呢？仙酒娘子咬破手指，顿时鲜血直流，她把手指伸到老人嘴边，老人忽然不见了。一阵清风，天上飞来一个黄布袋，袋中贮满许许多多小黄纸包，另有一张黄纸条，上面写着：

"月宫赐桂子，奖赏善人家。福高桂树碧，寿高满树花。采花酿桂酒，先送爹和妈。吴刚助善者，降灾奸诈滑。"

仙酒娘子这才明白，原来瘫汉子和担柴老人都是吴刚变的。

这事一传开，远近的人都来索桂子。善良的人把桂子种下，很快长出桂树，开出桂花，满院香飘，花香扑鼻；心术不正的人种下的桂子，就是不生根发芽，使他感到难堪，从此洗心向善。

大家都很感激仙酒娘子，是她的善行感动了月宫里管理桂树的吴刚大仙，才把桂子洒向人间，从此人间才有了桂花与桂花酒。

药物简介

[植物形态] 常绿灌木或小乔木, 高 2～3m。叶革质, 椭圆形或椭圆状披针形, 长 4～12cm, 宽 2～4cm, 顶端急尖或渐尖, 基部楔形, 全缘或上半部有细锯齿, 侧脉每边 6～10条, 表面下凹, 背面微凸、压干后叶面凹凸不平; 叶柄长 0.5～1.5cm。花簇生叶腋; 花柄纤细, 长 4～8mm, 基部苞片长 3～4mm; 花萼长约 1mm、裂片 4, 边缘啮蚀状; 花冠淡黄色, 芳香, 长 3～4.5mm, 近基部 4 裂。核果椭圆形, 长 1～1.5cm, 紫黑色。花期 9～10 月。

[性味归经] 味辛, 性温。归肺、脾、肾经。

[功效] 疏肝理气, 生津化痰, 暖脾益胃, 健肾壮腰。

[应用]

1. 止咳化痰。

2. 止牙痛, 消口臭。

3. 经闭腹痛。

4. 健脾开胃。

[用量用法] 花、果、根等可入药。内服: 煎汤, 3～9g; 或泡茶。外用: 适量, 煎汤含漱或蒸热外熨。

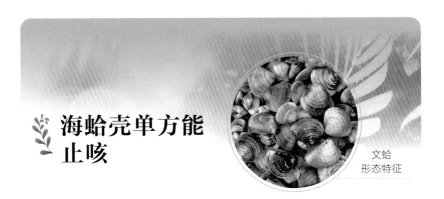

海蛤壳单方能止咳

文蛤
形态特征

有些病，遍访名医，久治不愈，结果却被乡村中不大识字的翁妪之辈，以某土方、偏方治愈，名医闻之，甚感惭愧，几乎气得要吐血，所以，民间戏言"单方一味，气死名医"。有一个海蛤壳治疗咳嗽的传说就是一个很好的例子。

相传宋徽宗赵佶的宠妃伤风感冒后咳嗽不止，太医们用药几天，病未见轻，反而加重。宋徽宗大怒，令他们必须在三天内治好宠妃的咳嗽，否则格杀勿论。名医们惶惶不可终日，其中一位在家里坐卧不安，忽然听到门外有叫卖声："家传单方，包治咳嗽；一文一帖，无效退钱。"

太医有所不信，但回头想想，现在已经没有办法了，不妨试一下，碰碰运气。他就出门买了几帖，赶到宫中给宠妃服用。不料，宠妃的咳嗽病竟然当日即愈。宋徽宗闻讯龙颜大悦，当即赏银百两。

太医回家后想弄清是何秘方，就差人去街上寻找那个卖药的小贩，并以百两银子相赠送。小贩大喜，就把方药告诉了他。原来那包治咳嗽的药竟是单味海蛤壳，放在火上煅过，磨成粉末而成。

这正是俗话所说的"一味单方，气死名医"。当然，咳嗽的病因复杂，还需中医辨证施治，此例能迅速治嗽，必是因为用药对证。以药测证，宠妃所患之咳嗽，当属虚火犯肺之证。

[药物形态] 文蛤，贝壳呈三角卵圆形，质坚硬，壳长60～122mm，高约为长的4/5，宽约为长的1/2。两壳顶紧靠，壳顶突出，位于背面稍靠前方，略呈三角形。小月面矛头状，狭长，楯面卵圆形，宽大。韧带黑褐色，粗短，突出表面。壳表膨胀，光滑，壳皮黄褐色或红褐色，光亮如漆。自壳顶始，常有许多环形的褐色带及呈放射状"W"或"V"字样的齿状花纹。生长线明显，细致。无放射肋，腹缘圆。壳皮有时磨损脱落，显出白色。壳内面白色，前后缘略带紫色，无珍珠光泽。铰合部宽，左壳主齿3枚，前2枚短；后1枚长而宽，齿面具纵沟；前侧齿1枚，短突。右壳主齿3枚，前2枚短，呈人字排列；后1枚斜长而大；侧齿2枚，1枚稍向腹面弯曲。外套痕明显，外套窦短而宽，顶端圆形。前闭壳肌痕小、略呈平圆形；后闭壳肌痕大，呈卵圆形。足扁平，舌状。

[性味归经] 味咸，性寒。归肺、胃经。

[功效] 清肺化痰，软坚散结。

[应用]

1.肺热、咳火之咳嗽气喘，痰核。

2.瘿瘤。

[用量用法] 内服：煎服，10～15g；或入丸、散。外用：研末撒或调敷。

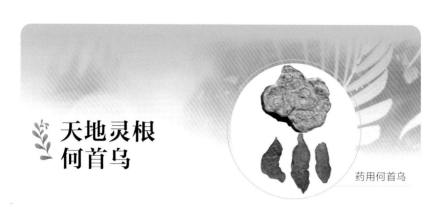

药用何首乌

天地灵根
何首乌

"草木亦含天地灵，根能生藤精生神。首乌补肾乌须发，夜交养心安神宁。"

何首乌的根和藤都可入药，它的藤入药称作夜交藤，中医认为"精"可以生"神"，人精气充沛就显得气色好，"有神"。何首乌可以益精补血，巧的是它生出的藤竟也可以养心安神，真是应了"精生神"的至理！肾主精，心主神，制首乌在地下，入肾属水；夜交藤在地上，入心属火。虽草木，也含有此天地阴阳至理，令人慨然叹之。

古代关于何首乌的传说较多，以唐代文学家李翱的《何首乌传》流传最广。

据传说，公元 812 年，唐宪宗元和七年，有个叫文象的和尚，在句容山上遇到一个姓李的老人，名叫安期，寿高百岁，须发均黑，问其原因，说是服了一种神药。李安期老人告诉文象和尚，神药是一个叫何首乌的人送的。

何首乌的祖父名叫何田儿，自小身体虚弱，病态恹恹，长大成人后，无男性特征，没有性欲，无生育能力，直到 58 岁还没结婚成家。于是，出家从师学道，住在一座山寺里。

一天，何田儿醉卧山坡，一觉醒来，天色已晚，忽见两株藤枝叶纷披，渐渐枝叶互相交缠，过了一段时间才分开，片刻后又交缠在一起，使他十分惊奇。翌日天亮，仔细看了看，藤是紫色的，叶又像红薯叶，顺藤掘起，根块有拳头和胳膊那么粗细。何田儿将块根请人辨认，谁也说不清这是什么药材，有位老者说可能是一种仙药。

"这是仙药，我身体如此虚弱，何不试试！"何田儿半信半疑，将仙药弄碎用酒冲服。

七天以后，何田儿忽然有思春的念头，想要找女人了。他继续服用，面色大改，气血旺盛，身强体壮。本来花白的头发，变得乌黑油亮，容颜如春。服用一年，宿疾痊愈，容颜焕发。至此，何田儿再也不甘山寺寂寞，干脆返俗，找了个年轻寡妇，之后的十年中连生了几个儿女，便把"田儿"改为"能嗣"，取其"能生"之意。

他又把此药传给儿子何延秀服用，父子二人都活了160多岁。何延秀又把药传授给儿子首乌服，首乌也生了好几个儿子，活到130多岁，头发还乌黑发亮。首乌的邻居李安期与首乌是好朋友，窃得秘方，长服此药，所以也很长寿。

从此，文象和尚把此药称为何首乌，并把它公开于众，很多人吃了此药均有效验，能够延年益寿，乌须黑发。

[植物形态] 何首乌为多年生植物。块根肥厚，长椭圆形，黑褐色。茎缠绕，长 2～4m，多分枝，具纵棱，无毛，微粗糙，下部木质化。叶卵形或长卵形，长 3～7cm，宽 2～5cm，顶端渐尖，基部心形或近心形，两面粗糙，边缘全缘；叶柄长

1.5～3cm；托叶鞘膜质，偏斜，无毛，长3～5mm。花序圆锥状，顶生或腋生，长10～20cm，分枝开展，具细纵棱，沿棱密被小突起；苞片三角状卵形，具小突起，顶端尖，每苞内具2～4花；花梗细弱，长2～3mm，下部具关

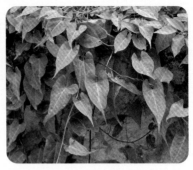

何首乌植物状态

节，果时延长；花被5，深裂，白色或淡绿色，花被片椭圆形，大小不相等，外面3片较大背部具翅，果时增大，花被果时外形近圆形，直径6～7mm；雄蕊8，花丝下部较宽；花柱3，极短，柱头头状。果卵形，具3棱，长2.5～3mm，黑褐色，有光泽，包于宿存花被内。花期8～9月，果期9～10月。

［性味归经］味苦、甘、涩，性微温。归肝、心、肾经。

［功效］制用：养血益肝，固精益肾，健筋骨，乌髭发，为滋补良药。生用：解毒，消痈，截疟，润肠通便。

［应用］

1. 主治肝肾不足，精血亏虚，症见头晕，眼花，遗精，崩漏，腰膝酸软。

2. 适用于疮痈，瘰疬，痛肿，肠风，痔疾。

3. 发须早白。

［用量用法］内服：煎汤，何首乌3～6g，制何首乌6～12g；或熬膏，浸酒或入丸、散。外用：适量，煎水洗，研末撒或调涂。

亭亭玉立 一枝荷

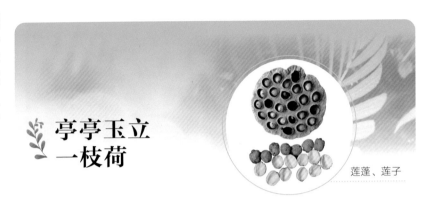

莲蓬、莲子

夏日，亭亭玉立的荷花迎着朝阳，随风摇曳，远远望去，秀美绝伦。在我国，流传着许多关于荷花的动人传说。

相传从前有一座人迹罕至的深山，山上有一座庙和一个庵。庙里一个和尚与庵里的一个尼姑相好，随着流水的日子，两人的恩爱与日俱增。可是，同是出家人怎能结成夫妻，只能时常暗中往来。

有一年端午节，他们在一个湖边相会，被一个叫花子发现了。那叫花子本也是无意中路过，无奈雾蒙蒙中那叫花子的形象颇似她庵中的住持，尼姑吓慌了，一慌之下竟跳湖自尽了。

和尚见尼姑跳到湖里，爱之深，何顾自身安全，他也不知那湖水的深浅，一心只想救起尼姑，结果也被淹死了。

叫花子撞到和尚与尼姑的好事后，难为情地急急走开了。可是紧接着听到两阵水响，又听到和尚在水中呼唤尼姑的声音，料是尼姑含羞自尽，想想全是自己的过错，于是就急忙转身，赶紧跳到湖里救人。怎奈不识水性，最后也被淹死在湖里。

这一幕悲剧，世人谁也不知，唯有土地菩萨全都看在眼里。非常同情他们的遭遇，可是却不能救活他们，因为那和尚与尼姑毕竟犯了佛门的戒律！

和尚与尼姑的尸体很快被湖里的大鱼吃掉了，骨头冲到一块儿，渐渐沉入湖底的淤泥中。鱼儿嫌叫花子身上有股臭味，就没有吃他的尸体，叫花子的尸体便浮到了水面上。

　　和尚和尼姑都觉得自己死得冤枉，双双向土地菩萨诉冤，说："我们在人世不能成为夫妻，能不能让我们沉入淤泥的尸骨节节相连，并给予一点生机？"土地菩萨说："因为你们违犯佛门的清规，死后只能与污泥为伴。但念你们都是好人，人世间男女相爱并无过错，故准许你们的尸骨在污泥中节节相连，恢复生机。"

　　和尚和尼姑的魂灵见土地菩萨应允了，又得寸进尺，要求每年出来看一看世界。土地菩萨心肠软，竟也答应了，但是规定他们不能离开污泥。每年要到他们的忌日端午节才能钻出水面探看世界。

　　叫花子的魂灵知道和尚和尼姑都获准恢复重生之后，也前来向土地菩萨说："虽然和尚和尼姑是我害死的，可我是无意的，能不能也让我重生，每年到世间玩一段时间？"

　　土地菩萨觉得叫花子言之有理，便说："好吧，你就变一条水蛇，每年端午节去看看世界吧。"

　　后来，和尚与尼姑的白骨长成人类喜欢吃的莲藕，节节相连，节节有孔，以示他们心心相通，节节之间长满细丝，即使折断，也可相连。和尚让自己长成荷叶，尼姑长成荷花，每年端午节，荷叶先卷成尖角钻出水面，然后才慢慢舒展开来。荷花本来也是在端午节钻出水面的，怎奈她对过去的事感到难为情，要待荷叶长大了、长多了，她才从空隙里羞答答地钻出来。

　　水蛇当然不会害羞，每年端午节，他便迫不及待地从土洞里钻出来。

　　还有一个传说，相传荷花原是王母娘娘身边的一个美貌侍女玉姬的化身。因为玉姬羡慕人间的双双对对，男耕女织的勤劳生活，不喜身居天宫空虚和寂寞。她在河神女儿的陪伴下，偷偷打开了南天门，悄悄飞来杭州西子湖畔，这两位天宫仙女看到这明镜的湖水，倒映着天上的白云和凡间的青山，便跳入美丽的湖中沐浴。

清凉的湖水使她们忘记了时间，谁知天快亮了，河神女儿要玉姬赶快回到天宫，玉姬哪里舍得这美好的人间。

王母娘娘知道后，恼羞成怒，顺手拾起莲花宝座把玉姬打入湖中，还恶狠狠地骂道："你要脱尘绝俗，我要把你打入淤泥，永世不得再登南天。"

从此，这位洁白无瑕的仙女化身为美丽的荷花。

药物简介

[植物形态] 荷花多年生水生草本。根状茎横走，肥大而多节，白色，中有孔洞，俗称"莲藕"。节上生叶，高出水面，叶柄着生于叶背中央，圆柱形，长而多刺。叶片大，圆形，全缘或稍呈波状，粉绿色。夏季开大花，单生于花梗

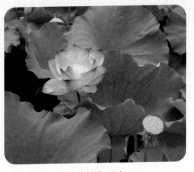

荷花植物形态

顶端，复瓣，红色、粉红色或白色，有芳香；雄蕊多数，心皮多数，埋藏于膨大的花托内，子房椭圆形。花后结"莲蓬"，倒锥形，顶部平，有小孔20～30个，每个小孔内有果实1枚。种子称"莲子"。

［性味］味苦、涩，性温。

［功效］活血化瘀，清暑解热，祛湿，止血。

［应用］

1. 用于治疗崩漏、下血、腹痛、血痢、尿血。

2. 跌打损伤，天疱疮。

3. 治疗产后胎衣不下，亦解野菌毒。

［用量用法］荷花全身是宝，荷花的叶、梗、蒂、藕节、莲须、莲子、莲心、莲蓬等都可入药。内服：3～4.5g。外用：适量，捣烂敷患处。

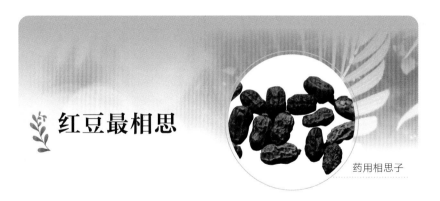

红豆最相思

药用相思子

红豆又名相思子、鸳鸯豆、郎君子、美人豆，民间又称难丹珍珠、观音子等。明代李时珍《本草纲目》这样记载："昔有人殁于边，其妻思之，哭于树下而卒，因此名之"。

民间也有不少红豆的故事，娓娓动听，催人泪下。

相传，很久以前，广西有个英俊青年，婚后不久便外出谋生，结果贫病交迫，死于一棵古树旁。他美丽善良的妻子，深深思念丈夫。丈夫杳无音信，妻子心神不宁，于是含泪离家寻找，终于在古树旁找到了她的郎君。

娇妻悲伤欲绝，扶尸痛哭，日夜不断，哭干了泪水，又流出了滴滴鲜血，这血泪染红了树上的种子。此后，这种树的种子变成了一半红色、一半黑色了，大家管叫它"红豆"，其树称之为"相思树"。

这一传说，一直流传至今。正因为这对恩爱夫妻凄美的传说，这种红豆就成了青年男女之间爱情的象征，定情的信物。

段公路《北户录》中还记载："大夫韩凭妻美，宋康王夺之，凭自杀妻，投之台下死。王怒令坟相望，宿昔有文梓木生二坟之端，根交于下，枝错其上。康王哀之，因号相思子。"此为相思子之名由来又一说。

凡是亲眼看过这大半截朱红、小半截漆黑的相思子，一定都会爱不释手的。它红黑分明，光泽晶然，细细玩味，极惹人爱。过去广东民间使用的担子上，以线缀成串，或作首饰以货之。也有人把它镶嵌在首饰上，成为一种美妙的装饰品。早在唐代，相思子已成为稀世的珍玩之品，吉祥之物，男女互赠佩挂，以示心心相印，颇有"滴不尽相思血泪抛红豆"的意味。唐末诗人韩偓有"中有兰膏渍红豆，每回拈着长相忆"之句。

唐代著名诗人王维亦有千古名句，传诵至今：

红豆生南国，春来发几枝？

愿君多采撷，此物最相思。

这些寓情于物的诗篇，抒发了作者对恋人真挚的相思相爱之情，韵高味隽，意切情浓，脍炙人口。现在，居住在我国南方一带的瑶族男女青年，在初恋之时也有一种别有情趣的恋爱方式——将相思子作为传递爱情的信物，绵绵情意，寄托了恋人之间无限的恩爱情丝。

[植物形态]豆科，小叶8～13对，膜质，对生，近长圆形，长1～2cm，宽0.4～0.8cm，先端截形，具小尖头，基部近圆形，上面无毛，下面被稀疏白色糙伏毛；小叶柄短。总状花序腋生，长3～8cm；花序轴粗短；花小，密集成头状；花萼钟状，萼齿4浅裂，被白色糙毛；花冠紫色，旗瓣柄三角形，翼瓣与龙骨瓣较窄狭；雄蕊9；子房被毛。荚果长圆形，果瓣革质，长2～3.5cm，宽0.5～1.5cm，成熟时开裂，有种子2～6粒；种子椭圆形，平滑具光泽，上部约2/3为鲜红色，下部1/3为黑色。花期3～6月，果期9～10月。

[性味归经]味苦，性平。小毒，使人呕吐。

[功效]止痒杀虫。

[应用]止热闷头痛。除风痰瘭疟疾，杀虫。

[用量用法]外用。

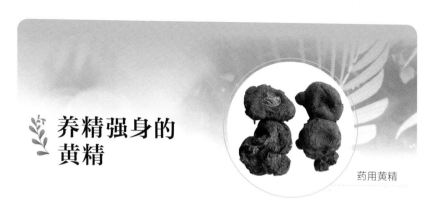

养精强身的黄精

药用黄精

黄精，古有"认叶当如竹，寻根还似姜，传得长生不老方"

的赞誉。晋代葛洪《抱朴子》中即有记载："昔人以本品得坤土之气，获天地之精，故名。"黄精长期服用，具有强身壮体作用，历来为道家所推崇。

相传有一次，华佗进山采药，看见两个壮汉正在追赶一个十八九岁的姑娘，那姑娘身手很灵活，眨眼就没影儿了；后边的两个壮汉却累得气喘吁吁，追了半天也赶不上。华佗很奇怪，就问那两个壮汉："你们追的是什么人？"

两个壮汉答道："她是我们老爷的丫头。因为三年前不顺从主人，被关进了草房。后来，她跑了出来，但谁也不知她跑到哪去了。直到前几天，才有人看见她在这一带山中，主人就派我们哥儿俩来逮她。可这丫头仿佛变了样儿，跑得飞快，我们怎么追也捉她不住！"

华佗暗想：一个柔弱的大姑娘在深山老林中生活了三年，非但没饿死，反而身体这么健壮，恐怕是吃了什么灵丹妙药！应该找她问问。

从此，华佗进山采药时便处处留心寻找那个姑娘。但是，那姑娘不让生人接近，一见华佗就跑。华佗观察了许多日子，终于发觉那位姑娘经常到北山嘴的石崖旁边去。他就准备了一些吃食，放在那里。第二天，吃食不见了。华佗猜想可能是被那姑娘吃了。他又放了一些吃食在原处，然后躲在石崖背后等着。过了一会儿，那位姑娘果然出现了。她一看附近没人，抓起食物就吃。华佗趁那姑娘不提防，猛冲上去，一把抓住她。那姑娘急忙挣扎，又踢又咬，还用长长的指甲乱抓。华佗的身上受了好几处伤，但他仍不松手，只是连声向那姑娘解释道："好闺女，你别怕。我是个医生，不会害你。我有话要问你啊！"

那姑娘仔细一看，面前是一位慈眉善目的老头，就平静了下来。

华佗又说："我知道你是从财主家逃出来的，被捉回去就没命了！可你终年在荒山野林受苦也不是长久之计。你看我年过半百了，就做我个干女儿好不好？"

那姑娘想了想，就跪在地上，喊了一声："爹。"华佗把那姑娘带回家中，当亲生女儿一样看待。过了些日子，他才问那姑娘道："你身体那么好，在山里都吃得什么啊？"

"什么都吃。"

"有什么特别的东西吗？"

"有。"

"什么呀？"

"黄鸡。"

"哦？"

"那不是有翅膀的鸡！"

"是一种野草的根，样子像鸡似的。"

"你领我看看去。"

"好吧。"

那姑娘领着华佗上了山，她指着一种开白绿色花的野草，说："就是这东西。"

华佗马上挖出这种草根，只见那草根肥大色黄，上面还有鳞斑，真像小黄鸡一样。

华佗把"黄鸡"挖回来，试着给病人吃过，发现它果然是一味养身补气的好药，并且还有润肺、生津的作用。

后来，大概人们觉得"黄鸡"不太像药名，就改叫"黄精"了。

还有一个与葛玄有关的黄精传说。相传天台山上有个云雾仙洞。每隔三千年西王母才命仙女打开洞门一次，放出瑶池仙水，以灌溉洞口四周的黄精，待成熟后，全部供仙人们食用，以求青春常驻。

有一年，天台山发生大旱，庄稼枯死，百姓缺吃少喝，又得了一种怪病。

村里最漂亮的秀姑，新婚三个月也染上了这种病，生命奄奄一息。秀姑的丈夫黄经看见自己的妻子病成这样，着急万分，又一筹莫展。正在此时，一位白胡子老道，肩背葫芦，手拄拐杖，路经他家门口。黄经邀请老道到秀姑床前为她诊治。老道诊脉后说："姑娘肺热胸闷，已成慢痨。据贫道所知，村内不少人得这种病。若要治好此病，需连服黄精三个月，但这种仙草长在天台山云雾仙洞，须得翻过九座高山，蹚过九条深涧，攀登千丈岩壁，你能行吗？"

小伙子说："为了全村人和秀姑，我就是上刀山下火海也要找到云雾仙洞和仙草。"老道为黄经的精神所感动，就把手中的拐杖送给他，并说："你带上它，就会找到云雾仙洞，再用拐杖轻轻一敲，洞门就会打开。"黄经接过拐杖，感激不已，说道："请老神仙留下高姓大名！"老道哈哈一笑，"我叫葛玄。"说完，就不见了。

黄经经历了千辛万苦，找到了云雾仙洞。这时，拐杖头的金光射向一块巨门似的岩石上。黄经用仙杖在岩石上轻轻一敲，石门慢慢打开了。根据葛仙翁的吩咐，黄经用杖头往洞顶一戳，洞顶立刻流下一股清澈的仙水，洞口外在仙水流过处慢慢长出了一片黄精。这时，西王母带着天兵天将要来收黄精。因为葛仙翁已预料到会发生争斗，在杖头上念了十万禁咒，天兵天将只好收兵而归。

乡亲们纷纷采了黄精食用，病很快就好了。黄经为了阻止西王母再来关闭云雾仙洞，一直守在洞口，以仙水和黄精为生，久而久之，也成为仙人了。

还有一个与无瑕禅师有关的黄精传说。相传无瑕禅师24岁在山西五台山出家，法名海玉。两年后便开始游历天下名山大川，后在九华山结庐隐居，刻苦修行。无瑕在九华山中隐居了100余年，不带徒弟，不见人，126岁时圆寂。

后来崇祯帝派朝中王尚书来九华山进香，遍查附近山洞，这才发现已经坐化了三年多的无瑕禅师的真身，其肉身已干枯，身旁有血经81本和一卷身世自传书。同年，崇祯帝派人送来御笔"应身菩萨"的匾额，并以金粉涂身。

无瑕禅师长期隐居深山，缺粮少食，何以能活到126岁呢？原来，他就靠吃黄精、野果、丹参之类而得以生存。传言，后来无瑕禅师可以连续几天不进食，只吃黄精，并且每隔20天放一次血。他先后花费38年时间用血写成了81本《大方广佛华严经》，如今，这部血经还陈列在九华山寺内。

[植物形态] 多年生草本，高50～90cm，偶达1m以上。根茎横走，圆柱状，结节膨大。叶轮生，无柄，每轮4～6片；叶片条状披针形，长8～15cm，宽4～16mm，先端渐尖并拳卷。花腋生，下垂，2～4朵成伞形花丛，总花梗长1～2cm，花梗长4～10mm，基部有膜质小苞片，钻形或条状披针形，具1脉；花被筒状，白色至淡黄色，全长9～13mm，裂片6，披针

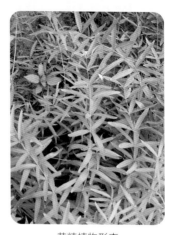

黄精植物形态

形，长约 4mm；雄蕊着生在花被筒的 1/2 以上处，花丝短，长
0.5～1mm；子房长 3mm，花柱长 5～7mm。浆果球形，直径
7～10mm，成熟时紫黑色。花期 5～6 月，果期 7～9 月。

[性味归经] 味甘，性平。归脾、肺、肾经。

[功效] 润肺滋阴，补脾益气，补肾益精。

[应用]

1. 可治肺阴不足，肺虚燥咳。

2. 适用于脾胃虚弱，食少纳呆。也可用于脾胃阴虚。

3. 用于肾虚精亏，腰酸，头晕，足软无力者。

[用量用法] 内服：煎汤，10～15g，鲜品 30～60g；或入丸、
散，熬膏。外用：适量，煎汤洗；熬膏涂；或浸酒搽。

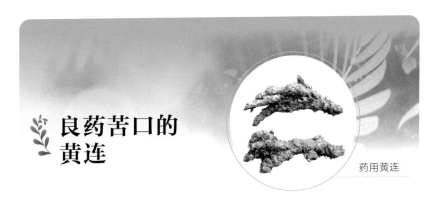

良药苦口的
黄连

药用黄连

有一阵子，黄连能治疗高脂血症、高血压、心律失常等的文
章风靡微信群，大家争相传阅。其实，黄连作为一种保健药，在
丹药延寿风行的岁月，人们认为其作用仅次于丹砂。五代时期的
王微作《黄连赞》云："黄连味苦，左右相因，断凉涤暑，阐命
轻身"。著名的文学家江淹也作《黄连颂》云："黄连上草，丹砂
之次"。《神仙传》讲的更玄，它记载封君达、黑穴公两人"并服
黄连五十年，得仙"。一直到明代，还有一个叫吴宽的人作《黄

连诗》，认为黄连"服食可资寿，其功利于病"。说明在长达一千多年的时间里，黄连既是常用的治疗药物，又被人们当作益寿延年的保健品。

黄连作为保健品有多少保健作用暂且不述，但黄连作为一味药物入药可是有一段动人的传说。

从前，在山清水秀的巴山深处，有一姓陶的名中医，家有一处药园，种有数百种中草药。一次，陶医生要远出行医，便请来一位对中草药略知一二的黄姓英俊后生替他管理药园。

正月刚过，寒霜未消，冷气袭人，这个青年在药园后山的路旁，发现一株开着绿白色小花的小草，迎着凛冽的寒风摇曳。于是他把这棵野草移入药园，不几年就繁殖了一大片。

陶医生有一个聪明伶俐的爱女，明眸皓齿，名唤娟妹。一天她突然得了一种病，满身燥热，又吐又泻，只两三天工夫就病得不省人事。陶医生不在家，娟妹之母请来几个医生治疗，均不见效，反而便起血来。眼看就有丧命之险。黄姓青年见状也十分焦急，怎么办呢？偶然之间，他突然想起药园里开着绿白花的野草来。于是，他连根拔了一蔸，洗净熬了一碗水，端给娟妹喝。谁知早上喝了，下午病情大减，体温退去，腹泻遂止。连服两次，娟妹的病奇迹般地痊愈了。

陶医生回来后，听说黄姓青年用一种野草治好了女儿的病，便询问了女儿的病情，方知女儿所患肠胃热重，必须清热解毒才能医好，这开绿白色花的小草对清热解毒一定有特效。陶医生对这种野草，又几经临床试验，果然如此。

这位黄姓青年姓黄名连。陶医生为纪念他发现并培育了这种特效草药，便把这味中药定名为"黄连"。

从此，黄连之名便上了药书。同时，陶医生为感激黄连对女儿的救命之恩，遂将女儿娟妹许配给黄连为妻。至今，在陕南山区乡间，还流传着"黄连姻缘"的美好诗句：

> 良药苦口数黄连，
>
> 绿花争艳正月间。
>
> 清热解毒除沉疴，
>
> 苦尽甜来结连理。

药物简介

[植物形态] 多年生草本。根茎呈黄色，分枝，密生须根。叶基生；有叶柄；叶片坚纸质，卵状三角形，3全裂；中央裂片有细柄，卵状菱形，顶端急尖，羽状深裂，边缘有锐锯齿，侧生裂片不等2深裂，表面沿脉被短柔毛。花草1～2，二歧或多歧聚伞花序，有花3～8朵；总苞片通常3，披针形；萼片5，黄绿色，窄卵形；花

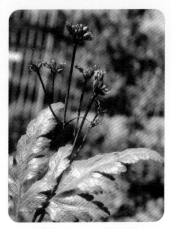
黄连植物形态（陈虎彪摄）

瓣线形或线状披针形；雄蕊多数；心皮8～12，离生，有短柄。菁荚果。种子7～8粒，长椭圆形，褐色。花期2～4月，果期3～6月。

[性味归经] 味苦，性寒。归心、脾、胃、胆、大肠经。

[功效] 清热燥湿，泻火解毒。

[药用]

1.湿热痞满，呕吐吞酸。

2.湿热泻痢。

3.高热神昏，心烦不寐，血热吐衄。

4.痈肿疔疮，目赤牙痛。

5.消渴。

6.外治湿疹、湿疮、耳道流脓。

[用量用法] 内服：煎服，2～5g。外用：适量。

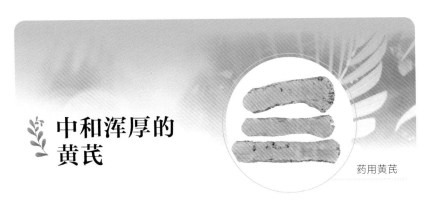

中和浑厚的黄芪

药用黄芪

　　黄芪是一种名贵的中药材，属于补药系列，久负盛名。而恒山山区是我国黄芪的集中产区，年产干黄芪可达100多万斤，素有"黄芪之乡"的美称。人们只知道恒山黄芪是一种药用价值极高的名贵中药材，又是人们烹肉、泡酒、做菜、煮汤的主要佐料，却不知恒山黄芪还有一个凄美的爱情故事。

　　在古时候，恒山有一个猎人，年方十九，名王十虎。生就体魄强健，仪表堂堂，为人聪颖机敏，侠肝义胆，再加上一身好功夫，一手的好箭法，又肯助人为乐，周济穷人，所以成为当地猎户中被人推崇敬重的好猎手。

　　十虎父母早亡，孑然一身，一年四季在恒山的崇山峻岭中狩猎。有一天，眼瞅日已偏西，却尚未获得一点猎物，心里十分焦急。惆怅间，一只梅花鹿从密林窜跳出来，沿山脊向东而去，十虎大喜，便随后紧紧追赶。奇怪的是，他追得快，鹿也跑得快，他追得慢，鹿也放慢了脚步，好像有意戏弄于他。

十虎心中不悦，便张弓搭箭，嗖嗖嗖几箭射将过去，却并未碰到梅花鹿的一根毫毛，被人誉为神箭手的他，有生以来第一次未射中猎物，好似重重挨了几记耳光。羞愧与愤怒使他更加加快了脚步，但那鹿也是扬开了四蹄，仿佛凌空飞奔，穿峡谷，越山涧，在前面密林中一闪，消失不见了。十虎四处寻觅，鹿终是无影无踪。

十虎垂头丧气，只听得林涛阵阵怒吼，好似嘲笑他一般。忽然间，在林海涛声之中隐隐夹杂了少女尖厉的呼救声。一种不祥的预感顿时掠过心头，他疾步向阴森恐怖的密林跑去。蓦然，被眼前的情景惊呆了，只见一只斑斓猛虎正在追赶着一位窈窕女子，那女子手提花篮，边跑边喊救命。忽然间，那女子两腿一软，瘫倒在树下，花篮也甩出了几尺远。眼见着猛虎几步窜将过来，张着血盆大口，舞着爪扑向那女子。就在这千钧一发之际，只见王十虎急中生智，飞起右腿，踢起一块顽石，"嗖"的一声，石块正中猛虎头部，那虎受痛，咆哮如雷，返身径直向他扑来。十虎侧避躲过，那虎扑空落地，王十虎趁势骑卧于虎身，抡起铁锤般的拳头向虎头雨点样砸去。虎儿吃痛，却又被王十虎压在身下动弹不得，只得用尾巴带着风声，歇斯底里地抽打着，碗口粗的树应声折断，枝叶簌簌下落。虎儿眼见不得活了。

那女子哪见识过这种场面，早惊得昏死过去。待女子睁开眼时，看着躺在地下的猛虎一动不动，便挣扎起来，上前施礼道："多谢壮士救命之恩，小女子没齿难忘。"遂扯下罗裙给王十虎包扎伤口。

王十虎其实也早已精疲力竭，根本站立不起来，便问道："你一个文弱女子，如何独自上山？"那女子答道："小女子住黄家坡，离此地不远，因双亲早亡，幼时曾随家父学医，略通医道，为给乡亲医病去疾，来此采药。"女子边答边扶起了十虎道："看你已伤精气，需要调理，就去小女子家住上几日，奴家有自制药丸，保你数日便可恢复。"那女子说完，满是期待眼神。十虎亦想，自己孤身一人，无人照应，便应允了。

十虎随女子归家，安顿一番。那女子便从柜中取出一根二尺多长，比胳膊还粗，好似树根的东西，对十虎说："恩公，此物件是北岳恒山镇山宝草，名叫黄芪，常服可起死回生，延年益寿。"

经过几日的煎药熬汤，精心调理，十虎也恢复了健康。二人虽然朝夕相处短短几日光景，却相互已暗生爱慕之心，便在花前月下，私定了终身。不久，择良辰吉日，洞房花烛。婚后，夫妻恩恩爱爱，如胶似漆，男猎女医，日子倒也十分美满。

可是好景不长，一年后，十虎见妻子近日来总是闷闷不乐，容颜日渐憔悴，便问道："娘子一向心肠宽大，为何这几日愁眉苦脸，莫非有什么心事？"妻子见丈夫疑问，早已潸然泪下，呜咽答道："夫君有所不知，小女子本是恒山黄芪仙子，修炼已千年，因见你忠厚志诚，聪颖勇敢，久有爱慕之心，故而幻化小鹿请君入山，安排打虎救奴，也是为妻试探夫君的侠肝义胆。然而，谁曾想北岳大帝降旨，言奴与夫君成亲违反仙规，今日午时令奴归返仙界，你我夫妻一场，再无恩爱之时了。"言毕，夫妻二人抱头痛哭。

午时，但见天空阴云密布，狂风大作，天际闪电夹着霹雳声。黄芪仙子回头对十虎说："为妻一去，或许还有见面之法，夫君可试之。"说着从怀中取出一包黄芪籽和一个玲珑剔透的玉瓶，叮咛道："吾去后，夫君把它种于恒山主峰上，花开第三天，采最大一朵花，插入瓶中，半夜子时连唤'黄芪仙子'三声，为妻便会回来看你。秋天，君要把山上黄芪籽收回，精心收藏，来年再种，依此下去，咱们夫妻每年可得以相见。"言讫，便飘然腾空而去。

从此，王十虎依照妻子的嘱咐，撒种黄芪，年复一年，直至去世。每当夏日来临，北岳恒山之峰头涧尾，沟沟坎坎，到处盛开着娇嫩欲滴的小黄花，恒山也就被誉为"黄芪之乡"了。

关于黄芪还有另一个故事也流传广泛。古时候，有一位善良的老人，名叫戴糁，他善于针灸治疗术，为人厚道，待人谦和，一生乐于救助他人，后来，由于救坠崖儿童而身亡。老人形瘦，面肌淡黄，人们以尊老之称而敬呼之"黄耆"。老人去世后，人们为了纪念他，便将老人墓旁生长的一种味甜，具有补中益气、止汗、利水消肿、除毒生肌作用的草药亦称为"黄耆"，并用它救治了很多病人。后来将二字简化作"黄芪"。

药物简介

[植物形态] 黄芪多年生草本，株高 50～80cm。主根深长，棒状，稍带木质，浅棕黄色。茎直立，上部多分枝。奇数羽状复叶互生；小叶 6～13对，小叶片椭圆形或长卵圆形，先端钝尖，截形或具短尖头，全缘，下面被白色长柔

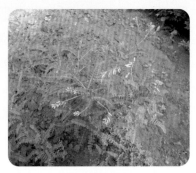

黄芪植物形态

毛；托叶披针形或三角形。总状花序腋生，小花梗被黑色硬毛；花萼钟形，萼齿 5；花冠蝶形，淡黄色；雄蕊 10，2 体（9+1）；子房被疏柔毛。荚果膜质膨胀，半卵圆形，先端尖刺状，被黑色

短毛，种子5～6枚，肾形，黑色。花期5～6月，果期7～8月。

[性味归经] 味甘，性微温。归肺、脾经。

[功效] 补气升阳，固表敛汗，托疮排脓，利尿消肿。

[应用]

1. 脱肛、子宫脱垂、崩漏、眩晕乏力，自汗。

2. 用于托疮排脓。

3. 虚性水肿。

[用量用法] 15～30g，水煎服，大剂量可用至30～60g。亦可入丸、散、膏剂。

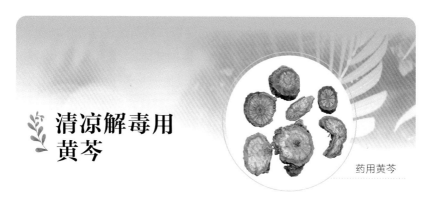

清凉解毒用黄芩

药用黄芩

黄芩是一味清凉解毒的中药，也像很多中药的由来一样，黄芩也有一段传说。

传说很早以前，九焰山天极垭一带流行了一次大瘟疫，很多人家断了烟火。有个名叫黄芩的小伙子，父母刚刚病故，自己也染病倒下。他孤身一人，无人照护，一直迷迷糊糊地发着高烧。

一天，黄芩在昏迷中感觉进来一个姑娘，先扶他喂了药，又安置他睡下就走了。黄芩醒来，果然见床前放着药碗，很是奇怪。正在纳闷时，柴门"吱呀"一声被推开了，一个姑娘向床前走来。黄芩认出这正是他昏迷中见到的送药姑娘。姑娘放下包袄，坐在床沿上，笑眯眯地问道："好点了吗？"黄芩感激地说："难为大姐了。"姑娘说："别客气。""大姐住在哪里啊？"黄芩又问道。"我姓黄，名叫黄连，今年十七岁，住在神农峰。母亲早亡，我随父亲一起挖药、种药、看病。两年前，父亲也不幸去世，我便一人四处行医。见你昏迷不醒，无人照料，知道你病情严重，就给你煨好药，喂你服了下去，你现在已经好转了。"姑娘说罢，收拾包袱转身出门，回头来又嘱咐黄芩："你好好养病，我到村里转一趟再来。"

黄连天天给人治病，瘟疫消除了，黄芩的病也好了。天极垭的穷人都喜欢黄连，留她在村子里住了下来。黄连见黄芩孤身一人怪可怜的，一有空就来帮他洗衣做饭。黄芩见黄连聪明机灵，心肠好，也是三天两头地看望她。他们经常一起上山打柴、挖药，一起在家洗衣、治病，村里人都说他们是天生的一对。

当地有个财主，见黄连长得美丽，早就想打她的主意。那天，财主说有病，派人去请黄连。黄连不知是计，跟着管家来到财主家，管家说财主病重不能起床，要黄连到室内号脉。黄连进到室内，一看没有病人，知道事情不好，转身想走。谁知财主已拦住房门，饿狼似地扑向黄连。黄连双手死死掐住财主脖子，和他拼命。这时躲在门外的管家听到声音跑进来，救下了财主，打死了黄连。财主觉得还不解恨，恶狠狠地说："你想掐死我，我让你死后连手都没有！"于是，用斧子剁下了黄连的双手，把尸体丢进了天坑。

黄连被财主叫去看病，黄芩等了一天不见回来，知道凶多吉少，便放下手中活去寻找。刚到财主家门外，就碰上女佣人端着一双人手出来。女佣人把黄连被害的经过给他说了。他心如刀绞，失声痛哭。黄芩把黄连的双手捧回去埋在山边。他白天守着坟地痛哭，晚上睡在坟边陪伴。他一天到晚眼泪不干，泪水滴在坟上。不久，坟上长出一棵小草来。这棵草秆子绿里带红，叶片花碎。黄芩像对黄连姑娘一样爱护它，每次上坟都要给它浇水、壅根、松土。黄芩的眼泪流得越多，这棵草生长就越旺盛，不久便开花结籽。

过了两年，天极垭又发生了瘟疫，人们都想起了黄连，黄芩心里更是难过。一天，黄芩去给黄连上坟，哭着哭着就昏睡了过去。梦中他看到黄连站在自己面前，亲热地喊着他的名字，要他帮着扯药，并伸手拔起面前这棵草说："这药清火、败毒、止泻，快拿回村里给百姓治病吧！"当黄芩喊着要去拉黄连时，却醒了过来，原来是一场梦。

黄芩把梦中情景说给村里人听，大家都说这一定是黄连托梦点化我们的。他们来到坟上，见那草长得茂盛极了，扒开它下面的土，见草根长得很奇怪，像人的手掌一样，人们你一言我一语地说开了："这草根真像黄连的手啊！"、"这草根一定是黄连的手变成的！"有人试着用这草根煎水喝，病果然好了。就这样，天极垭用这草根治病，瘟疫很快消除了。财主在瘟疫流行中也病倒了，他派人抢去了这种草，酽酽地熬了一锅给全家喝，结果人人中毒，上吐下泻，死得挖根断苗。穷人们都说："这是害了黄连姑娘的报应！"

从这时起，人们都认得黄连姑娘坟上这种草了。他们把草上的籽儿收下来，种在土里，长出苗后又移栽到背风向阳的地方，不让太阳暴晒，不让寒风吹打，人病了就拿这草根熬水喝。

许多年以后，黄芩死了，人们把他和黄连埋在一起。在黄芩坟上也长出一种草，也能治病，它起着清火败毒的作用。人们为了纪念这对苦命人，就把黄连坟上那种草叫"黄连"，把黄芩坟上的那种草叫"黄芩"。久而久之，黄连、黄芩就成了两味药材的名称了。

清凉解毒用黄芩

还有一个传说，相传李时珍自幼聪明伶俐，好学上进，小小年纪就立志考取功名，光耀门庭。可是天有不测风云，在李时珍十六岁时突患急病，咳嗽不止，久治不愈。随着病情加剧，他每日吐痰碗余，烦渴引饮，骨蒸劳热，六脉浮洪，虽服用柴胡、麦冬、荆芥、竹沥等解表退热、润肺清心、清热化痰之剂，却并无效果。方圆百里的名医都束手无策，认为无药可救，眼看李时珍生命危在旦夕。

正在李时珍的父母悲伤绝望之际，村子里来了一位从远方云游到此的道士，这位道人白发长髯，仙风道骨。闻言道人专治疑难杂症，李时珍的父母急忙把道人请到家中给他看病。道士给李时珍号了脉象后，捋捋长髯说："不妨，不妨，此病只需服用黄芩30g，加水两盅，煎至一盅，服用半月即可痊愈。"时珍的父母半信半疑地按方煎药。奇迹出现了，半月之后，时珍身热全退，痰多咳嗽的症状也消失了，身体逐渐恢复了起来。

一味黄芩居然起到了立竿见影的治疗效果，李时珍深感中国医学的神奇，更对这位身怀绝技的道士钦佩不已。从此，便跟随道人刻苦钻研医学，读遍历代医书，踏遍高山大川。功夫不负有心人，李时珍终于在医学上取得了巨大的成就，成为医家一代宗师。在他编著的《本草纲目》中，李时珍对救了他性命的黄芩这味中药倍加推崇，称之为"药中肯綮，如鼓应桴，医中之妙，有如此哉"。

[植物形态] 多年生草本；根茎肥厚，肉质，径达2cm，伸长而分枝。叶坚纸质，披针形至线状披针形，长1.5～4.5cm，

宽 0.5 ～ 1.2cm；叶柄短，长 2mm，腹凹背凸，被微柔毛。花序在茎及枝上顶生，总状，长 7 ～ 15cm；花梗长 3mm。花萼开花时长 4mm，盾片高 1.5mm。花冠紫、紫红至蓝色，长 2.3 ～ 3cm。雄蕊 4，稍露出；花丝扁平，中部以下前对在内侧，后对在两侧被小疏柔毛。花柱细长，先端锐尖，微裂。花盘环状，高 0.75mm，前

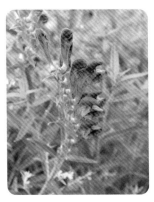

黄芩植物形态

方稍增大，后方延伸成极短子房柄。子房褐色，无毛。小坚果卵球形，高 1.5mm，径 1mm，黑褐色，具瘤，腹面近基部具果脐。花期 7 ～ 8 月，果期 8 ～ 9 月。

[性味归经] 味苦，性寒。归肺、胆、脾、胃、大肠、小肠经。

[功效] 清热燥湿，泻火解毒，止血，安胎。

[应用]

1. 湿温，暑湿，胸闷呕恶，湿热痞满，黄疸泻痢。

2. 肺热咳嗽，高热烦渴。

3. 血热吐衄。

4. 痈肿疮毒。

5. 胎动不安。

[用量用法] 内服：煎服，3 ～ 10g。清热多生用，安胎多炒用，清上焦热可酒炙用，止血可炒炭用。

藿香生小园

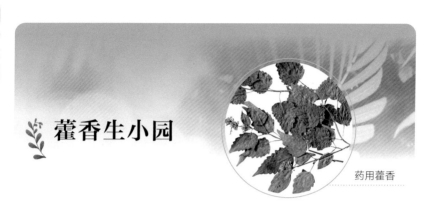

药用藿香

"藿香生小园，青青映日初。湛湛垂鲜露，熠熠摅芳泽。采之为药草，辟秽祛痾伏。采之用芸签，馨香驱书蠹。"少时居于乡间，庭院里种有藿香，枝叶青青，翠绿欲滴，馨香馥郁，甚是喜爱。藿香如何入药，有这样一段传说。

很久以前，深山里住着一户人家，哥哥与妹妹藿香相依为命。后来，哥哥娶亲后又从军在外，家里只有姑嫂二人。平日里，姑嫂相互体贴，相依为命，每天一起下地劳作，一起操持家务，日子过得和和美美。

一年夏天，天气连日闷热潮湿，嫂子因劳累中暑，突然病倒。只见她发热恶寒，头痛恶心，倦怠乏力，十分难受。藿香急忙把嫂子扶到床上说："您恐怕是中了暑，治这种病不难，咱家的后山上就有能治这种病的香味药草。我赶快上山去把它采来，早日治愈你的病。"嫂子念小姑年轻，出门不便，劝她别去。藿香却全然不顾，执意进了深山。

藿香一去就是一天，直到天大黑时才跌跌撞撞回到家里。只见她手里提着一小筐药草，两眼发直，精神萎靡，一进门便扑倒在地，瘫软一团。嫂子连忙下床将她扶坐到床上，询问缘由，才知道她在采药时，不慎被毒蛇咬伤了右脚，中了蛇毒。嫂子听后顿时神情紧张，赶紧脱下霍香右脚的鞋袜。只见在霍香的脚面上有两排蛇咬的牙印，右脚又红又肿，连小腿也肿胀变粗了。嫂子一面惊叫，一面抱起霍香的右脚，准备用嘴从伤口处吮吸毒汁。但霍香因怕嫂子中毒，死活不肯。等乡亲们听见嫂子的呼救将郎中找来，却为时已晚。

嫂子用小姑采来的药草治好了病，并在乡亲们的帮助下埋葬了霍香。为牢记小姑之情，嫂子便把这种有香味的药草亲切地称为"霍香"，并让大家把它种植在房前屋后、地边路旁，以便随时采用。

从此"霍香"草的名声越传越广，治好了不少中暑的病人。因为是药草的缘故，久之，人们便在霍字头上加了一个"草"字头，将霍香写成了"藿香"。

［植物形态］藿香系多年生草本或灌木，高 30～100cm，揉之有香气。茎直立，上部多分枝，老枝粗壮，近圆形；幼枝方形，密被灰黄色柔毛。叶对生，圆形至宽卵形，长 2～10cm，宽 2.5～7cm，先端短尖或钝，基部楔形或心形，边缘有粗钝齿或有时分裂，两面均被毛，脉上尤多；叶柄长 1～6cm，有毛。

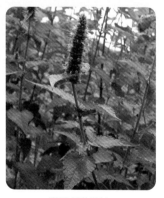

藿香植物形态

轮伞花序密集成假穗状花序，密被短柔毛；花萼筒状，5 齿；花冠紫色，4 裂，前裂片向前伸；雄蕊 4，花丝中部有长须毛，花药 1 室。小坚果近球形，稍压扁。

[性味归经] 味辛，性微温。归脾、胃、肺经。

[功效] 化湿，解暑，止呕。

[应用]

1. 主治暑日外感着凉，内伤生冷，恶寒发热，吐泻腹痛；或湿温初起，发热胸闷有表证者。

2. 适用于湿阻中焦，脘腹胀满，纳呆呕恶；适当配伍，可用治多种呕吐。

[用量用法] 5～10g；鲜品加倍。不宜久煎。

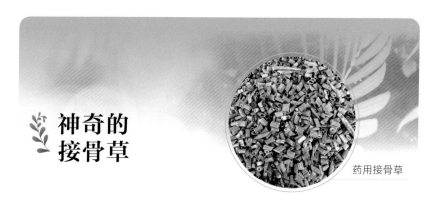

神奇的接骨草

药用接骨草

接骨草具有止痛、止血、消炎、接骨的功能。如何入药，传说是这样的。

一天正午，太阳温暖地照着，一位医生正在山路边的一棵大青树下休息。突然间，他看到一条 20 多厘米长的大蜈蚣爬到他的脚边。他担心蜈蚣的刺螫，拔出长刀，轻轻砍下，将蜈蚣斩成两截。

过了一会儿，他发现另一条蜈蚣爬了过来，它绕着这两截被斩断的蜈蚣"尸首"，转了转，用嘴嗅了一下，便匆匆穿过草丛爬走了。

不久，这条蜈蚣又爬了回来，它嘴里噙着一片嫩绿的叶子，只见它先把两截蜈蚣尸体连在一起，然后将这片嫩叶覆盖在连接处的上面。大约过了半个时辰，奇迹出现了，那条被斩断的蜈蚣竟然连接了起来，还慢慢蠕动几下，最后爬进草丛里去了。

医生捡起那片遗留在地上的叶子，仔细辨别后，发现这是一种长在细藤上的叶子。他猜测这种叶子可能有接骨功能，便采集了一大包背回山寨。他将叶子捣碎，然后打断鸡腿骨，敷在鸡腿骨上将其包扎好。过了三天后，解开包扎一看，鸡腿骨竟连接起来了。于是他就用这种草药给骨折病人治疗，无不效验。

由于这种草药有接骨作用，人们就将它称为"接骨草"。

[植物形态] 多年生草本或亚灌木。高达 3m，枝圆柱形，有棱，银白色。单数羽状复叶，小叶 3～9，对生，椭圆状披针形，长 5～12cm，宽 3～5cm，顶端渐尖，边缘有细密的锐锯齿，基部偏斜或阔楔形。复伞房花序，除两性花外，散生不发育呈倒杯状的肉质花，花冠白色或乳白色，辐状，裂片 5；子房 3室。果卵形，直径 3～4mm，成熟时红色至黑色。花期 7～8 月，果期 9～10 月。

[性味归经] 味苦、辛，性微温。归肝、肾经。

[功效] 祛风利湿，活血，止血。

[应用]

1. 治风湿性关节炎，跌打损伤。

2. 风湿冷痹。

3. 寒湿腰痛。

4. 脚气，胫肿内痛。

5. 浑身水肿，坐卧不得。

6. 头风眩晕。

［用量用法］内服：煎汤，15～30g；或入丸、散。外用：适量，捣敷或煎汤熏洗；或研末撒。

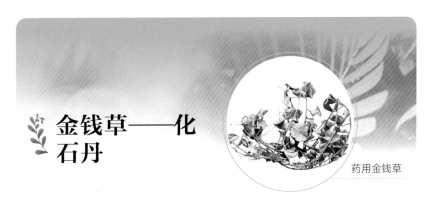

金钱草——化石丹

药用金钱草

"小叶形容枉似钱，于贫于富不相牵。求来一味堪除疾，若是爱财君莫怜。"叶子形状像金钱的草，就是人们非常熟悉的金钱草。因其叶子圆形或近似圆形，颇似金钱而得名。民间有一种说法，认为这种草比金钱还贵重，故以金钱称之。

相传很久以前，有一对年轻恩爱的夫妻，平时日子过得很美满。天有不测风云，人有旦夕祸福。有一天，丈夫突然腹痛难忍，痛得在地上打滚，延医不治，不久便死去了。

妻子请来医生，要查明丈夫的死因。医生根据死者的发病部位剖腹，在胆囊内取出一块小石头。

为了纪念丈夫，妻子用红绿丝线织成一个小网兜，把石头放在里面，挂在脖子上，形影不离地佩戴着亡夫腹内的遗物。

有一天，她上山砍柴时，发现挂在脖子上的石头小了许多。为了解开这个谜，她又去请教医生。医生听了她的话，觉得可能是她砍柴时，接触到了一种能化石头的草药。

后来，医生和那位妇女一起上山，在她砍柴的地方把各种草都割下来，试包石头。果然有一种草包了石头后，石头会缩小。医生就采了许多这种草，用作治疗结石病，每当病人服用这种药草后腹部疼痛缓解，黄疸褪去，食欲增加，真可谓是药到病除。人们都说，这种草真了不起，能治病，比金钱还贵重，所以就叫它金钱草。也有人根据它能化石，叫它"化石丹"。

[植物形态] 多年生草本，全株近无毛，叶、花萼、花冠均有黑色腺条。茎匍匐，由基部向顶端逐渐细弱呈鞭状，长 20～60cm。叶对生，宽卵形或心形，长 2～5cm、宽 1～4.5cm，先端钝尖或钝，基部心形或近圆形，全缘；叶柄

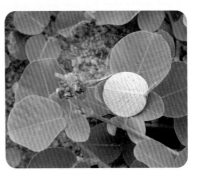

金钱草植物形态

长 1～4cm。花单生于叶腋，花梗长达叶端；花萼 5 深裂；花冠黄色，5 裂；雄蕊 5，不等长，花丝基部愈合成筒。蒴果球形，有黑色短腺条纹。花期 5～7 月，果期 6～8 月。

[性味归经] 味甘、咸，性微寒。归肝、胆、肾、膀胱经。

[功效] 清热利湿，通淋，消肿。

[应用]

1. 用于热淋、砂淋、尿涩作痛，黄疸尿赤。

2. 痈肿疔疮。

3. 毒蛇咬伤。

4. 肝胆结石，尿路结石。

［用量用法］30～60g，煎服，鲜用加倍，捣汁饮，并以渣敷患处。

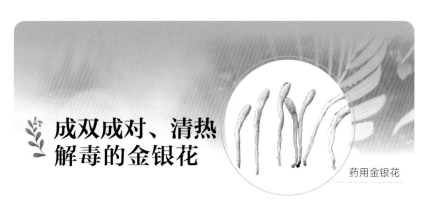

成双成对、清热解毒的金银花

药用金银花

金银花，又名忍冬。"金银花"一名出自《本草纲目》，由于初开为白色，后转为黄色，因此得名金银花。又因为一蒂二花，两条花蕊探在外，成双成对，形影不离，状如雄雌相伴，又似鸳鸯对舞，故有"鸳鸯藤"之称。金银花既能宣散风热，还善清解血毒，用于各种热性病，如身热、发疹、发斑、热毒疮痈、咽喉肿痛等症，均效果显著。金银花如何入药，有这样一个美丽的传说。

从前，在江南一个山清水秀的村庄里，有一对心地善良的夫妻。这一年，妻子怀了双胞胎，生下一对可爱的女儿，两口子十分高兴，就给他们取名一个叫金花，一个叫银花。

金花和银花慢慢长大了，两个人不但长得一模一样，而且形影不离，十分要好。她俩又会绣花，又能言善道。爹妈很疼爱他们，乡亲、邻居们也非常喜欢这对姐妹。

这一年，两姐妹都长到十八岁了。她俩长得像花儿一样漂亮，求亲的人一个接一个，几乎把门槛踏破。可是，姐妹俩谁也不愿出嫁，生怕从此分离。她们两个私下发誓："生愿同床，死愿同穴！"做爹妈的也拿她俩没有办法。

谁想好景不长。忽然有一天，金花得了病。这病来得又急又凶，浑身发热，全身皮肤起红斑，一头躺倒在床上就起不来，奄奄一息。爹妈也请医生给她看过。医生看了看病情，号了号脉说："哎呀！这是热毒病。自古以来也没有治这种病的药，只好等死了！"

银花听说姐姐的病没法医治，整天守着姐姐，哭得死去活来。

金花说："离我远一点吧，这病会传染人的。"

银花说："我恨不得替姐姐得病受苦，还怕什么传染不传染呢？"

金花说："我反正活不成了，妹妹还得活呀。"

银花说："姐姐怎么忘啦？咱们有誓在先：生同床、死同穴。姐姐如果有个好歹，我绝不一个人活着！"

没过几天，金花的病更重了，银花也卧床不起。她俩对爹妈说："我们死后，要变成专治热毒病的药草。不能让得这种病的人再像我们一样干等死了！"

后来，他们俩果真一道死了。乡亲们帮着父母把她俩葬在一座坟里。

转年春天，一场春雨过后，百草发芽。可这座坟上却什么草也不长，单单生出一棵绿叶的小藤。三年过去，这小藤长得十分茂盛。到了夏天开花时，先白后黄，黄白相间，煞是好看。人们都很奇怪，想起金花和银花两姐妹临终前的话，莫非姐妹俩真成为专治热毒病的草药了吗！人们采花入药，用来治热毒症，果然有神奇的疗效。

从此，人们就把这种藤称作"金银花"了。

还有一个有关金银花的传说。相传，层峦叠嶂的栾川山中，随处可见到丛丛青翠欲滴的金银花，那枝叶间黄、白二色的长喇叭花，昂首怒放，飘溢清香，仿佛在向人们讲述着一个动人的故事。

很久前，栾川一带痢疾大流行，因得不到及时治疗，死者不计其数。当地有个财主，觉得这是发财的机会，便雇了几名大夫，开了个药房，哄抬药价，牟取暴利。昂贵的药价害得百姓叫苦连天，怨声载道。

一日，不知从何处来了两个孪生姐妹，长得天仙一般。姐姐金花，发髻上插一支光灿灿的金簪；妹妹银花，发髻上别一支亮闪闪的银簪。不知谁帮的忙，一夜间半山坡上建起了一座竹楼和篱笆小院，院里还长着青枝绿蔓的花草。人们都惊奇地围在院外观看。那姐妹俩忙招呼大家进去，并说她们从外地迁来，以医为主。乡亲们无比欢欣，忙扶老携幼前来就诊。说也神奇，那些捂着肚子来的人，经二姐妹银针一扎，疼痛立止，又服了些用院中鲜花熬成的汤液，病告痊愈。一时间两姐妹的名声远扬，求诊者络绎不绝。

财主因门前日渐冷清，气得暴跳如雷，便带着一帮人向山上走来，扬言要踏平竹楼，抢走姐妹俩。突然，竹楼里腾出团团浓雾，遮得天昏地暗。等雾消时，竹楼和两姐妹已无影无踪，只有那些花草还在争奇斗艳，藤蔓上开着金、银二色的喇叭花，颇似金银花姑娘头上的簪子。财主气得七窍生烟，令人将花草全部拔掉用刀剁了。这时突然刮起了大风，那风将零碎的花草枝蔓抛向高空，又撒向大山各处。紧接着雷电交加，大雨如注，直浇得财主及随从们抱头鼠窜。

那些花草就是金银花，它落地生根，不多日便爬满山岗，先后开出由白变黄的花来，人们都说那就是金花、银花的化身，就取名"金银花"。

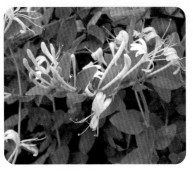

金银花植物形态

[植物形态] 缠绕半灌木，常绿。幼枝密被柔毛和腺毛，老枝棕褐色，呈条状剥离，中空。叶对生，卵形至长卵形，长3～8cm，宽1.5～4cm，初时两面有毛，后则上面无毛。花成对腋生，花梗及花均有短柔毛；花冠初开时白色，后变黄色，外被柔行和腺毛，花冠筒细长；雄蕊5，伸出花冠外；子房下位。浆果球形，熟时黑色。花期4～6月，果期7～10月。

[性味归经] 味甘，性寒。归肺、心、胃经。

[功效] 清热解毒，凉血止痢。

[应用]

1. 主治外感温热及疮痈。

2. 高热发斑。

3. 可治热毒痢疾，下痢脓血。

[用量用法] 10～15g。凉血止痢宜炒炭用。

金樱子，固肾涩精

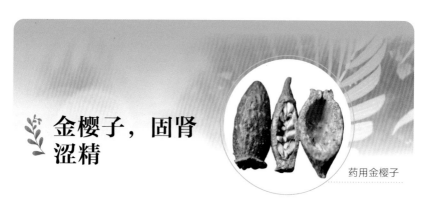

药用金樱子

"金樱药用爱肾家，固精固涩力不差。虽然花白不显耀，水陆二仙丹唯它。"这首诗对金樱子的药用做了精辟的阐述，我们在欣赏金樱花洁白如雪的花朵和沁人芳香时，别忘了它具有固精固涩的作用。金樱子满身长刺，如何入药，有一个动人的传说。

从前有一大户人家，家庭殷实，兄弟三人和睦相处，其乐融融，唯一缺陷的是老大和老二都没儿子，只有老三育有一子。不孝有三，无后为大。中国人历来把传宗接代看得很重，所以，一家三兄弟都把老三的儿子当成了宝贝，呵护有加。

这个兼挑三房的宝贝疙瘩慢慢长大了，成为英俊的小伙子。哥儿仨急着要给小伙子张罗媳妇，媒人请来一个又一个，可是，谁也说不成这门亲事。原来，小伙子外表谈吐，样样可心，就是从小有个尿床的坏毛病，方圆十里，尽人皆知。古代的人认为"尿床"是肾亏的表现，肾亏就是性功能不行，因此，谁家的姑娘愿意嫁给阳事不举的他？

有一天，来了一个采药的老头。这老头仙风道骨，身上背着个药葫芦，药葫芦上还悬着一缕金黄的缨穗。老哥儿仨急忙把老头请进家，问老头有没有治尿床的药草。老头说："葫芦里没这种药。"

"我们老哥儿仨就守着这么一根独苗，他要是成不了亲，我们这一家就绝了后啦！求你给想想办法吧。"

老头说："我倒认识一种药，可是，得到南方去挖，那地方到处有瘴气，毒人啊！"

老哥儿三个一听，都跪下恳求道："请你老行行好，辛苦一趟吧！"

挖药老头叹了口气说："我也没儿子，知道没儿的苦处。好，就成全你们一家吧！"

说完，老头就朝南方走了。一个月过去，老头没回来；两个月过完，老头还没影儿。直到第三个月的最后一天，老头才拖着沉重的步伐，慢腾腾地挣扎着走来。哥儿仨一看，大吃一惊，只见挖药老头浑身浮肿，面无血色。哥儿仨忙围住老头问："你怎么啦？"

老头有气无力地说："我中了瘴气的毒啦！"

"有药治吗？"

老头摇了摇头，又把葫芦扣在桌上，指着一种果实对他们说："这药可以治好你儿子的病。"说完，老头就咽气死了。

这一家人感动得痛哭失声，用厚礼把采药的老头安葬了。为了纪念这个为成全别人而舍身采药的老人，他们就把老人挖来的药，取名叫"金缨"——因为老头没留下姓名，只见他装药的葫芦上挂着一缕金黄色的缨穗。

后来，哥儿仨把金缨煎了，给那小伙子吃了几天，病果真好了。不久，他们给小伙子娶了亲，转过年来，哥儿仨就抱上了孙子。

以后，人们又把金缨改名叫"金樱子"了，大概认为是一味草药，用"樱"字更为贴切，所以改"缨"为"樱"，而且是草药的果实，又加了一个"子"。从此以后这味药就叫作"金樱子"了。

[植物形态]常绿攀缘状灌木。枝密生倒钩状皮刺和刺毛。三出复叶互生；小叶椭圆状卵形至卵状披针形，长3～7cm，宽1～5cm，先端尖，边缘有细锐锯齿，下面沿中脉有刺；托叶线状披针形。花单生于侧枝顶端；萼片5，卵状

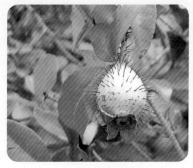

金樱子植物形态

披针形，被腺毛，宿存；花瓣5，白色，倒广卵形；雄蕊多数；雌蕊多数，被绒毛，包于花托内。蔷薇果熟时红色，梨形，外有刚毛，内有多数瘦果。花期5～6月，果期9～10月。

[性味归经]味酸、涩，性平。归肾、膀胱、大肠经。

[功效]固精涩肠，缩尿止泻。

[应用]治滑精，遗尿，小便频数，脾虚泻痢，肺虚喘咳，自汗盗汗，崩漏带下。

[用量用法]内服：煎汤，1.5～3钱；或入丸、散或熬膏。

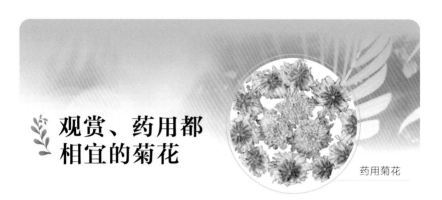

观赏、药用都相宜的菊花

药用菊花

"秋丛绕舍似陶家，遍绕篱边日渐斜。不是花中偏爱菊，此花开尽更无花。"菊花是观赏花卉，遍植田院，在百花之中是最后凋谢的，一旦菊花谢尽，便无花卉可赏，人们爱花之情自然都集中到菊花上来。菊花不但可供观赏，也是一味常用的中药，有关菊花的故事，在我国民间流传很多。

相传很早以前，杭州大运河边上住着一个叫阿牛的农民。阿牛家里很穷，七岁就没了父亲，靠母亲纺织度日。阿牛母亲因子幼丧夫，生活艰辛，经常哭泣，把眼睛都哭烂了。

阿牛长到13岁，他对母亲说："妈妈，你眼睛不好，今后不要再日夜纺纱织布，我已经长大，我能养活你！"于是他就去张财主家做小长工，母子俩苦度光阴。两年后，母亲的眼病越来越严重，不久竟双目失明。

阿牛想，母亲的眼睛是为我而盲，无论如何也要医好她的眼睛。他一边给财主做工，一边起早摸黑开荒种菜，靠卖菜换些钱给母亲求医买药。也不知吃了多少药，母亲的眼病仍不见好转。一天夜里，阿牛做了一个梦，梦见一个漂亮的姑娘来帮他种菜，并告诉他说："沿运河往西数十里，有个天花荡，荡中有一株白色的花，能治眼病。这花要九月初九重阳节才开放，到时候你用这花煎汤给你母亲吃，一定能治好她的眼病"。

重阳节那天，阿牛带了干粮，去天花荡寻找白菊花。原来这是一个长满野草的荒荡，人称天荒荡。他在那里找了很久，只有黄菊花，就是不见白菊花，一直找到下午，才在草荡中一个小土墩旁的草丛中找到一株白色的野菊花。

这株白菊花长得很特别，一梗九分枝，眼前只开一朵花，其余八朵含苞待放。阿牛将这株白菊花连根带土挖了回来，移种在自家屋旁。经他浇水护理，不久八枚花朵也陆续绽开，又香又好看。于是他每天采下一朵白菊煎汤给母亲服用。当吃完了第七朵菊花之后，阿牛母亲的眼睛便开始复明了。

于是，白菊花能治眼病的消息很快传了出去，村上人纷纷前来观看这株不寻常的野菊花。这一消息也传到了张财主那里。

张财主将阿牛叫去，命他立即将那株白菊移栽到张家花园里。阿牛当然不肯，张财主便派了几个手下人赶到阿牛家强抢那株白菊花，因双方争夺，结果菊花被折断，他们才扬长而去。

阿牛见这株为母亲治好眼疾的白菊遭殃，十分伤心，坐在被折断的白菊旁哭到天黑，直至深夜仍不肯离开。半夜之后，他朦胧的泪眼前猛然一亮，上次梦见的那位漂亮姑娘突然来到他的身边。姑娘劝他说："阿牛，你的孝心已经有了好报，不要伤心，回去睡吧！"

阿牛说："这株菊花救过我的亲人，它被折死，叫我怎么活？"

姑娘说："这菊花梗子虽然断了，但根还在，她没有死，你只要将根挖出来，移植到另一个地方，就会长出白菊花。"

阿牛问道："姑娘，你是何人，请告知，我要好好谢你。"

姑娘说："我是天上的菊花仙子，特来助你，无须报答，你只要按照一首《种菊谣》去做，白菊花定会种活。"接着菊花仙子念道："三分四平头，五月水淋头，六月甩料头，七八捂墩头，九月滚绣球。"念完就不见了。

阿牛回到屋里仔细推敲菊花仙子的《种菊谣》，终于悟出了其中意思：种白菊要在三月移植，四月掐头，五月多浇水，六月勤施肥，七月八月护好根，这样九月就能开出绣球状的菊花。阿牛根据菊花仙子的指点去做了，后来菊花老根上果然生出了不少枝条。他又剪下这些枝条去插，再按《种菊谣》说的去栽培，第二年九月初九重阳节便开出了一朵朵芬芳四溢的白菊花。

后来，阿牛把种菊的技能教给了村上的穷百姓，这一带种白菊花的人就越来越多了。因为阿牛是九月初九找到这株白菊花的，所以后来人们就将九月九称作菊花节，并形成了赏菊花、吃菊花茶、饮菊花酒等风俗。

[植物形态] 白菊，多年生草本，高 60～150cm。茎直立，基部常木化，上部多分枝，具细毛或柔毛。叶互生，卵形至卵状披针形，长约 5cm，宽 3～4cm，边缘有粗大锯齿或深裂成羽状，基部楔形，下面有白色茸毛；具叶柄。头状花序顶生或腋生，直径 2.5～5cm，总苞半球形，总苞片 3～4 层，外层绿色，条形，有白色绒毛，边缘膜质；舌状花，雌性，白色，黄色或淡红色；管状花两性，黄色，基部常有膜质鳞

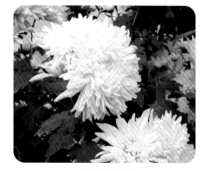

白菊花植物形态

165

片。瘦果无冠毛。花期9～11月。

[性味归经] 味辛、甘、苦，性微寒。归肺、肝经。

[功效] 疏散风热，平抑肝阳，清肝明目，清热解毒。

[应用]

1.风热感冒，温病初起。

2.肝阳眩晕，肝风实证。

3.目赤昏花视物不清。

4.疮痈肿毒。

[用量用法] 煎服，10～15g。疏散风热多用黄菊花（杭菊花），平肝明目多用白菊花（滁菊花）。

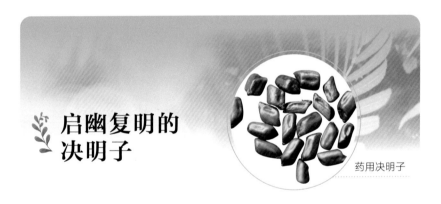

药用决明子

启幽复明的决明子

"治目收泪益精光，血压硬化亦可防。决明老鹳加当归，可使婚女孕怀上。咽喉糜烂有溃疡，劝君常饮决明汤。"《神农本草经》记载决明子："决明治青盲目淫，眼赤泪出，久服益精光。"唐代医家甄权还说："每日取一匙按净，空心吞服，百日后，夜见物光。"关于决明子的药用效果曾有一个传说。

相传，从前有个秀才，因为整日看书，还不到四十岁就得了眼病，看东西看不清，走路拄拐杖，人们都叫他"瞎秀才"。

有一天，一个南方药商从他屋前走过，见门前有几棵野草，就问这个草苗卖不卖？秀才反过来问："你给多少钱？"药商说："你要多少钱我就给多少钱。"老秀才心想，这几棵草还挺值钱，就说："俺不卖"。药商见他不卖就走了。

过了几日，南方药商又来了，还是要买那几棵草。这时，瞎秀才门前的草已经长到三尺多高，茎上已经开满了金黄色的花，秀才见药商又来买，觉得这草一定有价值，要不然他为何总要买？秀才还是舍不得卖。

秋天，这几棵野草结了菱形、灰绿色有光亮的草籽。秀才一闻草籽味挺香，觉得准是好药，就把草籽收拾下来，每天用它泡水喝。日子一长，眼病好了，走路也不拄拐杖了。

又过了一个月，药商第三次来买野草。见没了野草，问秀才道："野草你卖了？""没有"，秀才就把野草籽能治眼病的事说了一遍。药商听后说："这草籽是良药，要不然我也不会三次来买。这草籽能治各种眼病，长服能明目。"

以后，秀才因为常饮决明子茶，一直到八十多岁还眼明体健，并曾吟诗一首："愚翁八十目不瞑，日数蝇头夜点星。并非生得好眼力，只缘长年饮决明。"

[植物形态] 一年生半灌木状草本，高 0.5 ～ 2m。上部分枝多。叶互生，羽状复叶；叶柄长 2 ～ 3cm；小叶 3 对，叶片倒卵形或倒卵状长圆形，长 2 ～ 6m，宽 1.5 ～ 3.5cm，先端圆形，基部楔形，稍偏斜，下面及边缘有柔毛，最下 1 对小叶间有 1 条形腺体，或下面 2 对小叶间各有一腺体。花成对腋生，最上部的聚生；总花梗极短；小花梗长 1 ～ 2cm；萼片 5。倒卵形；花

冠黄色，花瓣5，倒卵形，长12～15mm，基部有爪；雄蕊10。发育雄蕊7，3个较大的花药先端急狭成瓶颈状；子房细长，花柱弯曲。荚果细长，近四棱形，长15～20cm，宽3～4mm，果柄长2～4cm。种子多数，菱柱形或菱形略

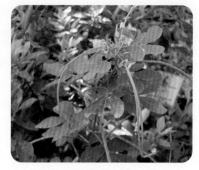

决明植物形态

扁，淡褐色，光亮，两侧各有1条线形斜凹纹。花期6～8月，果期8～10月。

[性味归经] 味甘、苦、咸，性微寒。归肝、大肠经。

[功能] 清肝明目，润肠通便。

[主治]

1. 目赤肿痛，羞明多泪，目暗不明。

2. 头痛，眩晕。

3. 内热肠燥，大便秘结。

[用量用法] 内服：煎汤,6～15g，大量可用至30g；或研末；或泡茶饮。外用：研末调敷。

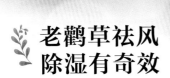

老鹳草祛风
除湿有奇效

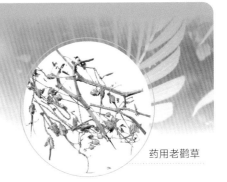

药用老鹳草

老鹳草的主要功效就是治疗风湿病、活血脉、通脉络，常常应用于风湿疼痛、风湿麻痹、肢体麻木、跌打损伤等症状，它既可以内服也可以外用。老鹳草可以与当归、红花、苦参等一系列药物一起服用治疗病症。老鹳草还有一段鲜为人知的传奇来历。

相传在隋唐时期，著名的医药学家孙思邈云游四川峨眉山上的真人洞，并在洞中炼丹和炮制多种治疑难病的妙药，以解除病人的疾苦。由于四川属盆地气候，湿度很大，上山求医的患者大多都患风湿病，而孙思邈用遍所有方法仍束手无策，孙思邈陷于一片苦思之中。

一天，孙思邈带着徒儿上山采药，忽然发现有一只灰色的老鹳鸟在陡峭的山崖上不停地啄食一种无名小草，随后拖着沉重的躯体缓慢地飞回密林的鹳鸟窝中。

过了几天，孙思邈又见到这只老鹳鸟去啄食此草，奇怪的是这次老鹳鸟比上次飞得雄健而有力了。

于是，孙思邈对徒儿说："老鹳鸟长年在水中寻食鱼虾，极易染上风湿邪气，老鹳鸟能食，说明此草无毒。食用该草后此鸟疾飞更有力，说明该草有一定益处。"随即命徒儿采回很多这种无名小草，煎熬成浓汁，让前来应诊的风湿病患者服用，并带些药草回去自己熬汤服用。

几天之后，奇迹发生了，原来双腿及关节红肿的症状均已肿消痛止，并且可以下地行走了。

喜讯惊动了各地山民，人们奔走相告，慕名前往治病的络绎不绝。有许多经过治疗痊愈的风湿病人，请孙思邈给此药草起一个名字，孙思邈略思片刻称道："此药草是经老鹳鸟认识发现的，应归功于老鹳鸟，故取名为'老鹳草'。"

药物简介

[植物形态] 老鹳草，多年生草本，高 30～80cm。根茎短而直立，具略增厚的长根。茎直立或下部稍蔓生，有倒生柔毛。叶对生；基生叶和下部叶有长柄，向上渐短；托叶狭披针形，先端渐尖，有毛；叶片肾状三角形，基部心形，长 3～5cm，宽 4～6cm，3 深裂，中央裂片稍大，卵状菱形，先端尖，上部有缺刻或粗牙齿，齿顶有短凹尖，下部叶有时近 5 深裂，上下两面多少有伏毛。花单生叶腋，或 2～3 花成聚伞花序；花梗在花时伸长，果时弯曲下倾；萼片 5，卵形或披针形，先端有芒，长 5～6mm，被柔毛；花瓣 5，淡红色或粉红色，与萼片近等长，具 5 条紫红色纵脉；雄蕊 10，基部连合，花丝基部突然扩大，扩大部分具缘毛；子房上位，5 室，花柱 5，不明显或极短。蒴果，有微毛，喙较短，果熟时 5 个果瓣与中轴分离，喙部由下向上内卷，长约 2cm。花期 7～8 月，果期 8～10 月。

[性味归经] 味辛、苦，性平。归肝、肾、脾经。

[功效] 祛风湿，通经络，清热毒，止泻痢。

［应用］

1. 风湿痹证。

2. 泄泻，痢疾，疮疡。

［用量用法］内服：煎服，9～15g；或熬膏、酒浸服。外用：适量。

平凡的梨子却是止咳良药

药用梨

梨子素有"百果之宗"的美誉。在世界果品市场上，苹果、梨子和橙子被称为"三大果霸"。我国是梨子属植物的起源地之一，在梨子属大家族的 25 个品种当中，我国就有 14 种，占了半数以上，是世界上梨子树品种最多的国家。随着我国梨子产量的逐年增加以及人们生活水平的大幅提高，梨子已成为百姓家庭中的日常水果。人们都知道梨子具有清肺止咳作用，有关梨子清肺作用，也有一段传说。

相传从前有个老头，他的儿子得了痨病。医生判断，病人的肺快烂完了，所以不肯给予治疗。病人没有办法，只好回家等死。

老头非常吝啬，平日不但在钱财方面抠得很紧，而且还差使儿子们。如今，虽说这个儿子病得要死了，老头还是不让他歇息。老头对这个儿子说："有病也不能吃闲饭，你去看梨园吧！"

这年秋天，来了一场暴风雨，梨园里没熟的梨掉了满地。卖吧，没人要；丢了吧，太可惜。老头就把梨煮熟当饭。他算计，这样可省些大米卖掉，把梨的损失补回来。他那痨病儿子一连好多天也只得顿顿吃梨。

过了些日子，病人碰见了医生。医生一看病人的气色，大吃一惊，说："来，让我搭搭你的脉。"

医生切过脉，叫道："哎呀，你的病怎么减轻啦？这些日子吃的什么药来呢？""没吃药啊，就是天天拿梨当饭。"痨病儿子说道。

"吃梨？"医生问明情况，想了想说："也许这梨能治病。我看你就再吃些梨吧！"

第二天，医生从老头家买了许多梨，又把害痨病的人都找来，让他们回去煮梨吃。这样过了一个多月，病人都有了好转。医生怕鲜梨不好保存，就把它制成"梨膏"当药，让病人继续吃。半年过后，原来推手不治的病人全好了。

从此，人们知道了梨对治疗痨病很有帮助。

药物简介

[植物形态] 白梨，乔木，高达 5～8m。树冠开展；小枝粗壮，幼时被柔毛；二年生枝紫褐色，具稀疏皮孔。叶柄长 2.5～7cm；托叶膜质，边缘具腺齿；叶片卵形或椭圆形，长 5～11cm，宽 3.5～6cm，

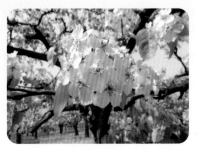
白梨树植物形态

先端渐尖或急尖，基部宽楔形，边缘有带刺芒尖锐齿，微向内合拢。伞形总状花序，有花 7～10 朵，总花梗和花梗幼时有绒毛，

花梗长 1.5～3cm；萼片 5，三角形；花瓣 5，卵形，先端呈啮齿状，基部具有短爪；雄蕊 20，长约为花瓣的一半；子房下位，花柱 5 或 4，离生，无毛。果实卵形或近球形，先端萼片脱落，基部具肥厚果梗，黄色，有细密斑点。种子倒卵形，微扁，褐色。花期 4 月，果期 8～9 月。

[性味] 味甘、微酸，性凉。归肺经。

[功效] 具有生津润燥，清热化痰，止渴解酒，利大、小肠。

[应用]

1. 肺燥咳嗽，痰热惊狂，噎膈。

2. 热病津伤烦渴，消渴。

3. 目赤胬肉，烫、火伤。

4. 反胃、便秘。解酒毒。

[用量用法] 内服：煎汤，15～30g；或生食，1～2 枚；或捣汁；或蒸服，或熬膏。外用：捣敷或捣汁点眼。

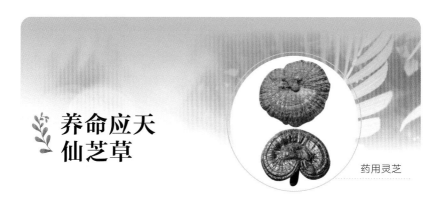

养命应天仙芝草

药用灵芝

灵芝是一味大家熟知的中药，不但有治疗作用，还有保健作用，广泛应用于中医临床。灵芝有一个凄美的传说故事。

灵芝原来是天蓬元帅的千金，因违反天规，受贬后托草投胎而来。灵芝姑娘长得特别美，用沉鱼落雁之容、闭月羞花之貌也不足以表达。玉皇大帝虽有三宫六院，却没有人能比得上她。

有一天玉皇传旨，宣天蓬元帅到凌霄宝殿见驾。天蓬元帅以为自己行为失检，大祸临头，战战兢兢跪在金殿上禀奏道："陛下宣微臣上殿，不知有何见谕？"玉皇一改往常的威严，满脸笑容，说话不再绕圈子。"爱卿休得惊慌，今日宣你非为别事，寡人最近得悉你有一女，品貌双优，欲破内宫额满之禁，例外纳为一万零一号贵妃，终日侍奉左右，同享天庭之荣华，不知爱卿意下如何？"天蓬本来官瘾极大，苦于无进身之阶，此刻一听，连忙捣蒜一般叩首谢恩，并求玉皇早点择良辰吉日迎接女儿。玉皇大悦，给了天蓬十分厚重的封赏。

话说天蓬兴冲冲回到家把此事告诉了灵芝，猜想女儿也一定会高兴的。料不到灵芝一口回绝道："女儿回禀元帅，别看那玉皇至高至尊，实乃无恶不作的轻薄好色之徒。他那么多后妃，有几个得到好下场？父亲尚有一点爱女之心，也不会睁眼看女儿落入虎口。"

天蓬做梦也想不到的美事，被女儿当作肥皂泡吹掉了。他深知女儿吃软不吃硬，忙开口哄道："傻孩子，你难道不知一人进宫全家得福吗？你别看这贵妃的品位比王母诸后低几等级，只要你用心求取恩宠，前程无量。你若一味固执，誓违圣命，玉皇岂能饶你？咱全家的荣华富贵势必断送你手！"他暗中布置了丫鬟使女把灵芝软禁起来。

被囚的灵芝日夜啼哭，悲哀欲绝。但她深知父亲是个求官心切、不择手段的人，就趁戒备不严之时，悄悄溜出帅府，变成一根不显眼的小草，向凡间飘去。

玉皇得知此事，气得暴跳如雷。为了维护自己的尊严，掩盖天庭的丑闻，便发布"驱逐灵芝出仙界，贬她为一棵独居山野的小草，不准她在肥沃的土地上落脚，不准她再择偶婚配，也不准她再有一般小草那样有遮体的外衣，终身寂寞孤独，等到她觉得这样活不如死，决定悔改，再予赦免。"

从此，灵芝在人间扎根了。这当然是一种美丽的神话。

还有一个传说，相传很早以前，玉苍山上住着父女两人。父亲叫王富山，女儿叫王灵芝。父女俩长年以采药为生，没置下什么家业。灵芝从小失去母亲，刚懂事便随父亲上山采药，练就了一双铁脚板，走起路来飞快。几年之后，父亲过世了，只剩下灵芝姑娘一人。这时候，她不但采药，还学会了用草药给人治病。

有一年，玉苍山附近有一个堡子突然流行瘟疫。轻者头晕迷糊，重者连泻带吐，男女老少急得痛哭流泪，毫无办法。当灵芝姑娘知道病情后，从山上采来草药，在村口熬了一锅药水，让大家一起喝。果然没出两天，瘟疫解除了。大家伙儿从心底里感谢玉苍山灵芝姑娘。

灵芝姑娘给穷人治病的事也传到了一个老女巫的耳朵里，她非常嫉妒。因为大伙儿没病了，老女巫装神弄鬼，骗钱骗物的机会少了，她能不嫉妒吗？

女巫想来想去，想出一个鬼点子。当地有个十分霸道的财主，两只眼睛总是色眯眯的，家里有好几个小老婆，却还经常污辱穷人家的姑娘和小媳妇。女巫知道玉苍山灵芝姑娘的身世后，就想把她推进财主的虎口里。

一天，女巫借机会找到财主，她把灵芝姑娘的美貌向财主花言巧语地说了一番。之后，女巫主动说要给财主成人之美。财主听了这个好事乐得大嘴直哈哈，一夜没睡好觉。第二天，财主领着打手由女巫带路来到了玉苍山山上。

灵芝姑娘突然看到这帮坏人，想躲也来不及了。就问道："你们这是干什么？"女巫说："干什么？明说了吧，我是这一带专门跳神治病的。上回是你把那些得瘟疫的穷人治好的吧？"

"是我治好的"，灵芝姑娘没有多想就说道，"给他们治病有什么不对？都是一些穷苦人，我理应帮助他们。"

女巫说："哼！你给治病，那我还干什么？"

听到这里，灵芝姑娘说："噢，就为这个呀，咱们井水不犯河水，各做各的事嘛！"

"少说废话，今天我们财主老爷请你下山，一是让你做他一房小媳妇，你愿不愿意都得跟我们走。二是你会治病，好在财主老爷面前治个头疼脑热的，图个方便。"女巫边说边用手指着身旁的人。

灵芝姑娘一听，简直都气炸肺了，气愤地说："你们真是瞎了眼，赶快走开！"

财主和灵芝姑娘初打照面就被灵芝的美色吸引住了，心里馋得痒痒。"真是高山出俊鸟啊，没想到石头缝里还有朵美丽的小花！"他眼睛直勾勾盯着灵芝姑娘说道"今天说什么也得把她给我弄到家里，让我尝尝鲜花的味道。"

"狗财主，快滚！"灵芝姑娘指着财主骂道。这时，财主走上前一步说道："嘿嘿，请你和我一起滚吧！""滚开，不要欺负人！"灵芝姑娘回应道。"架走。"财主把手一挥，一帮人蜂拥而上，要把灵芝姑娘架起来。

灵芝姑娘灵机一动，马上说："别别，你们松开手，我跟你们走。不过，这山上还有一棵大人参，我把它也拿给财主老爷。"

财主听说有人参，马上让大家松开灵芝姑娘，叫她把人参一同带着。殊不知，这是灵芝姑娘急中生智想逃跑的妙招。

灵芝姑娘在前面走，财主们在后面紧跟。灵芝姑娘越走越快，后面跟不上就喊着："慢点，慢点！"可是不管那些人怎么喊，灵芝姑娘就是不听。眼看上山顶了，财主觉得不对劲，上当了，眼看到手的美丽姑娘就要放跑了，急忙让打手们拉弓射箭。灵芝姑娘跑到一个山头崖边，纵身往下一蹦，就见呼啦一下子闪出一道红光，灵芝姑娘变成一只美丽的凤凰向天空飞去，箭射下几根羽毛，落在大树上。这时候，天空突然电闪雷鸣，狂风大作，把女巫和财主一帮打手们全都刮到山下摔死了。

风停雨住，玉苍山一片清新。第二年，人们在玉苍山里的大树上发现一种像扇子形状的大蘑菇，人们都说这是灵芝姑娘化身。

[植物形态] 菌盖木栓质，肾形，红褐、红紫或暗紫色，具漆样光泽，有环状棱纹和辐射状皱纹，大小及形态变化很大，大型个体的菌盖为20cm×10cm，厚约2cm，一般个体为4cm×3cm，厚0.5～1cm，下面有无数小孔，管口呈白色或淡褐色，每毫米内有4～5个，管口圆形，内壁为子实层，孢子产生于担子顶端。菌柄侧生，极少偏生，长于菌盖直径，紫褐色至黑色，有漆样光泽，坚硬。孢子卵圆形，（8～11）cm×7cm，壁两层，内壁褐色，表面有小疣，外壁透明无色。

[性味归经] 味甘，性平。归心、肺、肝、肾经。

[功效] 养血安神，止咳平喘，滋补强壮。

[应用]

1. 用于治疗神经衰弱。

2. 治疗白细胞减少症、心律失常。

3. 急性肝炎、急性支气管炎。

4. 利尿、益肾。

[用量用法] 3～9g。

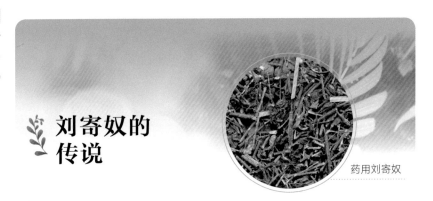

药用刘寄奴

刘寄奴的传说

刘寄奴本来是宋武帝刘裕的小名，为什么成为一味中药名呢？话还得从头说起。

相传从前彭城（今江苏徐州）有个小孩，聪慧机灵，名叫刘寄奴。因为家境贫寒，八九岁就得上山砍柴。

有一天傍晚，他砍柴归来，看见对面不远处，有一条张着血盆大口的大蛇，他立即拔出箭搭上弓，"嗖"地朝着大蛇射去，忽然那条大蛇就溜得不见了。

天已不早，他也挑着柴火回家了。次日一早，他特地跑到那里只见有几个垂髫小童，正在石臼里捣药。

刘寄奴问："小兄弟，你们在捣什么呀？"其中稍大的一个答道："唉，我们主人真倒霉，昨天被刘寄奴射了一箭，现在捣药给他敷伤呢！"

刘寄奴一听马上大声呵斥道："你们胡说什么，我就是刘寄奴，我怎会无故射伤你们主人呢！"

话未说完，小童们一脸惊慌，瞬间逃得无影无踪。

刘寄奴觉得很奇怪，但也没有办法，他把放在地上未捣烂的药草带回家中，遇有刀箭创伤的患者就将此药外敷内服，果然药到病除。

之后，刘寄奴参加了起义军，把此药带在身边，帮助作战受伤的人医治，依然有神奇疗效，创口很快会愈合，因为是刘寄奴提供给大家用的药，所以将士们就把此草叫作"刘寄奴草"。

刘寄奴勇敢善战，一路升为将军，后来统一了天下。他就是历史上南宋开国之君宋高祖刘裕，寄奴是他的小名。

这是一个传奇的故事，但它表现了我国古代劳动人民在生产实践中对中草药生物的认知过程。

简介 药物

[植物形态] 刘寄奴系植物奇蒿的全草，年生草本，高60～120cm，茎直立，有细棱，单叶互生，卵状披针形至披针形，长7～11cm，宽3～4cm，边缘有锐锯齿，上面疏被毛，下面被珠丝状微毛或近无毛。头状花序钟形，长3mm，宽2mm，密集成穗状圆锥花丛，总苞棕黄色，总苞片3～4层，短圆形，管状花，白色，外层花雌性，中央花两性，瘦果长圆形，具有纵棱，花期7～9月，果期9～11月。主产于浙江、江苏、江西等省，全草入药，称为南刘寄奴，秋季开花或结果时采收。

[性味归经] 味苦，性温。归心、肝、脾经。

[功效] 破血通经；散瘀止痛；消食化积。

[应用]

1.适用于血滞经闭，产后瘀阻腹痛；跌打损伤、瘀血肿痛以及创伤出血。

2.适用于食积不化，脘腹胀痛。

[用量用法] 3～10g。外用适量。

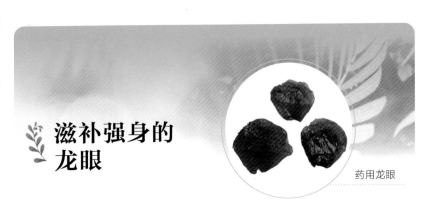

药用龙眼

滋补强身的龙眼

龙眼味甘，性温，营养丰富，滋补强壮，常用于虚劳羸弱、神经衰弱等病症，是中医传统补药。

传说在很久以前，江南有个钱员外，家有良田千顷，家财万贯，美中不足的是年过半百，膝下无子。钱员外连娶三房妻室，总算在五十三岁时得了个儿子。晚年得子，合家欢喜，取名钱福禄，视为宝贝。小福禄娇生惯养，却长得又瘦又矮，十岁的人看上去仍像四五岁，这下可急坏了钱员外。

钱员外有位通晓医药的远房亲戚王夫人，她看到福禄这般模样，就对钱员外说："少爷乃先天禀气不足，后天过于娇惯，饮食不节，损伤脾胃。若要强身健体，非龙眼不可。"

王夫人给钱员外讲了龙眼的来历。相传在哪吒闹海那年，哪吒打死东海龙王的三太子，还挖了龙眼。这时，正好有个叫海子的穷孩子生病，哪吒便把龙眼让他吃了。海子吃了龙眼之后病好了，长成彪形大汉，活了100多岁。海子死后，在他的坟上长出了一棵树，树上结满了像龙眼一样的果子。人们从来没有见过这种果子，谁也不敢吃。有一位勇敢的穷孩子先摘吃了这种果子。穷孩子吃了这种果子后，身体变得越来越强壮。从此人们就把这种果称为"龙眼"。在东海边家家都种植龙眼树，人人皆食龙眼肉。

　　钱员外听后立即派人去东海边采摘龙眼，每天蒸给福禄吃。久而久之，福禄的身体果然变得越来越强壮。

药物简介

　　[植物形态] 常绿乔木，高达10m。树皮棕褐色，粗糙，片裂或纵裂。茎上部多分枝，小枝被有黄棕色短柔毛。双数羽状复叶互生，连柄长15～30cm；小叶2～6对、近对生或互生，长椭圆形或长椭圆状披针形，长6～20cm，

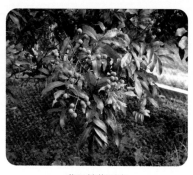

龙眼植物形态

宽2.5～5cm，边全缘或波状，上面暗绿色，有光泽，下面粉绿。春、夏季开黄白色小花，圆锥花序顶生或腋生，有锈色星状柔毛，花杂性；萼5裂；花瓣5；花盘被毛；雄蕊8个；子房心形，2～3裂。核果球形，不开裂，外皮黄褐色，粗糙，鲜假种皮白色透明，肉质，多汁，甘甜。种子球形，黑褐色，光亮。

　　[性味归经] 根、叶：味微苦，性平。假种皮：味甘，性温；归心、脾经。种子：味微苦、涩，性平。

　　[功效]

　　根：利湿，通络。

　　叶：清热解毒，解表利湿。

　　假种皮：补心脾，养血安神。

　　种子：止血，止痛。

[应用]

根：乳糜尿，白带，风湿关节痛。

叶：预防流行性感冒，流行性脑脊髓膜炎，感冒，肠炎；外用治阴囊湿疹。

假种皮（龙眼肉）：病后体虚，神经衰弱，健忘，心悸，失眠。

种子（龙眼核）：胃痛，烧烫伤，刀伤出血，疝气痛；外用治外伤出血。

[用量用法]

1. 内服：根 15 ～ 30g，叶 9 ～ 15g；外用：适量，煎水洗患处。

2. 内服：假种皮 9 ～ 15g，种子 9 ～ 15g；外用：适量，研末调茶油敷患处或研末撒敷伤口。

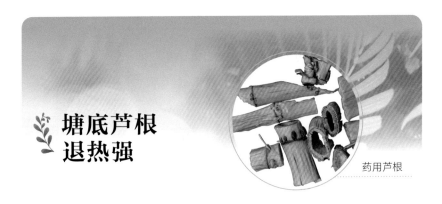

塘底芦根
退热强

药用芦根

相传在雁荡山大山深处，有一户姓田的家徒四壁穷人，生活艰辛，好不容易老年得子，但在有一年秋冬之交，孩子受了风寒，烧得满面通红，昏睡不起，穷人急忙去镇上的药铺买药。外号叫"刘一刀"的黑心药店老板对穷人说："要退烧，就得吃羚羊角，离了羚羊角，发烧退不了。"

穷人急忙问道："那羚羊角需要多少钱？"

刘一刀说："退烧需要五分羚羊角，名贵药材，一分一两，五分五两银子。"

穷人哪里有这么多银子，便向刘一刀哀求能不能少要点钱。刘一刀把脸一沉说："穷鬼，买不起药就别来，我还不想卖给你呢！"

穷人听了非常气愤，但又没有办法，无奈之下只有忍气吞声走出药店。

穷人刚走出药店，就碰见了一个衣着褴褛的叫花子。叫花子对穷人说："退烧不一定非要吃羚羊角不可，我教给你个法子，不花一分钱，就可以退孩子的烧。"

穷人听了非常感激，急忙问道："好师傅，什么法子？"

叫花子说："你赶快到池塘边挖些芦根，用水洗净后，给孩子煎成汤药喝，烧就自然退了。"

穷人听了连忙到村外池塘边上挖了些鲜芦根，用水洗去根上的泥沙，切成半寸长，煎成汤给孩子喝了下去。果然，服一剂后，高烧略退一点，服两剂后，嚷着要吃饭，三剂过后，孩子烧退病愈。

从此以后，村里的人都知道芦根能解大热，是一种退烧药，谁家有发高烧的病人，便去挖些芦根，他们便再也不去药店求那个刘一刀了。

从此，芦根的药效一传十，十传百，田头屋角的芦根也就成了一味不花钱就能退烧的民间草药。

［植物形态］芦苇属多年生草本。秆可达 4m，直径 0.2～1cm。叶广披针形，长 30～60cm，宽 1～3.5cm，先端渐尖，基部钝圆。边缘粗糙；叶鞘圆筒状；叶舌极短，截平或为一圈纤毛。圆锥花序长 10～40cm，分枝纤细，呈毛帚状，下部枝腋间有白色柔毛；小穗紫褐色，长 1.2～1.6cm，有 4～7 朵小花，第 1 朵小花常为雄性，其他为两性；外稃无毛，第 2 朵外稃基盘棒状，具长 0.6～1.2cm 的柔毛。颖果长圆形。花果期夏、秋季。

［性味归经］味甘，性寒。归肺、胃经。

［功效］清胃，生津止呕，清肺，排脓，利尿。

［应用］主治胃热津伤。用于肺热、淋痛。

［用量用法］15～30g，鲜品加倍，并可捣汁服。

呦呦鹿鸣衔草来

药用鹿衔草

鹿衔草具有补虚益肾、祛风除湿、活血调经、补肾强骨、祛风除湿、止咳止血功效，临床应用广泛。民间有关鹿衔草传说不少。

在大盘山区，流传着一则发生在动物和人之间感人至深的故事。

相传古时候，一支由官兵组成的打猎队伍进大盘山打猎。一天，他们正在围截一只小鹿。遍体鳞伤的小鹿，在猎人的雨矢中惊惶失措地四处乱逃。

小鹿慌乱地从一处灌木丛向山脚村庄的方向逃命。这时，灌木的枝叶挡住了猎人们的视线，他们不知道小鹿已逃出了丛林，依旧在林中死命地搜捕。

在路边的庄稼地里，有一位少妇在摘菜。小鹿见她生得文雅温柔，眼睛里闪烁着慈善的光泽，仿佛见到自己的母亲一样。于是，对人类的一切怨恨都化成了烟云，不顾一切地跑过去，在少妇前面跪了下来，声泪俱下地求告道："妈妈救救我，妈妈救救我！"

少妇吃惊地张大了嘴巴，这只小鹿怎么会叫她妈妈。她见小鹿浑身是伤，一副将自己的性命递交给你，任你任其处置，它都无怨无悔的情态，她心中生起怜悯之情，伸手抹去小鹿脸上的泪水，凝视它良久，随后摇摇头说："可是孩子，我可怜的孩子，我哪有能力可以救你啊！"

这时，猎人的马蹄声渐渐近了，惊天动地的喊杀声响成一片。小鹿泪眼汪汪地注视着她，企盼她能救自己一条活命。

少妇已看到骑着马的猎人正纵马向这边飞驰而来！怎么办？眼看可怜的小鹿要逃不出猎人的魔爪了，少妇慌张的浑身乱颤！

猎人凶神恶煞般地搜索着地面，随时准备射杀可能出现的小鹿。

少妇不由自主地把自己的裙子往前一展，裙褶盖住了小鹿的身体，小鹿就势往里一滚，躲进了少妇的怀中。

少妇这才放下悬挂着的心，美丽的脸庞上荡开了一朵红云。

她定了定神，假装忙碌手中的活计。

铜盔铁甲披挂的大将军在路边高喊："喂！那边的小妇人听着，有没有看见一只小鹿，一只快要死了的小鹿！"

少妇的身体微微哆嗦了一下，赶忙摆摆手说："将军，我没，没看见。"

"到底有没有？不准撒谎！要是在老子前面撒谎，我可饶不了你，你说！除了这条路，它还能飞上天钻下地去不成？"

"哦，对了，将军，刚才有……像是有一只、一只受了伤的小鹿，从你走的路上跑过去。"少妇说完用手朝那边指了指。

"追！"听了少妇的话，将军指挥猎队朝少妇手指的方向飞驰而去。小鹿终于躲过一劫。

数年后，这位救过小鹿性命的少妇，月子难产，肚子痛了五天五夜，没能产下婴儿，奄奄一息。

少妇像是到了阴司的大门口，在门外徘徊了许久，她实在不愿意跨过这道阴阳界的门槛，纵然她自己可以撒手西去，可肚子里的小生命还没来到这个世上，就要夭折在肚里，少妇真是心有不甘。

冥冥之中，少妇听到了几声鹿鸣！呦呦鹿鸣，她似乎很熟悉这声音，仿佛是从天国瑶池里洒下了甘泉，灌注进了正在死亡线上挣扎的少妇的身体内。她清醒了过来，好像有了一些力量，回身朝床前望去，见一只鹿正站在床前向她鸣叫。这只鹿就是当年自己救过的那只小鹿，如今已长成大鹿了。

鹿从口中吐出一束草，泪眼汪汪地向少妇点头鸣叫。少妇知道鹿的意思，接过那束草，掏出手绢擦去它脸上的泪痕，鹿才依依不舍地转身离去。

少妇喝下那束草煎成的汤，很快就分娩了，母子双双都脱离了危险。

从那以后，这则人救鹿性命、鹿感恩知报反过来救人性命的故事，在整个大盘山区传了开来。鹿送来的那束草成为名贵中草药，由于当时鹿是含在口中送来的，这里的人们就叫它"鹿衔草"。

另外，还有一个有关鹿衔草的传说故事。相传很久以前，东北的深山密林中群居着野鹿。为此，当地许多居民都想观鹿逗乐，但人现鹿散，不能如愿。这倒越发激起了人们想了解这群自然生灵的欲望。

有一天，几个居民费心谋划后，擎着自制的鹿头模具，躲藏在又深又密的草丛中，用卷起的树叶吹出阵阵鹿鸣声。不多时，果然引来了大群野鹿。

但见野鹿雌雄相嬉交配。奇怪的是，居民发现一对野鹿交配完毕后，雄鹿便倒"毙"于地。接下来，便有一群雌鹿围绕过来，发出悲鸣嚎叫，继而把头凑在一起，又四散而去。约莫半晌工夫，这散去的雌鹿都衔着相同的草回来，原来刚才是为雄鹿寻药草去了。这些雌鹿把草衔到雄鹿嘴边，磨来蹭去，没多久，奇迹出现了，倒地的雄鹿竟慢慢眨动眼睛醒过来了，而且犹如刚从睡梦中醒来，重又神采飞扬，和雌鹿交颈摩肩，戏玩如初。

窥见此幕的居民颇感惊奇，想看这神草是什么样子，便窜出草丛，把鹿群吓跑。近前一看，这草长着圆圆的叶片，香气浓郁，当地生长很多这种药草，于是便采些拿回家，心想人吃了可能也会有药效。后来验证，此药草确有益肾补虚救急之功。可给药草取什么名字呢？当时观鹿的几个居民提议，叫"鹿衔草"吧，就这样定了名。后来又发现此药草还有祛风除湿、活血的功效。

药物简介

[植物形态] 常绿亚灌木状小草本，根茎细长，横生或斜升，有分枝。叶 3 ～ 6，近基生，叶柄长 1.5 ～ 4cm；叶片薄革质，长圆形至倒卵状长圆形或匙形，稀为卵状长圆形，长 3 ～ 7cm，宽 2.5 ～ 4cm，先端钝尖，基部楔形或阔楔形，下延于叶柄，上面绿色，沿叶脉为淡绿白色或稍白色，下面色较淡，常带紫色，边缘有疏齿。花葶常带紫色，有 1 ～ 3 枚褐色鳞片状叶，先端渐尖，基部稍抱花葶。总状花序长 2.5 ～ 4cm，有花 4 ～ 10，半下垂；花冠碗形，淡绿色、黄绿色或近白色；花梗腋间有膜质苞片，与花梗近等长；萼片先端急尖，边缘色较淡；花瓣倒卵状椭圆形，长达 1cm，宽达 7mm，先端圆形；雄蕊 10，花丝无毛，花药黄色，具小角；花柱倾斜，上部弯曲，先端有环状突起稀不明显，伸出花冠，柱头 5 圆裂。蒴果扁球形，直径 7 ～ 10mm。花期 6 ～ 7 月，果期 7 ～ 8 月。

[性味归经] 味甘、苦，性温。归肝、肾经。

[功效] 祛风除湿，强筋壮骨，养肝补肾，止血，止咳。

[应用]

1. 风湿痹证。

2. 月经过多，崩漏，咯血，外伤出血。

3. 久咳劳嗽。

[用量用法] 内服：6 ～ 15g，入煎剂，大剂量可用至 30g，也可研末冲服。外用：适量。

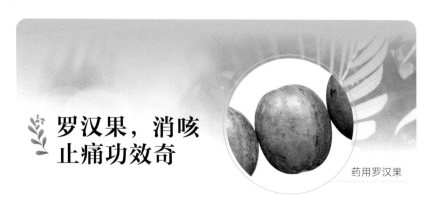

罗汉果，消咳止痛功效奇

药用罗汉果

　　罗汉果，在果两头各钻一小洞，放入茶杯中，冲入开水，不久果内各种营养成分和水溶解，便是一杯色泽红润、味道甘甜、气味醇香的理想保健养生饮料。罗汉果有一个美丽的传说。

　　相传在很久以前，广西某地有一个古老的瑶寨，寨中有一位姓罗的樵夫。因为父亲早逝，他和母亲相依为命，他勤于劳作，孝敬母亲，深得乡亲们的赞赏。

　　一年秋天，樵夫的母亲患了风寒症，整天咳喘不已，异常痛苦。樵夫看在眼里，痛在心上，但是家中一贫如洗，一日两餐尚难保证，根本没有余钱去请郎中医治。他每天通过上山砍柴所得的微薄收入为母亲求医问药。

　　一天清晨，樵夫又和往日一样，空着肚子就上山砍柴。在一片密林中，他挥刀砍啊砍啊，一不小心，他砍中了一个马蜂窝。顷刻，马蜂嗡嗡乱飞，樵夫在惊恐中连连后退。一只奇大无比的马蜂追赶上樵夫，在他裸露着的手臂上蜇了一下，被蜇处立即变得红肿起来，疼痛不已，樵夫感到心悸气促、头晕目眩。他孤身只影于这僻静的山中，无医可求，自己又不识草药药性，更不懂得对症治疗，真是叫天天不应、叫地地不灵。无奈之下，他只好强忍着剧痛和头晕、心悸等不适，踉踉跄跄地向山下走去。

走了长长的一段崎岖山路，他感到累了，于是坐下稍作休息。不经意间，他闻到一阵沁人心脾的水果般的香味。在这荒无人烟的山野中，何来的水果？

环顾四周，他看见眼前不远处长着一团团、一簇簇的青藤，青藤上结满了一只只不知名的形似葫芦的野果。又饿又累的他心中一喜，三步并作两步地走上前去，摘下一只，狼吞虎咽地吃了起来。没想到这野果不仅香甜可口，而且清凉怡人，被马蜂蜇伤的红肿热痛也好了许多。

于是，他突发奇想，说不定用清凉的果汁涂在伤口上会缓解疼痛。于是，他把果汁往伤口上涂。即时，他感到伤处有一种说不出的清凉！更令他意想不到的是，伤处的疼痛竟开始缓解，没过多久，伤处红肿疼痛消失，仿佛未曾被马蜂蜇过一般。惊喜之余，他便摘了好些野果带回家中，给患病的母亲当水果吃。

樵夫的母亲吃了这种野果后，第一天觉得清凉润喉，神清气爽；第二天觉得咳喘有所减轻……见这果子不但好吃省粮，而且有助于母亲病情缓解，樵夫高兴极了，于是便天天上山采摘新鲜的果子给母亲吃。

如此连续吃了一个多月后，母亲的咳喘病竟不治而愈，不费半点银两。母子二人喜不自胜，逢人便说这野果的神奇功效，他们采摘很多这种野果，晒干备用。每当遇上患有咳喘病的穷人，便免费送上，教病人煎水饮用，因此治愈了不少患咳喘病的穷人。

恰逢此时，一位周游列国、悬壶济世的人称"汉郎中"的医生行至此地，听闻樵夫以野果治愈母亲咳喘病之事，心中一动，于是亲临樵夫家中，品尝这既能充饥又能治病的无名野果。汉郎中还在樵夫的带领下上山采摘，潜心研究，看能不能当药材使用。经过一段时间的研究和试用，汉郎中发现此野果性味甘、凉，具有清肺止咳、化痰平喘、利咽润喉和润肠通便之功效，于是便广泛用于民间治病。

由于樵夫姓罗，郎中名汉，后人为缅怀他们的功绩，便把这种不知名的野果称之为"罗汉果"。

药物简介

[植物形态] 多年生攀缘草本。具肥大的块根，纺锤形或近球形。茎稍粗壮。叶柄长 3～10cm，叶片膜质，卵状心形、三角状卵或阔卵状心形，长 12～23cm，宽 5～17cm。雌雄异株；雄花序总状，6～10 朵花生于花序轴上部，花梗细，花萼筒钟状，雄蕊 5；雌花单生或 2～5 朵集生在 6～8cm的总花梗顶端，花萼、花梗均比雄花大，退化雄蕊 5，子房长圆形，

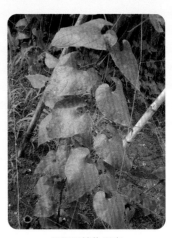

罗汉果植物形态

长 10～12mm。果实球形或长圆形，长 6～11cm，径 4～8cm，果皮较薄，干后易脆。种子多数，淡黄色，长 15～18mm，宽 10～12mm。花期 2～5 月，果期 7～9 月。

[性味归经] 味甘，性凉。归肺、大肠经。

[功效] 清肺利咽，化痰止咳，润肠通便。

[应用]

1. 咳喘，咽痛。

2. 便秘。

[用量用法] 内服：煎服，10～30g；或开水泡服。

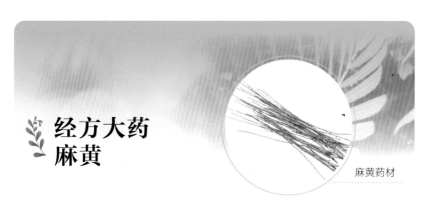

经方大药
麻黄

麻黄药材

　　一位童颜鹤发、医德高尚的老中医，膝下无子，收了一个小徒弟，甚是喜爱，想把平生所学和临床经验传授给他。谁想这个徒弟虽然很机灵，记忆力也不错，但唯一的缺点是狂妄，又不用心学习，一知半解，自以为是。才学了点皮毛，认为自己都会了，就瞧不起老师，甚至收的诊金和卖药的钱也不交给老师，自己偷偷花掉，老师伤透了心，就对徒弟说："你翅膀硬了，另立门户去吧。"

　　徒弟倒满不在乎道："行啊！"

　　老师还是不放心，叮嘱他说："有一种药用时要分辨清楚，切不可随便开给人服。"

　　"什么药？"

　　"无叶草。"

　　"怎么啦？"

　　"这种药的根和茎用处不同：发汗用茎，止汗用根；一朝弄错，就会死人！记住了吗？"

　　"当然记住了。"

　　"你背一遍。"

　　徒弟张口就背了一遍，不过，他背时有口无心，压根儿也没用脑子记。从此，师徒分手，分道扬镳，各立门户，各自行走江湖，行医卖药。

徒弟独立行医后，没有老师管束，胆子更大了，虽说医术不怎么样，却什么病都敢治，什么牛都敢吹。没几天，就让他用无叶草医死了一个。死者家属哪肯善罢甘休，当时就抓住他去衙门见县官。县官问道："你是跟谁学的？"

徒弟只好说出老师的名字。县官命人把老师找来，说："你是怎么教的？让他把人给医死了！"

老师说："小人无罪。"

"怎么能说你无罪？"

"关于'无叶草'，我清清楚楚地教过他几句口诀。"

县官听了，就问徒弟道："你还记得吗？背出来我听听。"

徒弟背道："发汗用茎，止汗用根；一朝弄错，就会死人。"

县官又问："病人有汗无汗？"

徒弟答道："浑身出虚汗。"

"你用的什么药？"

"'无叶草'的茎。"

县官大怒："简直是胡治！病人已出虚汗还用发汗的药，能不死人？"说罢，命人打了徒弟四十大板，判坐三年大狱。老师没事，当堂释放。

徒弟在狱中过了三年，这才知道医道深奥，后悔不该自以为是，这才少了狂妄，变得老实。出狱后，他找到老师认了错，表示痛改前非。老师见他有了转变，这才把他留下，并向他传授医道。打这儿起，徒弟再用"无叶草"时就十分小心了。

因为这种草药给他闯过大祸惹过麻烦，就起名叫作"麻烦草"，后来，又因为这草的根是黄色的，才又改叫"麻黄"。

药物简介

[植物形态] 麻黄属草本状小灌木，高 20～40cm。木质茎短，常匍匐；草质茎绿色，长圆柱形。直立，节明显，节间长 2～6cm，直径约 2mm，有不明显的细纵槽纹。鳞叶膜质鞘状，长 3～4mm，下部约 1/2 合和生，上部 2（3）裂，裂片三角状披针形，先端渐尖，常向外反曲。雌雄异株，雄球花 3～5 聚成复穗状，顶生；雌球花宽卵形，多单生枝端，雌球花成熟时苞片增大，肉质，红色，成浆果状。种子 2，卵形。花期 5～6 月。种子成熟期 7～8 月。

麻黄

[性味归经] 味辛、微苦，性温。归肺、膀胱经。

[功效] 发汗，平喘，利水。

[应用]

1. 用于外感风寒，以发汗解表。

2. 用于风寒外束、肺气壅遏所致的喘咳证。

3. 用于水肿而兼有表证。

4. 用于寒湿痹痛及痛经、经闭等证。

[用量用法] 1.5～10g。

麻黄根

[性味归经] 味甘、微涩，性平。归肺经。

[功效] 止汗。

[应用] 用于自汗，盗汗。

[用量用法] 3～10g。

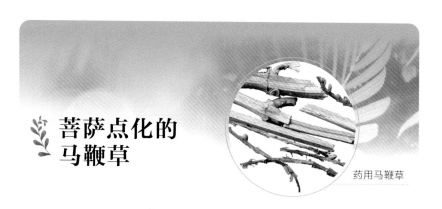

菩萨点化的马鞭草

药用马鞭草

相传，南海观音菩萨闲来无事，信步走出紫竹林，坐莲台到四方去云游，体察民情，解难救急。

一日，她来到雁荡山上空，见一朵白云被一圈乌云盖着，时散不散，心中好大疑问，便化作个老婆子，下去看个究竟。

山坡上青草茂盛，牛儿慢悠悠地吃着嫩草，牧童唱着"哈咿呀呀"的山歌，一派祥和。会有什么事发生呢？

唔，仔细一看，有一位柔弱女人正用一根粗马鞭，狠命地抽打一位男人，那男人乖乖躺在一块光滑的石鼓上，敞开那肿胀得像一盏琉璃灯的大肚皮……

"好受一些吗？"女人噙着眼泪问。"好……好受，再……再抽……"男人咬紧牙关，额头渗出一粒粒黄豆大的汗珠，嘴上轻轻数着数。

"嚓…嚓…"女人每抽一下就抹一把眼泪。男人鼓起的肚皮，烙上了一道道马鞭痕，渗出了一道道鲜红血迹……

观音菩萨不忍心看下去，便上前阻拦。那女人叹了一口气，擦了擦泪水，看着这陌生的老婆子；那男人坐起身来，眼露几分凶光，抱怨他说："老婆子，要你管什么闲事？我们村的大肚皮病，都是靠马鞭抽好的。病要好，抽得早！病要好得快，鞭抽一千下！我还只抽了五百。"

观音菩萨笑道："你这马鞭很灵光、给我看看吧！"女人把马鞭递给了她。

观音菩萨接过马鞭，往地里一插，说："我让它变成一棵草，你拔去煎汤，吃了包好！不要再用马鞭抽打了！"

只见这马鞭一着地，就生了根，长出了绿色的叶片，裂着一颗颗齿牙，梗儿一棱一棱的，微风一吹，眼前一大片都是马鞭草。

这一对夫妻看傻了眼，赶忙去拔了一棵煎汤吃。药汤一下肚，那男人胀鼓鼓的大肚皮立马就瘪了！

"马鞭草，好！好呀！"

观音菩萨站在云头微笑。她坐着莲台，又要云游它方了……

[植物形态] 多年生草本，通常高 30～80cm。茎上部方形，老后下部近圆形。叶对生，卵形至短圆形，长 2～8cm，宽 1～4cm，两面有粗毛，边缘有粗锯齿或缺刻，茎生叶无柄，多数 3 深裂，有时羽裂，裂片边缘有不整齐锯齿。穗状花序顶生或生于上部叶腋，开花时通常似马鞭，每花有 1 苞片，苞片比萼略短，外面有毛；花萼管状，5 齿

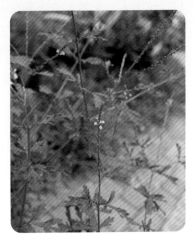

马鞭草植物形态

裂；花冠管状，淡紫色或蓝色，近2唇形；雄蕊4，二强；子房4室，每室1胚珠。熟时分裂为4个长圆形的小坚果。花期6～8月，果期7～11月。

[性味归经] 味苦，性凉。归肝、脾经。

[功效] 清热解毒，活血散瘀，利水消肿，截疟。

[应用] 治外感发热，湿热黄疸，水肿，痢疾，疟疾，白喉，喉痹，淋病，经闭，癥瘕，痈肿疮毒，牙痛。

[用量用法] 内服：煎汤，5～10g（鲜者捣汁50～100g）；或入丸、散。外用：捣敷或煎水洗。

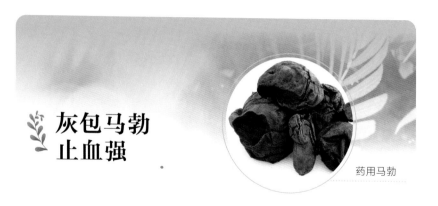

灰包马勃
止血强

药用马勃

　　马勃通常长在树桩、朽木或林中地上，也有些长在田野或城市的草地上，幼嫩时呈白色，鲜美可食，可做菜吃，嫩如豆腐，成熟后干燥化为灰褐色的灰包，用手指挤压有粉尘飞出，气味难闻但无毒，我们叫它"马尿泡"。其实，马勃原来是人的名字。

　　有一年夏天，马勃和几个孩子到荒山打猪草。有个孩子不小心，腿肚子被树杈划破了，鲜血直流。那孩子疼得直叫唤，别的孩子也吓慌了。马勃却说："别哭，你把伤口按住，等我给你治。"他在山坡上东转西转，找到一个灰褐色的灰包。马勃把灰包往孩子的伤口上一按，然后用布条扎紧，便把他背回了家。

过了三天，那孩子揭开一看，伤口不但没化脓，而且长出新鲜的嫩肉来；再过两天，伤口全好了。

人们问马勃："你小小年纪，怎么知道那东西止血？"

"你们看，"马勃卷起裤角，露出一道伤疤，"这就是大灰包治好的。"

"谁教你的？""我自己。"马勃说，"有一回在山上砍柴，一没留神腿被刀砍了，血流不止，疼得我直冒汗。正在这叫天天不应、叫地地不灵的时候，我看见身边有个大灰包，急忙用它按住伤口，当时就止住了血。过了几天，伤口就长好了。以后，不管手剐破了，还是脸碰破了皮儿，我都去找大灰包，用它来治。"

从此以后，人们就传开了，凡有外伤就找马勃；找不到马勃的，就到山上找大灰包。日子一久，"马勃"便成了大灰包的名字。这种大灰包后来被叫作"马勃"。

[植物形态] 大马勃，子实体近圆球形，直径 15 ～ 25cm，不孕基部不明显。包被白色，渐转成淡黄色或淡青黄色，外包被膜质，早期外表有绒毛质地，后脱落而光滑；内包被较厚，由疏松的菌丝组成。成熟后包被裂开，成残片状剥

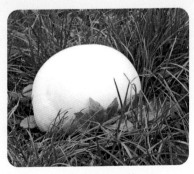

大马勃植物形态

落。造孢组织初白色，后青褐色。孢子球形，壁光滑，淡青黄色，直径 3.8 ～ 4.7μm。孢丝长，稍有分枝及稀少的横隔，直径

2.5 ～ 6μm。

[性味归经] 味辛，性平。归肺经。

[功效] 清肺利咽，止血凉血。

[应用]

1. 咽喉肿痛，咳嗽失音。

2. 吐血衄血，外伤出血。

[用量用法] 内服：煎服，1.5 ～ 6g，布包煎；或入丸、散。外用：适量，研末撒，或调敷患处，或作吹药。

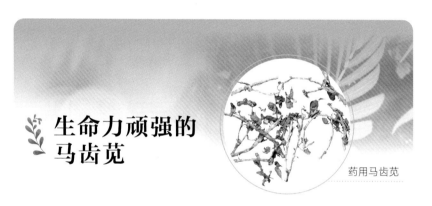

生命力顽强的马齿苋

药用马齿苋

马齿苋俗名"和尚菜"，在江南农家菜园、田边路旁随处可见，耐得住干旱，也不怕渍涝，生命力极强，无论土地肥瘦与否，都能生长。近年来登上大雅之堂，上了酒店餐桌，酸酸甜甜，美味爽口。马齿苋不但是一道可口的菜肴，而且还是一味用途广泛的中药，殊不知还有一段曲折的故事。

从前有个大户人家，老太太当家，跟前有三个儿子。老大老二都已娶了媳妇，只有老三年幼，但也有个童养媳。

童养媳只有十四岁，整天穿破吃剩的，什么苦活累活都归她一个人干。可婆婆还是十分厌弃她，动不动就打骂一通。大哥大嫂也不善，常常拨弄是非，挑唆婆婆打童养媳，并在一旁看热闹。二嫂子心眼儿不错，遇见童养媳挨打，就想法子解劝。

这一年痢疾流行，村里的人病死很多。后来，童养媳也拉肚子。大嫂生怕被传染痢疾，就对婆婆说："这死丫头半死不活不能干活了，还留她在家干吗？"

婆婆一听也是，但又舍不得把花钱买来的童养媳赶出门，万一不死，还可使用，就把她赶到菜园中的茅棚里。

童养媳万分难过，婆婆不拿自己当人，未婚的丈夫又不懂事，哪还有活路啊？菜园里有一眼井，童养媳走到井边，真想一头跳进去。

这时，二嫂跑来把她拉住说："你年纪轻轻的，日子还长呢，可不能寻短哪！我给你端来半锅稀饭，你先吃，明天让你二哥请个医生来。"

童养媳这才打消了投井的念头，住在了茅棚里。可是第二天，二嫂并没来；第三天还没人影。稀饭早吃光了，童养媳饿得两眼发花。菜园里倒有可吃的东西，她怕婆婆，不敢偷吃。后来实在饿得受不了，就从茅棚边掐了许多野菜吃。这样，一直吃了七天的野菜，没想到，竟不拉肚子了。

童养媳身上有了些力气，就慢慢往家走。她远远看见家门上挂着麻布，又看见未婚的丈夫披麻戴孝从屋里走出来，两人一碰面都愣住了。

童养媳问："家里怎么啦？"

未婚的丈夫问："你怎么还活着？"

"你这是给谁披麻戴孝？"

"咱妈和大哥、大嫂全闹痢疾死啦！二嫂子也躺在床上爬不起来……"

童养媳赶紧跑进屋看二嫂。

二嫂问："你是怎么好的？"

"我也不知道。"

"嗐，我也顾不上你了，这些天饿坏了吧？"

"没有。我吃野菜来的。"

说到这儿，童养媳的心猛地一动，莫非那种野菜治拉肚子？她急忙跑回菜园，弄了半筐野菜，煮好了端给二嫂，说："你吃点儿，我就是吃这个好的。"

二嫂吃了野菜，病果然也好了。

这种野菜，长着马齿样的叶子，所以人们叫它"马齿苋"，叶片圆圆的，长得像和尚头，所以也有人叫它"和尚菜"。

药物简介

[植物形态] 马齿苋属一年生草本，通常匍匐，肉质，无毛。茎带紫色。叶楔状长圆形或倒卵形，长 10～25mm，宽 5～15mm。花 3～5 朵生枝顶端，黄色，中午开放最盛；花瓣 4～5 裂，裂片顶端凹；雄蕊 10～12；花柱顶端 4～5 裂，线形，伸出雄蕊上。种子细小，扁圆，黑色，表面有细点。夏季开花。

[性味归经] 味酸，性寒。归大肠、肝经。

[功效] 清热解毒，凉血止血，止痢。

[应用]

1. 主治热毒血痢及湿热痢疾。

2. 可治火毒疮疡。

3. 治疗崩漏下血。

[用量用法] 内服：煎服 9～15g，鲜品 30～60g。民间也常将全草用热水烫过晒干，做蔬菜食用；也可作家畜饲料。

生命力顽强的马齿苋

茉莉花的传说

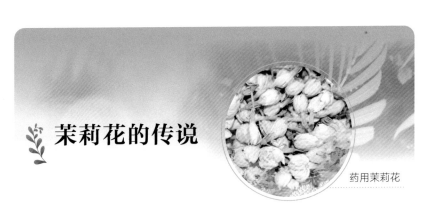

药用茉莉花

"冰雪为容玉作胎，柔情合傍琐窗隈。香从清梦回时觉，花向美人头上开。"茉莉花素洁、浓郁、清芬，它的花语表示忠贞、尊敬、清纯、贞洁、质朴、玲珑、迷人。许多国家将其作为爱情之花，青年男女之间，互送茉莉花以表达坚贞爱情。它也作为友谊之花，在各国之间传递。人们把茉莉花花环套在客人颈上使之垂到胸前，表示尊敬与友好，成为一种热情好客的礼节。

茉莉花早在汉代就从印度传入中国，迄今已有1600余年的历史。茉莉花经济价值很高，既有观赏价值，又有药用价值。有关茉莉花的传说撷取二则。

传说在明末清初，苏州虎丘住着一户赵姓农民，家中有夫妇和三个儿子，生活贫苦。赵老汉外出谋生，落脚在广东乡里，每隔两三年只回家一次。妻子和儿子在家种地。孩子渐渐大了，便把地分为三段，各人一块，都以种茶树为主。

有一年赵老汉回家，带回一捆花树苗，只说这是南方人喜欢的香花，叫什么名字也弄不清。赵老汉不管儿子喜欢不喜欢，便栽在大儿子的茶田田边上。

隔了一年，树上开出了一朵朵小白花，花香并没有引起村民多大兴趣。一天，赵家大儿子惊奇地发现，茶枝带有小白花的香气。随即检查了全茶田都带着香气。他便不声不响采了一筐茶叶，到苏州城里去试卖，意想不到，这含香的茶叶真走俏，一会儿全部卖光。

这一年大儿子卖香茶叶发了大财，消息终于传开了。两个弟弟得知后，找哥哥算账，认为哥哥的香茶叶是父亲种的香花所致，哥哥卖茶叶的钱应三人均分。兄弟间一直吵闹不休，两个弟弟要强行把香花毁掉。

乡里有位老隐士，名叫戴逵，深为乡亲所敬重。赵氏三兄弟都到戴家，请他评理。

戴逵说："你们三人是亲兄弟，应该亲密无间，今后你们还要结婚生孩子，为人父母，不能只为眼前一点点利益，闹得四分五裂。哥哥发现的香茶，多卖了钱，这是大好事，全家都应高兴。财神菩萨进了你家门，你们反而打起来，哪有这等蠢事？你们知道财神在哪里？就是这些香花。你们要繁殖发展这些香花，各人茶田里都栽上香花，兄弟都卖香茶，大家不就都发财了。你们的香花有了名，坏人想来偷，怎么办？兄弟轮班看护，这就要团结一致，如果你们都自私自利，不把大伙利益放在前面，事情哪能成呢？为了要你们能记住我的话，我为你家的香花取个花名，就叫末利花，意思就是为人处事都把个人私利放在末尾。"兄弟三人听了戴老夫子的话，很受感动。兄弟三人回家以后和睦相处，团结生产，大家生活一年比一年富裕起来。

这种带有香气的花就叫作"末利花"，文人觉得这是一种花草，就在"末利"上加上草字头，写成"茉莉花"。

还有一则传说，相传唐代苏州有一名妓，名叫真娘，真娘出身京都长安一家书香门第。从小聪慧、娇丽，擅长歌舞，工于琴棋，精于书画。为了逃避安史之乱，随父母南逃，路上与家人失散，流落苏州，被诱骗到山塘街"乐云楼"妓院。因真娘才貌双全，很快名噪一时，但她只卖艺，不卖身，守身如玉。

其时，苏城有一个富家子弟叫王荫祥，人品端正，还有几分才气。偏偏爱上青楼中的真娘，想娶她为妻，真娘因幼年已由父母做主，有了婚配，只得婉言拒绝。

王荫祥还是不罢休，用重金买通老鸨，想留宿于真娘住处。真娘觉得已难以违抗，为保贞节，悬梁自尽。王荫祥得知后，懊丧不已，悲痛至极。他斥资厚葬真娘于名胜虎丘，并刻碑纪念，遍栽茉莉花于墓上，人称"花冢"，并发誓永不再娶。文人雅士每路过真娘墓，对绝代红颜不免怜香惜玉，纷纷题诗于墓上。

传说茉莉花在真娘死前没有香味，死后其魂魄附于花上，从此茉莉花才带有了香味，所以茉莉花又称"香魂"，茉莉花茶又称为香魂茶。

药物简介

[植物形态] 直立或攀缘灌木，高达 3m。小枝圆柱形或稍压扁状，有时中空、疏被柔毛。叶对生，单叶；叶柄长 2～6mm，被短柔毛，具关节。叶片纸质，圆形、卵状椭圆形或倒卵形，长 4～12.5cm，宽 2～7.5cm，两端圆或钝，基部有时微心形，除下面脉腋间常具簇毛外，其余无毛。聚伞花序顶生，通常有花 3 朵，有时单花或多达 5 朵；花序梗长 1～4.5cm，被短柔毛，苞片微小，锥形；花梗长 0.3～2cm；花极芳香；花萼无毛或疏被短柔毛，裂片线形；花冠白色，花冠管长 0.7～1.5cm，裂片长圆形至近圆形。果球形，径约 1cm，呈紫黑色。花期 5～8 月，果期 7～9 月。

[性味归经] 味辛、微甘，性温。归脾。

[功效] 疏肝解瘀，镇静催眠，芳香除秽。

[应用]

1. 湿浊中阻，胸膈不舒。

2. 泻痢腹痛，疮毒。

3. 头晕、头痛，目赤。

4. 茉莉花萃取粉用于面部或全身美容，茉莉花之香可渗入肌肤，通体幽香，令人心旷神怡。

[用量用法] 内服：煎汤，3～10g；或代茶饮。外用：适量，煎水洗目或菜油浸滴耳。

墨斗旱莲，返老还童

药用墨旱莲

据史料记载，墨旱莲又名墨斗草、旱莲草，具有滋补作用，长期服用后，可以返老还童。近代药理研究认为，它能使动物退化的免疫器官重新恢复正常，提高细胞免疫和体液免疫。墨旱莲如何入药，有一个曲折传奇的故事。

相传唐代有一个书生叫刘简，平生爱慕仙道，寻找长生不老方，道听途说哪里有神仙踪迹，就想方设法一定要去寻踪拜访。

开元初年（公元713年），刘简遇到了一位自称为"虚无子"的得道采药老人。虚无子被刘简这种锲而不舍的精神所打动，便邀请刘简到自己的药园参观。虚无子对刘简说："长生不死是不可能的，但长寿还是可望的。"虚无子指着水池边一种长得墨绿鲜嫩的草说："别以为只有高山上的灵芝才是仙草，这水边长的也是仙草。我就是常食这种草药活到100岁了，还耳聪目明，腰板硬朗。"

临别时，虚无子送给刘简一包药种，嘱他回去后种在水池边、水田边，告诉他等苗长到20公分后即可开始服用。叶片嫩时可当菜吃，夏秋可采鲜茎叶煎水喝，每天用鲜品100克左右，冬天利用阴干的茎叶每天30克煎水饮用。长期坚持服用，必有奇效。

刘简回家后便遵照虚无子的吩咐来种植食用，果然他也活到了100多岁，而且眼不花、耳不聋，既能看清书上的小字，还能穿针引线。由于这种植物叶子墨绿，刘简便将它命名为墨斗草。

从此，中药的大家族里又多了一味中药。

药物简介

[植物形态] 一年生草本，高10～60cm。全株被白色粗毛，折断后流出的汁液数分钟后即呈蓝黑色。茎直立或基部倾伏，着地生根，绿色或红褐色。叶对生；叶片线状椭圆形至披针形，长3～10cm，宽0.5～2.5cm，全缘或稍有细齿，两面均被白色粗毛。头状花序腋生或顶生，总苞钟状，总苞片5～6片，花托扁平，托上着生少数舌状花及多数管状花；舌状花雌性；

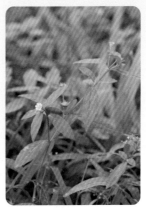

墨旱莲植物形态

花冠白色，发育或不发育；管状花两性，共绿色，全发育。瘦果黄黑色，长约 3mm，无冠毛。花期 7～9 月，果期 9～10 月。

[性味归经] 味甘、酸，性寒。归肝、肾经。

[功能] 滋补肝肾，凉血止血，祛湿止痒。

[主治]

1. 牙齿松动，须发早白。

2. 眩晕耳鸣，腰膝酸软。

3. 阴虚血热，吐血、衄血、尿血，血痢，崩漏下血。

4. 外伤出血。

[用量用法] 内服：煎汤，9～30g，或熬膏，或捣汁，或入丸、散。外用：捣敷，或捣蓉塞鼻，或研末敷。

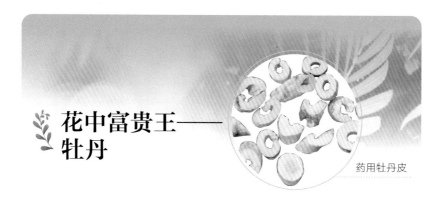

花中富贵王——牡丹

药用牡丹皮

牡丹花位于百花之首，象征着幸福、和平、繁荣、昌盛。我国各族人民将其视为吉祥物，自从洛阳牡丹驰名神州大地以后，有关牡丹的神话故事、民间传说和趣闻也不绝于耳。

牡丹，又名"焦骨牡丹"，这个名字的由来与武则天有关。唐代，一个冰封大地的寒冷天气，武则天到后苑游玩，只见天寒地冻，百花凋谢，万物萧条，心里十分懊恼：若一夜之间，百花齐放该多好，以我堂堂武则天之威，想那百花岂敢违旨。她面对百花下诏令道："明朝游上苑，火速报春知。花须连夜发，莫待晓风催。"

武则天诏令一出，百花仙子惊慌失措，聚集一堂商量对策。有的说："这寒冬腊月要我们开花，不合时令，怎能办到？"有的说："武后的圣旨怎么敢违背呢？不然，一定会落个悲惨的下场。"众花仙默然，她们都目睹过武则天"顺我者昌，逆我者亡"的种种行为，怎么办呢？

第二天，一场大雪纷纷扬扬从天而降，尽管狂风呼啸，滴水成冰，但众花仙还是不敢违命。只见后苑中五颜六色的花朵真的顶风冒雪绽开了花蕊。武则天目睹此情此景，高兴极了，突然一片荒凉的花圃映入眼帘，武则天的脸一下子沉了下来说道："这是什么花？怎敢违背朕的圣旨？"大家一看，原来是牡丹花。

武则天闻听大怒："马上把这些胆大包天的牡丹逐出京城，贬到洛阳去。"谁知这些牡丹到洛阳随便埋入土中，马上就长出绿叶，开出花朵，娇艳无比。武则天闻讯，气急败坏，派人即刻赶赴洛阳，要一把火将牡丹花全部烧死。无情的大火映红了天空，棵棵牡丹在大火中痛苦地挣扎、呻吟。然而人们却惊奇发现，牡丹虽枝干已焦黑，但那盛开的花朵却更加夺目。

牡丹花就这样获得了"焦骨牡丹"的称号，牡丹仙子也以其凛然正气被众花仙拥戴为"百花之王"。

从此，牡丹就在洛阳生根开花，名甲天下。徐书信的诗《牡丹传说》云："逐出西京贬洛阳，心高丽质压群芳。铲根焦骨荒唐事，引惹诗人说武皇。"

还有一个传说，相传很久以前，记不清是哪朝哪代了，洛阳有个名叫常大用的小青年。此人貌似书生，实乃一个花痴，他自幼喜好牡丹，平生最大梦想乃是赏遍天下牡丹。

一次，常大用无意中听人提及曹州牡丹甲齐鲁，于是他跋山涉水来到曹州（今山东菏泽），想看看这里的牡丹是怎么个"甲"法。有感于他的热诚，好心人给了他一个情报：曹州城有个姓徐的达官贵人，家中后花园里种着许多稀有牡丹。常大用很高兴，马上找到这位达官贵人，要求借住在他家的后花园里。

当时正值早春，天气乍暖还寒，牡丹花期未到，枝叶刚刚吐绿。常大用天天在花园里徘徊，迟迟不愿离开。过了几日，牡丹长出了饱满的花苞，可常大用的荷包却瘪下来了。为了糊口，他不得不把衣服典当出去，换钱度日。即便如此，常大用仍然乐呵呵地在花园里转悠，静待牡丹吐芳。

只爱牡丹不爱钱，常"花痴"精神实在可嘉。精诚所至，金石为开。一天清晨，常大用又到花园中探视牡丹，忽见花丛边站着一位美貌姑娘和一位白发苍苍的老太婆。

呀！徐府的小姐来赏花了，我得赶紧躲回书斋！常大用是个知书达理的好青年，谨记圣人教诲：非礼勿视。因此不敢多做滞留，迅速跑回了住处。

傍晚，估摸着小姐该走了，常大用又来到了花园，却见这一老一少仍在。难道这小姐也是个爱花之人？常大用忍不住躲在树后，偷偷看了看那个姑娘，只见她雪肌花貌，嫣然含笑，如同仙女一般。

看完姑娘，常大用的魂儿都被勾没了！见那美女彩裙飘飘，不见了踪影，他快步追上去想再看上一眼。转过一个假山，刚与那位美女对上眼，话还没说上半句，半路里杀出个程咬金，那个老太婆凶神恶煞地拦住了他说道："狂生大胆！竟敢戏弄名门闺秀，待我回去禀告大人，拿你官府问罪！"

常大用惊慌失措，连连赔礼。哪知那姑娘却嫣然一笑，帮他解围，对老太婆说："让他走吧。"

回到书斋后，常大用越想越怕，生怕那老太婆找官府的人来捉他。可越是怕，却又越是想，想那小姐的绝世风姿，就更想再见她一面。想来想去，可怜的书生竟然害起了相思病，一病三天，不见好转，脸色苍白憔悴。

这天深夜，常大用正躺在床上呻吟，突然房门一响，那个老太婆手端一个碗走了进来。走到床前，将碗递给他，说道："常公子，这是我家葛巾娘子亲手给你调制的毒药，你快喝了吧！"

常大用吓得坐了起来，结结巴巴地说："我，我，我与小姐无冤无仇，她何故加害于我？"老太婆说："少废话，叫你喝你就喝！"

常大用念及那姑娘的音容笑貌，把心一横，难得小姐能想起我，与其相思成病，不如服药而死！于是接过碗一饮而尽。老太婆含笑而去，常大用也和衣睡下。

说来奇怪，一碗"毒药"下肚，常大用不但没死，反而更加精神了。一觉醒来，他感到神清气爽、浑身轻松，这才知道自己喝的不是毒药，而是灵药。于是他高兴地穿衣起床，兴冲冲地跑到花园中，希望能再遇见那位葛巾姑娘，向她表达自己的感激之情。

赶巧，葛巾姑娘也正在园中赏花，见常大用前来，她笑着问道："公子的病痊愈了吧？"常大用感激地说："多亏小姐亲手调制的那碗'毒药'啊！"

两人正在说笑，却见那老太婆朝这边走来，葛巾忙说："此处非你我谈话之地。翻过这花园的高墙，四面红窗者，即是我的闺房。君若有意，今晚不妨前来。"说罢匆忙走开。

当晚，常大用便趁着夜色来到葛巾的闺房与其相会。两人正待缠绵，忽听见窗外有女子的笑声，葛巾慌忙将常大用推到床下："玉板妹子来了，你赶快躲起来！"常大用隔着床缝偷偷一看，只见进来的那名女子花容月貌，与葛巾不相上下。

那玉板硬拉着葛巾去她房中对弈，通宵不曾回来，常大用失望不已，怅惘而归。好在葛巾明白他的心思，主动变换幽会地点，来到常大用的住处与他相会。常大用走了桃花运，又惊又喜，竟直把他乡作家乡，连洛阳也不想回了。

如是几日，葛巾对常大用说："总这样偷偷摸摸不是办法，不如咱俩私奔算了，省得别人说闲话。"常大用求之不得，便再顾不得赏牡丹，日夜兼程赶回洛阳，打扫门户，迎娶葛巾。家人见他娶回个这么漂亮的媳妇，高兴万分，邻居们也纷纷前来道贺。

却说这常大用有个弟弟，名叫常大器，年方十七，尚未成婚。葛巾见他相貌堂堂，颇有才华，便与夫君商量道："还记得我那个玉板妹子吗？许给你弟弟如何？"常大用当然没有意见。常大器听说玉板是个美人，更没有意见。于是，葛巾派老太婆驱车去曹州接来了玉板，安排她和常大器结了婚。

常家兄弟抱得美人归，喜不自胜。葛巾和玉板心灵手巧，持家有方，很快带领常家奔了"小康"。两年以后，葛巾和玉板各生一子，小日子过得很幸福。

按说生活这么美满，常大用可以没事儿偷着乐了，可他不！他的心中总有一个疑惑，那就是妻子是何来历？

葛巾曾告诉他，自己姓魏，母亲乃是曹国夫人。常大用不信，他心想：曹州并无魏姓世家；再说，倘若妻子真是大户人家的闺女，为何她的父母对女儿私奔不加追究？

一日，不知从哪里来的一群强盗。他们围住了常大用家的小楼，为首的一个气势汹汹地喊道："我们有二事相求，第一，我们有五十八个兄弟，请给我们每人五百两银子；第二，听说贵府两位娘子世间少有，请出来让我们看看。"

常家兄弟见歹徒不但劫财，还要劫色，气愤异常，断然相拒。强盗们恼羞成怒，聚柴围楼，恐吓常家兄弟，若不答应他们的条件，便要一把火烧了常家。

说话间，葛巾和玉板不顾常大用阻拦，盛装出楼。她们站在台阶上，高声叱道："我们姐妹都是仙女下凡，岂怕你们不成？就算给你们黄金万两，你们敢要吗？"

强盗们当然不信，不退反进。葛巾和玉板一挥衣袖，只见这群强盗东倒西歪，立站不稳。于是，这五十八名"好汉"钱也不讨了，色也不劫了，屁滚尿流，赶紧窜逃。

邻居们见这两个美貌女子轻轻松松打倒一群壮汉，深感诧异，皆传二人乃是花妖。

常大用屡闻谣传，疑窦丛生，又不便追问葛巾，便托故独自前去曹州寻访。到了曹州，他去拜访了原先借住的徐家，偶见墙壁上挂着一幅《赠曹国夫人》诗，便急问主人曹国夫人是谁。主人笑着将他领到后花园，指着一株高大的紫花牡丹说："这便是'曹国夫人'，只因此花艳丽无双，为曹州第一，人们便给它取其名。"

常大用惊骇莫名，失魂落魄地回到了洛阳。到了家，他也不说话，只装作无意间把《赠曹国夫人》诗诵了一遍。葛巾闻听惨然变色，她叫出玉板，抱起孩子，哭着对常大用说："三年前，我被你的深情打动，这才以身相报，和你结为夫妻。而今你既然点破真情，再聚在一起还有什么意思？！"

玉板也泪如雨下，说："姐姐，我们花仙岂容得他人猜忌，咱们信守天令，走吧！"说罢，葛巾和玉板将孩子向远处一掷，转身飘然而去。奇怪的是，那孩子一落地就不见了。

数日后，两个孩子落地的地方长出了两株牡丹，一紫一白，花大如盘。常家兄弟为了纪念葛巾和玉板，便将它们取名"葛巾紫""玉板白"。

［植物形态］多年生落叶小灌木，高 1～1.5m。根茎肥厚。枝短而粗壮。叶互生，通常为 2 回 3 出复叶；柄长 6～10cm；小叶卵形或广卵形，顶生小叶片通常为 3 裂，侧生小叶亦有呈掌状 3 裂者，上面深绿色，无毛。花单生于枝端，大形；萼片 5，覆瓦状排列，绿色；花瓣 5 片或多数，玫瑰色，红、

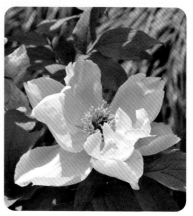

牡丹植物形态

紫、白色均有；雄蕊多数，花丝红色，花药黄色；雌蕊 2～5 枚，绿色，密生短毛，花柱短，柱头叶状；花盘杯状。果实为 2～5 个菁荚的聚生果，卵圆形，绿色，被褐色短毛。花期 5～7 月。果期 7～8 月。

［性味归经］牡丹皮味苦、甘，性微寒。归心、肝、肾经。

［功效］清热凉血，活血散瘀。

［应用］

1. 主治血分热证，吐衄。

2. 妇女血瘀，痛经，闭经，癥瘕。

3. 跌打损伤，瘀肿作痛。

4. 热毒疮疡，红肿热痛，肠痈腹痛。

［用量用法］6～12g，水煎服。

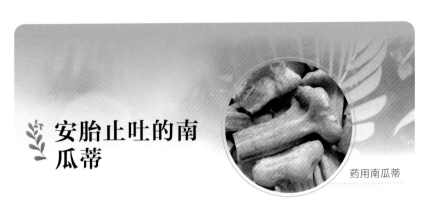

安胎止吐的南瓜蒂

药用南瓜蒂

　　相传，江南名医叶天士来到东阳、磐安的大盘山区一带，在弯曲僻静的山道上，遇到一女子，脸色苍白，眼睛无神，柴担重压一旁，双手捧着凸起的小肚，斜躺在地，嘴里轻轻地呻吟。叶天士上前询问，得知她家就在山下，男人还在山上，自己怀孕已有几月，为帮助丈夫砍柴而来到此处，现在感到胎位不稳，恐有不测，正处于万分痛苦与不安的境地。

　　叶天士为了安定这名女子的情绪，便说："大嫂子，心要宽，神要安。我是个医生，会采药给你吃，你只管放心吧！"

　　"这深山野岭到哪里去采药啊？"这女子叹息了一声，便又哼哼起来。

　　这时，叶天士环顾四周，眼睛最后落在路旁地里一只只大南瓜上。这些大南瓜，小则七八斤，大则十多斤，只只都还连在南瓜藤上。

　　叶天士心想："南瓜藤上长南瓜，就靠南瓜蒂。这南瓜蒂从根藤那儿一点点地吸取营养，一点点地输送给南瓜，让南瓜从小长到大，从青变成黄……这瓜熟蒂落，岂不正是十月怀胎么？"想到这里，叶天士高兴起来，说声："对！我何不拿这南瓜蒂来安胎呢？"

这时，叶天士摘下三只大南瓜，取下南瓜蒂，用自己随身带的药钵，架起一个炉灶，拾来枯柴枝，煎起了南瓜蒂汤来。

不久，叶天士把南瓜蒂汤送到女子的面前，那女子便喝了下去，之后奇迹出现了，那女子小肚不痛了，并且还能站起来走动。她便拜倒在地，感谢在这深山遇上了"神仙"。

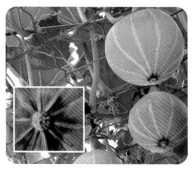

药物简介

[植物形态] 一年生蔓生草本，茎长达 2～5m，常节部生根，密被白色刚毛。单叶互生；叶柄粗壮，长 8～19cm，被刚毛；叶片宽卵形或卵圆形，有 5 角或 5 浅裂，长 12～25cm，宽 20～30cm，先端尖，基部深心形，上面绿色，下面淡绿色，两面均被刚毛和茸毛，边缘有小而密的细齿。卷须稍粗壮，被毛，3～5 歧。花单性，雌雄同株；雄花单生，花萼筒钟形，长 5～6mm，裂片条形，长 10～15mm，被柔毛，上部扩大成叶状，花冠黄色，钟状，长约 8cm，5 中裂，裂片边缘反卷，雄蕊 3，花丝腺体状，长 5～8mm，药室折曲；雌花单生，子房 1 室，花柱短，柱头 3，膨大，先端 2 裂，果梗粗壮，有棱槽，长 5～7cm，瓜蒂扩大成喇叭状。瓠果形状多样，外面常有纵沟。种子多数，长卵形或长圆形，灰白色。花期 6～7 月，果期 8～9 月。

[性味归经] 味苦、微甘，性平。归肺、肝经。

[功效] 解毒，利水，安胎。

南瓜植物形态

[应用] 痈疽肿毒，疔疮，烫伤，疮溃不敛，水肿腹水，胎动不安。

[用量用法] 内服：煎汤，15～30g，或研末。外用：研末调敷。

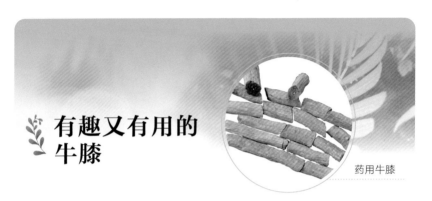

有趣又有用的牛膝

药用牛膝

　　牛膝是一味临床常用中药，中医认为，牛膝具有活血祛瘀、补肝肾、强筋骨、利尿通淋、引血下行之功效。说起来，有关"牛膝"来历的传说也别有一番意趣呢。

　　相传，从前有一郎中，采药行医多年还是光棍一条。后来年纪大了，就收了几个徒弟，一边采药为人看病，一边传授医术给徒弟们，几个徒弟也很刻苦学习。但徒弟们的思想品德如何，郎中心里还没底。郎中深知要想做一名有声望的医师，精湛的医术是必需的，但更重要的是还要有高尚的医德。要把治病救人的真本事传下去，还得对几个徒弟进行一番试探。

　　于是，有一天，郎中把几个徒弟叫到一起，语重心长地对他们说："我现在年纪大了，身体又差，以后看来再也不能采药行医了。你们几个跟了我好几年，也都学会了一般的采药、制药以及看病的医术，现在你们各自谋生去吧！"几个徒弟听后都低下了头。"师傅挖了一辈子药，给人看了一辈子病，可能会积攒下一大笔钱财了吧？"心里打起了小算盘的大徒弟急忙说："师傅呕心沥血，教会了我们医术，我们又怎么能忘记您老人家的恩情呢！师傅现在年迈体弱，就搬到我那里住吧，我会像侍候父母一样侍奉您老人家的。""看来真没白教这个徒弟了！"郎中听了满心欢喜，便把行李搬到大徒弟家住下。

开始时，大徒弟招待得还不错，整天嘘寒问暖，关怀备至。但背地里却偷偷把师傅的包袱打开，翻腾了好一阵。当看到师傅的包裹里净是一些破烂衣服时，大徒弟就对师傅冷淡起来，整天唠叨个不停，对郎中横挑鼻子竖挑眼。

郎中看透了大徒弟的心，便把行李搬到二徒弟家。谁知二徒弟也和大徒弟一样，发现师傅没钱时也冷下脸来。

无奈，师傅只得搬到三徒弟那里。岂知三徒弟更是个十足的财迷，当他知道师傅只不过是个穷郎中时，只让师傅住了三天，就要师傅搬到别处去。

"真想不到这些徒弟个个都是认钱不认人！"郎中伤心得痛哭起来，无奈带着行李流落街头。最小的徒弟得知后，连忙把师傅请到自己家里。"我身无分文，还能白吃你的饭吗？"郎中问小徒弟。"师傅如父母，徒弟供养理所当然，您老人家尽可放心！"小徒弟对师傅说。到小徒弟家没住够三天，郎中就病倒了，小徒弟守候床前，里外侍奉着，像对亲生父母一样孝顺，郎中看他实心诚意，表里如一，心里不由暗自高兴。病好后，郎中把小徒弟叫到跟前，解开贴身的小包，拿出一种草药对小徒弟说："这是一种补肝肾、强筋骨的草药，我现在就传你吧！"

不久，郎中去世了，小徒弟为其安葬送终。后来小徒弟就靠师傅传下的秘方，成为一个德高望重的郎中。但这种药草叫什么名字，师傅也没说。小徒弟见其形状特别，茎上有棱节，很像牛的膝骨，就给它起了个药名叫"牛膝"。

这则牛膝名字由来的故事在民间广为流传。

简介 药物

[植物形态] 多年生草本，高 70～120cm。根圆柱形，直径 5～10mm，土黄色。茎有棱角或四方形，绿色或带紫色，有白色贴生或开展柔毛，或近无毛，分枝对生，节膨大。单叶对生；叶柄长 5～30mm；叶片膜质，

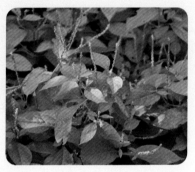

牛膝植物形态

椭圆形或椭圆状披针形，长 5～12cm，宽 2～6cm，先端渐尖，基部宽楔形，全缘，两面被柔毛。穗状花序顶生及腋生，长 3～5cm，花期后反折；总花梗长 1～2cm，有白色柔毛；花多数，密生，长 5mm；苞片宽卵形，长 2～3mm，先端长渐尖；小苞片刺状，长 2.5～3mm，先端弯曲，基部两侧各有一卵形膜质小裂片，长约 1mm；花被片披针形，长 3～5mm，光亮，先端急尖，有一中脉；雄蕊长 2～2.5mm；退化雄蕊先端平圆，稍有缺刻状细锯齿。胞果长圆形，长 2～2.5mm，黄褐色，光滑。种子长圆形，长 1mm，黄褐色。花期 7～9 月，果期 9～10 月。

[性味归经] 味苦、甘、酸，性平。归肝、肾经。

[功效] 活血通经，补肝肾，强筋骨，利水通淋，引火（血）下行。

[应用]

1.瘀血阻滞经闭、痛经、经行腹痛、胞衣不下，跌打伤痛。

2.腰膝酸痛，下肢痿软。

3.淋证，水肿，小便不利。

4.头痛，眩晕，齿痛，口舌生疮，吐血，衄血。

[用量用法]内服：煎服，6 ～ 15g。

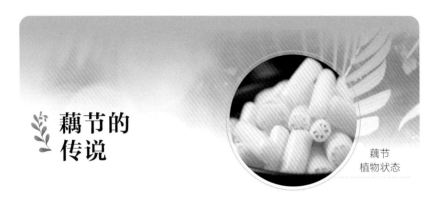

藕节的传说

藕节
植物状态

南宋隆兴元年，宋高宗隐退让位，孝宗继位当朝。这孝宗生活奢靡，山珍海味吃腻，又挖空心思吃湖蟹，每天派几十人下湖捉蟹。这湖蟹虽是美味佳肴，但多食反而为祸。不久，孝宗腹部不适，每日腹泻数次，御医诊为热痢，投药数剂无效。高宗亲自微服私访，为孝宗寻医找药。

一天，高宗打扮成长老来到药市，见一药坊面前摆了一大提鲜藕节，人们争相购买。高宗不解，上前问道："请问药师列位置买藕节是何道理？"

药师答道："长老不知，如今天下流行冷痢，新采藕节乃治疗冷痢之良药。"高宗听罢，沉思片刻，即令药师随来皇宫，药师仔细搭脉叩诊，只见孝宗汗出肢冷，脉细舌白。药师道："陛下过食湖蟹，伤脾胃，久已脾胃阳虚，故成冷痢。服新采藕节汁，数日可康复。"

高宗大喜，忙令人取来金杵，将藕节捣汁，呈于孝宗以热酒调服，不几日，孝宗康复。

[植物形态] 为睡莲科植物莲的根茎节部。见荷花页。

[性味] 味甘、涩，性平。归肝、肺、胃经。

[功效] 止血散瘀。

[应用] 治咳血，吐血，衄血，尿血，便血，血痢，血崩。

[用量用法] 内服：煎汤，9～15g；捣汁或入散剂。

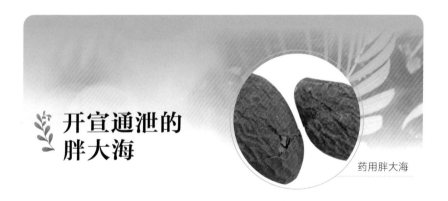

开宣通泄的胖大海

药用胖大海

胖大海，《本草正义》记之："善于开宣肺气，并能通泄皮毛，风邪外闭，不问为寒为热，并皆主之。抑能开音治瘖，爽嗽豁痰。"

胖大海作为本草中的一员，却有着一个与海相关的名字，因此也就有不少人产生了这样的疑问：胖大海是在海里生的还是在陆地上长的？胖大海起名的缘由是什么？但其实，胖大海和大海一点关系都没有，至于它缘何起这个名字，有这样一个故事。

传说在古代，有个叫朋大海的青年人，经常跟着叔父坐船从海上到安南（今越南）大洞山采药。大洞山有一种神奇的青果能治喉病，给喉症病人带来了福音，但大洞山上有许许多多毒蛇猛兽出没，一不小心就会丧命。朋大海很懂事，深知穷人的疾苦，他和叔父用采回来的药给穷人治病少收或不收钱，穷人对大海叔侄非常感激。

有一次叔父病了，大海一人到安南大洞山采药，几个月都不见回来，父老乡亲们不知出了什么事。等叔父病好了，便到安南大洞山了解缘由。叔父回来后说："据当地人传说，去年有一个和我口音相似的青年采药时，被白蟒吃掉了。"大海的父母听了大哭，邻居们跟着伤心流泪，说他们为百姓而死，大家会永远记住他，便将青果改称"朋大海"，又由于大海生前比较胖，也有人叫"胖大海"。

上述就是中药胖大海的传说，但也有一说即胖大海因遇水膨大成海绵状而得名。

[植物形态] 落叶乔木，高可达 40m。树皮粗糙，有细条纹。叶互生；叶柄长 5～15cm；叶片革质，长卵圆形或略呈三角状，长 10～20cm，宽 6～12cm，先端钝或锐尖，基部圆形或近心形，全缘或具 3 个缺刻，光滑无毛，下面网脉明显。圆锥花序顶生或腋生，花杂性同株；花萼钟状，长 7～10mm，深裂，裂片披针形，宿存，外面被星状柔毛；雄花具 10～15 个雄蕊，花药及花丝均被疏柔毛，不育心皮被短柔毛；雌花具 1 枚雌蕊，由 5 个被

短柔毛的心皮组成，具一枚细长纤弱的子房柄，柱头 2～5 裂，退化雄蕊为一簇无花丝的花药，环绕子房着生。菁葖果 1～5 个，船形，长可达 24cm，基部宽 5～6cm，成熟前开裂，内含 1 颗种子。种子椭圆形或长圆形，有时为梭形，长 1.8～3cm，直径 1～1.6cm，黑褐色或黄褐色，表面疏被粗皱纹，种脐位于腹面的下方而显歪斜。

[性味归经] 味甘，性寒。归肺、大肠经。

[功效] 清肺化痰，利咽开音，润肠通便。

[应用]

1. 用于肺热声哑，咽喉疼痛，咳嗽等。

2. 用于燥热便秘，头痛目赤。

[用量用法] 2～4 枚，沸水泡服或煎服。

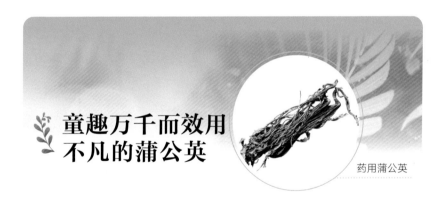

童趣万千而效用不凡的蒲公英

药用蒲公英

蒲公英成熟后开明亮的黄色小花，花谢后结出一团白色绒球，起风时白绒球带着种子随风飞舞，充满童趣，深受人们的喜爱。但蒲公英被西方人视为杂草，加拿大人正为了如何把它从庭园中铲除而大伤脑筋。在我国，蒲公英被认为是具有清热解毒、消肿散结等作用，广泛应用于临床的一味药物。蒲公英如何入药，成为"草药皇后"，话还得从唐朝贞观年间说起。

话说其时钱塘江刘老员外老年得女，视为掌上明珠，甚为宠爱。这一年，刘家少女十六岁，出落得亭亭玉立。忽然一天小姐得了奶疮，又红又肿，疼得她坐立不安。可是，小姐羞于启齿，不愿让别人知道，一直咬牙强忍着。

后来，贴身丫鬟发现小姐得病，急忙禀告老夫人："小姐病啦，快请医生看看吧！"

老夫人问明病情，脸色一变，没听说过未出嫁的姑娘害奶疮的呀，莫非她做出见不得人的事了吗？老夫人把丫鬟揪过来，先劈面打了两个嘴巴，拷问道："小姐怎么会得这种病的？小姐都上哪儿去啦？跟什么人来往过？"

丫鬟莫名其妙地说道："小姐连大门也没出过，哪会跟外人有过往来呀？"

老夫人一见问不出名堂，又跑上后楼，戳着小姐的鼻梁骂道："你这不要脸的东西，单单害这种见不得人的病，真给爹妈丢人哪！你……"

小姐听出母亲话中有话，对自己犯了疑心，又羞又气。可是，她又无法说清，只好闷着头哭。

当天晚上夜深人静时，小姐看丫鬟已经睡熟了，一个人越想越心窄，自己害病，疼痛难忍；母亲疑心，指桑骂槐。就是请来医生，一个大姑娘家怎么好解怀让人家看呢？小姐一横心，悄悄下了楼。她从后花园的小门走出去，看见前面有条河。小姐急跑几步一头跳了下去。

正巧，河边靠着一条渔船，船上有个姓蒲的老渔夫正和他的女儿趁着月光撒网。他们看见有人跳河，赶快把船划过来。渔家姑娘识水性，来不及脱衣就下了河，把跳水的姑娘救到船上，仔细一看，原来是一位与自己年岁相仿的小姐。她便找出自己的衣裳，替她换上。这时，渔家姑娘发现了小姐的奶疮，就告诉了老渔夫。

老渔夫想了想说："明天你给她挖点药去。"

第二天，渔家姑娘按照父亲的指点，从山上挖回一种有锯齿长叶、长着白绒球似的野草，熬成药汤给小姐喝了。过了些日子，小姐的病就好了。

员外和夫人听说小姐投河自尽后，知道冤屈了女儿，真是又悔恨又着急。他们派人到处寻找小姐，一直找到渔船上。小姐哭着告别了渔家父女。老渔夫让小姐把剩下的药草带着，嘱咐她再犯病时煎着吃。小姐给老渔夫磕了三个头，回家去了。

后来，小姐叫丫鬟把药草栽到后花园，为了纪念渔家父女，她给这种药草取了个名字——"蒲公英"，因为老渔夫姓蒲，他的女儿叫蒲公英。从此，蒲公英治奶疮的事就传开了。

药物简介

[植物形态] 年生草本，高10～25cm，含白色乳汁。根深长，单一或分枝，外皮黄棕色。叶根生，排成莲座状，狭倒披针形，大头羽裂或羽裂，裂片三角形，全缘或有数齿，先端稍钝或尖，基部渐狭成柄，无毛萩有蛛丝状细软毛。

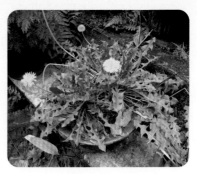
蒲公英植物形态

花茎比叶短或等长，结果时伸长，上部密被白色珠丝状毛。头状花序单一，顶生，长约 3.5cm；总苞片草质，绿色，部分淡红色或紫红色，先端有或无小角，有白色珠丝状毛；舌状花鲜黄色，先端平截，5齿裂，两性。瘦果倒披针形，土黄色或黄棕色，有纵棱及横瘤，中产以上的横瘤有刺状突起，先端有喙，顶生白色冠毛。花期早春及晚秋。

［性味归经］味苦、甘，性寒。归肝、胃经。

［功效］清热解毒，消肿散结，利湿。

［应用］

1. 主治热毒疮痈。

2. 可治热淋涩痛及湿热发黄。

3. 预防春季的流行性疾病。

［用量用法］鲜品是一味很好的野菜，可食用。内服10～30g。

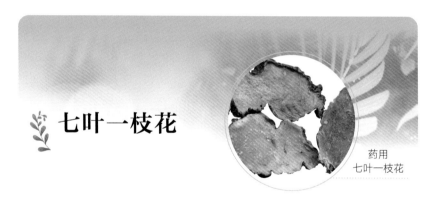

药用
七叶一枝花

七叶一枝花

"七叶一枝花，深山是我家。痈疽如遇我，一似手拈拿。""家种七叶一枝花，毒蛇咬伤不用怕。"七叶一枝花具有清热解毒、凉肝定惊的作用，主治蛇虫咬伤、痈肿疮毒、咽肿喉痹、乳痈。

民间有关七叶一枝花传说不少，这里撷取两则。

相传在云南边陲傣族的山寨里，有一个昏庸无能、残暴无比的寨主，在他的统治下，全寨人过着牛马不如、暗无天日的生活。因此，经常发生行刺事件，这些刺客又多是箭法很出色的打猎人。

一天，寨主又兴师动众上山打猎去了。他前后左右都有全副武装的人保卫，前胸和后背都穿着用铜片制成的防箭衣。然而，正当寨主追赶一头受了伤的野鹿时，不知从哪棵树上飞来一箭，不偏不歪，正中他头部的太阳穴，他惨叫一声，落马身死。

紧跟在他身后的儿子慌了手脚，慌忙把父亲的尸体驮上马背，又派人放火烧了山；慌慌张张回到了寨里。

父亲死后，儿子当上了寨主。他千方百计要查出是谁刺杀了他的父亲，用了很多残酷恐怖的手段，但还是落空了。百姓都说小寨主比他的父亲更毒辣、更昏庸。这些议论传到他的耳朵里，他为了防止重蹈父亲那样的下场，总要想法除掉那些最有本事的猎人。他到处打听村寨里哪些猎人的箭法最准，跑路最快，爬树爬得最高。

在这个寨子的边境上，有一座长满竹子、刺丛的乱石山，山上尽是毒蛇和大蟒，一般人不敢上去。传说，山上有一种神仙草，能使人起死回生。为了拿到这种草药，曾经有几个勇敢的猎人去冒过险，一去不复返。此后几十年，就再也没有人敢上去了。

小寨主认为除掉这些猎人最好的办法是叫他们上蛇山去取神仙草。于是，他下了命令，要全寨的好猎手都来草坪上比箭法，谁得了第一名，他就把妹妹嫁给他。

命令传出，勇敢而忠厚老实的猎人都来了。小寨主虚情假意地说："聪明而勇敢的猎人，是我们全寨的勇士，是我们全寨光荣和骄傲，也是我最忠实可靠的朋友。现在，我聪明美丽的妹子病了，而且病得很重，只有蛇山上的神仙草才能救她的命。为此，我决定把原来规定改一下，改成谁能最先到蛇山上采回仙草来，谁就是最勇敢的人，我就把妹妹嫁给他。"小寨主咬了咬牙齿说:"谁要是借故不去,忍心让我妹妹死去,那我就翻脸不认人!"

猎人们你看看我,我看看你,不知如何是好。去吧,明摆着就是喂毒蛇大蟒;不去,就要被小寨主杀死。有什么办法呢?只能去吧。也许真能采回那一种神仙草,挽回善良的公主的命呢。

就这样,猎人们一个一个上山了,他们一个都没有回来。这一天,轮到最年轻、箭法最准的猎人刘勇上山了。小寨主看着他上了山,阴险地狞笑道:"哈哈,除掉你,我就不用提心吊胆了。"

毫不例外,刘勇才进竹丛就被几条又细又长、全身像竹子一样绿、头成三角形的毒蛇咬伤了脚。他明白,不消半天就会死去。他咬着牙,用手紧紧地压着脚,挣扎着往山下爬着,无意中抓住一把叶子柔软而湿润的小草。他把它拔起来,发现还有一条很细很嫩的根,就放到嘴里嚼起来,觉得苦凉苦凉的,很舒服。他就吐出一口来,用手敷在被毒蛇咬伤的地方,觉得不仅凉爽舒服,而且似乎疼痛也减轻了许多,眼睛也看得清东西了。

他细细一看,这种小草只有七片叶子,这七片叶子排成一轮,上边开一朵小花,叶子下面是一根棕色的主干。看上去很像一把小伞。他再仔细一看,周围长满了这种小草,他就拼命采集。一边采一边嚼烂敷在伤口上。

这一天,小寨主正在开宴会,庆贺自己毒辣的阴谋取得成功。"尊敬的寨主,要娶你妹妹的人回来了,"刘勇背着一捆治好了他蛇伤的草药,大大方方地走进寨主的家,"怎么样,叫你妹妹出来嫁给我吧!"刘勇说道。

小寨主扭头一看,惊呆地说道:"你怎么还活着?""不仅活着,我还背回了神仙草。"刘勇指着药草说,"有了它,我们就不怕被毒蛇咬了。而且它还能治好你妹妹的病。"

"你仔细看它的叶子,"刘勇指着草药说,"它多么像你头上边的流苏呀！"

小寨主当着这么多的人，不好反悔，只得说将这种草拿去给他妹妹用。原来小寨主妹妹患了无名肿毒，整个小腿又红又肿，疼痛难忍。当她口服和外敷这种草药后，疼痛立刻减轻，红肿也消退了。这个善良的公主决定嫁给这个勇敢、"命大"的人。

小寨主无奈，只好给刘勇和美丽的公主举行了婚礼。从此，七叶一枝花能治各种蛇伤、虫咬伤、无名毒、热毒红肿、刀枪伤流血等病症的功效，就在傣族民间广泛传播应用开了。

民间还有一个有关七叶一枝花的传说。相传很早以前，有一个叫东山的村庄，住着一对老年夫妇，他们有七个生龙活虎的儿子和一个美貌的女儿。

七个兄弟从事耕地播种，妹妹上山采花采茶，一家人生活十分幸福。有一年，村庄里突然出现了一条大蟒蛇，十分凶残，常吞羊吃人，弄得鸡犬不宁，人心惶惶。

七个兄弟决心为民除害，同大蟒蛇展开了搏斗，但都丧生于蛇口之下。妹妹为了替哥哥报仇，练习武艺后，穿上了用绣花针编织的衣裙与蟒蛇搏斗，结果也成了蟒蛇的腹中物。由于金属的绣花针像万把尖刀猛刺蟒蛇内脏，最后蟒蛇终于丧命，于是山村又恢复了平静。但老夫妇失去了儿子和女儿，十分悲伤，天天哭泣不止。

后来，人们发现在大蟒蛇葬身之地长出了由七片叶子托着一朵花的奇异植物。有人用捣烂的这种草涂敷被毒蛇所咬的伤口，不久伤口就好了。从此，七叶一枝花就成了医治毒蛇咬伤的名药。

[植物形态] 七叶一枝花喜欢在阔叶林下生长，中海拔的地方可以看见它的踪迹，如溪头、沟边等处。它的茎为一根，呈紫色，叶子只有一轮，为七片，长椭圆披针形，边缘成波浪状，有柄，为褐色。它的根为须根，有毒性，民间有

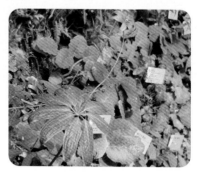

七叶一枝花植物形态

时将它作为外伤药。雌雄同株的它，每棵植株花只有一朵，为顶生，外轮花约有6片，为黄绿色，内轮花约8片，呈丝状，颜色比较偏黄，通常在2～4月开花，雄蕊有6枚，花柱也有6枚，果实为蒴果。

[性味归经] 根茎入药，味苦，性微寒。有小毒。归肝经。

[功效] 清热解毒，消肿止痛，凉肝定惊。

[应用]

1. 带状疱疹。

2. 痈肿疮毒，咽肿喉痹，乳痈。

3. 跌打损伤，蛇虫咬伤。

4. 肝热抽搐，无黄疸型肝炎。

[用量用法] 10～20g，水煎服或捣烂外敷。

千里光解毒明目又杀虫

药用千里光

　　千里光，又名九里明、九里光、九岭光等。多年生草本植物。千里光具有清热解毒、杀虫明目之功效；广泛应用于临床，用于风热感冒、目赤肿痛、泄泻痢疾、皮肤湿疹疮疖等病症。

　　为什么这味中药会有这样一个奇怪的名字呢？民间关于千里光的故事有很多，其中以下面两则最具代表性。

　　相传很久以前，雁荡山里住着一户人家，青山绿水，日子过得慢悠悠。膝下有两个可爱的女儿，大的叫美美，小的叫冬冬。美美和冬冬一出生，两眼红红的，视力都看不到远处的东西。而且在太阳底下，也就是说光线好一点的地方，眼睛总是流泪。

　　老两口求了很多名医，用了很多药，都没有效果，直到后来一位百岁老人教他们用一种黄色的不起眼的小花煮水后，用冒起来的热气来熏孩子的眼睛。第一天，眼睛的红丝稍消退了一些；第二天，睁眼不流泪了；第三天，视力明显好转……从此，美美和冬冬就有了一双明亮美丽的大眼睛。据说，姐妹俩可以看到千里之外。

　　于是人们就称这种植物为"千里光"了。

　　还有一种说法是：美美和冬冬的房子外都长满了这种黄色的小野花，有一天，姐妹俩到山里采药的时候迷了路，天黑之后到处都是漆黑一片，但是姐妹俩很勇敢，一直在不停赶路，因为她们坚信总会找到回家的路。

终于，她们看到远处有一种黄色耀眼的亮光，于是她们忍着饥渴劳累向那亮光走去，一直就走到了自己的家，原来那些亮光就是屋子外面不起眼的小黄花发出来的，它们的光在漆黑的夜里，一直可以亮到千里之外的地方。

于是，千里光的名称就这样延续下来了。

[植物形态] 多年生草本。茎木质细长，高 2～5m，曲折呈攀缘状，上部多分枝。叶互生；椭圆状三角形，或卵状披针形，长 7～10cm，宽 3.5～4.5cm，先端渐尖，基部戟形至截形，边缘具不规则缺刻状的齿牙。头状花序顶生，排列成伞房花序状，头状花序径约 1cm；总苞圆筒形，苞片 10～12 片，披针形或狭椭圆

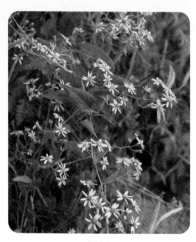

千里光植物形态

形，长 5～6mm，宽 2mm，先端尖，无毛或少有细毛；周围舌状花黄色，雌性，约 8 朵。花期 10 月到翌年 3 月。果期 2～5 月。

[性味归经] 味苦，性寒。归肺、肝、大肠经。

[功效] 清热解毒，杀虫，明目。

[应用]

1. 治疗各种急性炎症性疾病：风火赤眼，目翳，伤寒，菌痢，大叶肺炎，扁桃体炎，肠炎，黄疸，流行性感冒，毒血症，败血症，痈肿疔毒，干湿癣疮，丹毒，湿疹，烫伤，滴虫性阴道炎。

2. 用于风热感冒、目赤肿痛、泄泻痢疾、皮肤湿疹疮疖。

[用量用法]内服：煎汤，15～30g。外用：煎水洗、捣敷或熬膏涂。

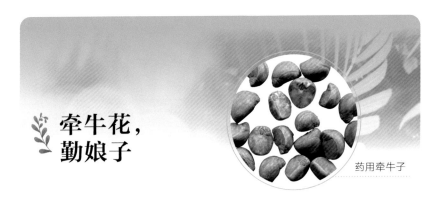

牵牛花，
勤娘子

药用牵牛子

"圆似流泉碧剪纱，墙头藤蔓自交加。天孙摘下相思泪，长向深秋结此花"。牵牛花除栽培供观赏外，种子为常用中药，名丑牛子（云南）、黑丑、白丑、二丑（黑、白种子混合），入药多用黑丑，白丑较少用。牵牛花有个俗名叫"勤娘子"，顾名思义，它是一种很勤劳的花。每当公鸡刚啼过头遍，时针还指在"4"的数字左右的地方，绕篱笆架的牵牛花枝头，就开放出一朵朵喇叭似的花来。晨曦中人们一边呼吸着清新的空气，一边饱览着点缀于绿叶丛中的鲜花，真是别有一番情趣。

牵牛花是怎么被命名的呢？这里可有一段动人美丽的传说。

相传很久以前，也不知何时何地突然出现了一座形状像伏着的牛一样的山，大家就给它取了个名字叫"伏牛山"。伏牛山下有个小村子，村子里人不多，其中一家有一对孪生姐妹。村子里的人都很穷，没有钱买牛耕地，只有用一些自制的土工具来刨土耕地。那对孪生姐妹就住在山脚下，她们在山前山后开垦了一些荒地，靠着自己的双手，春播、夏耘、秋收，日子还算勉强过得去。

姐妹二人心地善良，还经常接济比自己更穷的人。有一天，姐妹二人正在刨地，突然刨到了一块很硬的地方，姐妹把所有的工具都拿来，却连一丝土也刨不动。姐妹二人累了半天，就坐在硬土边上休息。忽然那块硬土自己裂开了，姐姐连忙瞪大了眼睛瞧着，里面发出银闪闪的光亮，妹妹跑过去拿出了一块东西，原来是一个银喇叭。

姐妹二人正感觉奇怪时，旁边突然走来了一个白须白发的老翁。老翁笑着对她们说："这座山是玉皇大帝从天上降下来的，里面压着一百头青牛精，这些青牛精都修炼得很好，幻成人形，在人间作恶，是玉皇大帝收服了他们，并把他们压在伏牛山下，到今天，他们已整整压了九百年了，到明天他们就会全变成金牛，再也不会危害人间了。这个银喇叭就是伏牛山的钥匙，今天夜里听山里'哗啦啦'响，过不久就会有一处发出金光，那就是山眼，只要把银喇叭插进去就行了。不过还必须记住口诀：'伏牛山，哗啦啦，开山要我这银喇叭'。念三遍，那山眼就会变大，可以进去抱出一头金牛，一辈子吃喝不愁了。这钥匙是九百年一现，天一亮就不灵了，千万不要被山关住了，否则就将必死无疑。还有，这银喇叭千万不能吹，否则一百头牛就全会变成活牛冲出山口的。"两姐妹还没回过神来，那老翁已不见了。

姐妹二人知道遇上神仙了，心里很高兴。她们就赶紧回家，商量如何开山抱金牛。姐姐说："我们要把腿脚放快些，争取把一百头金牛都抱出来，分给穷乡亲，让大家都不再受地主的气，都过上好日子。"妹妹说:"金牛虽好不能当饭吃,黄灿灿的金,白亮亮的银,在富人眼里是值钱货,可在穷人眼里还不如一勺面呢。如果吹响银喇叭,把那些金牛全变成活牛分给乡亲们,让他们有牛耕田,不更好吗?"姐姐同意了妹妹的意见。

于是,姐妹二人分头去通知乡亲们,交代他们夜里去伏牛山下牵牛。夜里,天上没有月亮,也没有星星,山前山后漆黑一片,看不到一点亮光,姐姐拉着妹妹从山前转到山后,一点动静也没有,姐姐对妹妹说:"不要放弃,我们再等等。"就这样等到了五更,忽然听见山里面"哗啦啦"作响,山北坡放出一道耀眼的金光,姐妹俩急忙朝发光的地方跑去,只见那洞眼只有手指头那么粗,顺着洞眼往里看,见到内有一张金方桌,方桌上整齐地摆着一排排馒头大小的金牛。妹妹忙把银喇叭拿出来插进山眼,姐姐忙念:"伏牛山,哗哗啦,开山要我这银喇叭。"念了三遍,山眼慢慢变大了,但只容一个人钻进去,姐姐闪身就进去了,妹妹也跟着进去了。

姐姐一进去就吹起了银喇叭,顿时桌上的金牛都变活了,它们伸伸腿,抖抖毛,跳下桌子来,都变成了大牛,它们顺着山眼往外冲,当最后一头牛刚刚伸出头时,东方已经微微泛红了,山眼慢慢变小了,这一下可急坏了姐妹俩,姐妹二人合力推牛屁股,但就是推不动。

再说乡亲们,他们听见喇叭响,就纷纷往伏牛山跑,只见一头头牛满山坡跑,他们跑上去,一人牵一头牛,心里很感激姐妹二人,都想去谢谢她们,但就是找不到人影。这时有人发现被卡住的那头牛,大家有的扯牛头,有的扯牛脚,使命往外拽,就是拽不出,后来有人往牛鼻子上套了个鼻圈,再在鼻圈上拴了一根长绳,大家齐心协力地拉,牛被拉疼的四蹄一蹭就出来了,山眼马上就合拢了,姐妹俩却都被关在了山里。

这时太阳出来了，山眼里的那只银喇叭一变，就成了一朵喇叭花。人们为了纪念姐妹二人，也管喇叭花叫牵牛花。还有人说，如今闻名全国的南阳大黄牛是那些金牛的后代呢！

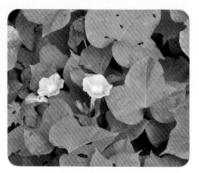

药物简介

［植物形态］牵牛花一年生缠绕草本，茎上被倒向的短柔毛及杂有倒向或开展的长硬毛。叶宽卵形或近圆形，深或浅的3裂，偶5裂，长4～15cm，宽4.5～14cm，基部圆，心形，中裂片长圆形或卵圆形，渐尖或骤尖，侧裂片

牵牛花植物形态

较短，三角形，裂口锐或圆，叶面或疏或密被微硬的柔毛；叶柄长2～15cm，毛被同茎。花腋生，单一或通常2朵着生于花序梗顶，花序梗长短不一，长1.5～18.5cm，通常短于叶柄，有时较长，毛被同茎；苞片线形或叶状，被开展的微硬毛；花梗长2～7mm；小苞片线形；萼片近等长，长2～2.5cm，披针状线形，内面2片稍狭，外面被开展的刚毛，基部更密，有时也杂有短柔毛；花冠漏斗状，长5～10cm，蓝紫色或紫红色，花冠管色淡；雄蕊及花柱内藏；雄蕊不等长；花丝基部被柔毛；子房无毛，柱头头状。蒴果近球形，直径0.8～1.3cm，3瓣裂。种子卵状三棱形，长约6mm，黑褐色或米黄色，被褐色短绒毛。

［性味归经］牵牛子入药。味苦，性寒。有毒。归肺、肾、大肠经。

［功效］泻水通便，消痰涤饮，杀虫攻积。

［应用］

1. 水肿胀满，二便不通。

2. 痰饮积聚，气逆喘咳。

3. 虫积腹痛，绦虫病的良药。

［用量用法］煎服，3～6g。入丸散服，每次1.5～3g。炒用药性减缓，故应炒后使用。

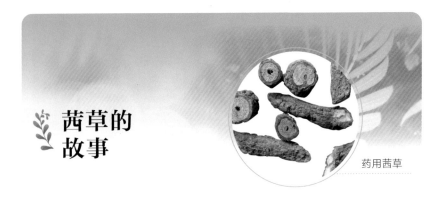

茜草的故事

药用茜草

茜草为多年生草本植物，根及根茎入药，是一味止血行血的良药。民间有不少有关茜草的传说。

相传古代长安城里有一户人家，专卖一种中药汤剂，不管什么人得什么病，给上几个钱就可以买上一碗药喝，药效甚好。

有一天，一个大官忽然流鼻血，用多种方法止血均无效，全家急得团团转。一个随从说："听说城东一户人家的汤药可治百病，咱们买一些回来试试？"这个大官本来不相信这种传言，可是在这紧急关头，也就勉强同意了。

那个随从快马加鞭赶到城东，见这户人家院子里放着一口大锅，锅里的药汤已经卖得只剩下一点儿了。随从取出罐子盛了药就走，快到官府时不小心把罐子摔在地上，药汤洒光了，但折回去时间又不够。随从跳下马，忽然看到附近的一家染坊，想起这里有一个朋友常吃药，心想如果朋友那里有熬好的药汤，不妨要一些回去应付差事。随从走进染坊，一眼就看见一只染缸里有半缸红水，和刚才那一罐药汤的颜色差不多，便舀了一罐回去。

汤药取回来后，那个大官接过罐子仰头喝完了。随从站在一边看着，脊背上直冒冷汗。谁知过了一会儿，鼻血居然止住了，大官笑眯眯地对随从说："这可真是好药啊！"

那个随从问过朋友后才知道，那染缸中的半缸红水是用茜草根熬出来的，可以将布染成红色。从此这位随从自行行医，专治出血疾病。

有关茜草的另一个故事，相传刘细君是中国历史上第一个远嫁异域的公主。早在公元前105年，乌孙国王昆莫为求息烽怀柔，带着一千匹良马和许多珍宝献给汉武帝，请求汉武帝与汉通婚。

汉武帝便派人核选宗室之女，江都王刘建之女刘细君被选中。这刘细君可称得上闭月羞花之貌，又能歌善舞，吟诗赋辞，才艺超群，她兴冲冲进宫后乃知是远嫁异地。

话说那昆莫年老体弱如枯柳，刘细君来到乌孙国虽被封为第一夫人，但难有温暖可言，终日忧心忡忡，积虑成疾，乃至经闭不孕。国王虽为她延医，久治不效。

刘细君闲来翻书，发现茜草乃有通经行血之效药。她用茜草根煎酒服，一日即通，令乌孙国医叹服不已。但刘细君毕竟是奉旨远嫁，孤独的生活、艰难的岁月使她异常悲哀，虽然茜草的药效治好了刘细君的经闭之症，但是由于她的积虑成疾，最后还是抑郁而死。

　[植物形态]多年生攀缘草本，根茎圆柱形或团块状，根圆柱形或须状，细长，数条或数十条丛生于根茎上。茎方形，具四棱，棱上生逆刺。叶通常4片轮生，叶片卵状心形或狭卵形，先端尖，全缘，叶脉3～5出，有长柄，叶柄

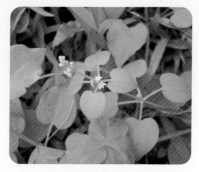

茜草植物形态

及叶脉上均具逆刺。花销，成圆锥形聚散花花序，顶生或腋生，花冠淡黄色5裂，着生于短筒上。浆果球形，熟时红色，直径5～6mm，红色后转为黑色。花期6～9月，果期8～10月。

　[性味归经]味苦，性寒。归肝经。

　[功效]凉血化瘀，行血通经。

　[应用]

　1.用于治疗血热夹瘀的出血症，如吐血、衄血、崩漏、尿血、便血等病症。

　2.用于治疗血瘀经闭及跌打损伤、风湿痹痛等病症。

　[用量用法]内服：10～15g，煎服。

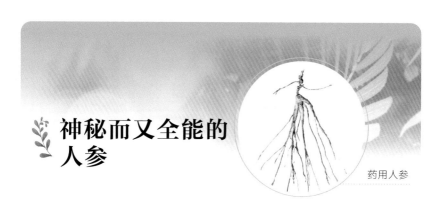

神秘而又全能的人参

药用人参

人参是补品，历来为医家所推崇，中国也是世界上最早应用人参并用文字记载的国家。《甲骨文合集》中查到刻在甲面上的"参"字，是个典型的象形文字。该字为上下结构，上部为人参地上部分的集中表现，茎上生着多个核果状浆果，这是人参最主要的植物学特征。下部则代表着人参的根茎、主根、侧根等。甲骨文始于商殷时代，距今有 3500 年以上的历史。在 3500 年前我国就已经创造出生动形象的"参"字，并有准确可靠的记载。

在我国民间，也有有关人参的传说。相传从前有兄弟俩，以打猎为生，有一年冬天，兄弟俩仍像往常一样要上山打猎。老年人劝他们说："现在已是深秋，马上就入冬了，山里的气候说变就变。要是让暴风雪把山封住，你们就出不了山啦！"

俗话说"初生牛犊不怕虎"，哥俩根本听不进老人的话，他们带上弓箭、皮衣和干粮上山去了。

一连几天，他们打了许多野兽。有一天下午，天气突然变坏了，狂风大作，雪片纷飞。这雪一直下了两天两夜，把山路全覆盖了，兄弟二人果然没法出山。

他俩只好找了个树木茂密的山窝躲避，想等风雪过去再说。山窝里长着几棵数十丈高的大树，树干非常粗。其中有一棵已经老死，树心枯烂成灰。兄弟俩把树心掏空，掏成一个很大的树洞。他们在里边架起一堆柴火，一边烧烤獐狍鹿兔，一边烤火取暖，就这样有了个住处。

从此，天晴时两人就出去打猎。为了节省食物，他们又在四周挖些草根当粮食。他们发现一种手指粗的藤秸，挖出来一看，根子有胳膊粗。这东西形状像人，根须伸展着，像人的胳膊和大腿，放进嘴里一尝，甜津津的。哥哥说："甜的是益草。"两人就挖了很多，堆满半个树洞。吃了这种东西，他们感到浑身更有力气了。可是，有一回吃多了些，鼻子直冒血。从此，他们不敢多吃，每天只吃一点。

白天打猎，夜宿树洞。兄弟俩就这样在山里待了一冬天，直到第二年开春，风停雪化，两个人才满载着猎物下山回家。

村里的人以为这哥俩冻不死也得饿死了呢，一见他们又白又胖地回来了，都奇怪地问："你们怎么还活着？"

"这不是好好的吗？"哥俩笑着说

"你们在山里吃了什么好东西，长得这么结实？"

弟兄俩拿出好像长着胳膊和腿似的草根，给大家看。大伙从来没见过这东西，都说："哎呀，看它长得多像人，这是人……是人……人呀！"

后来，传来传去，就把这种东西叫成了"人参"。这就是"人参"得名的来历。

[植物形态] 多年生草本，高 30～70cm。根肥大，肉质，圆柱形或纺锤形，末端多分歧，外皮淡黄色。叶为掌状复叶，具

长柄；轮生叶的数目依生长年限而不同，一般1年生者1片三出复叶，2年生者1片五出复叶，3年生者2片五出复叶，以后每年递增1片复叶，最多可达6片复叶；小叶5，偶有7片；小叶柄长1～3cm；小叶片披针形或卵形，下方2片小

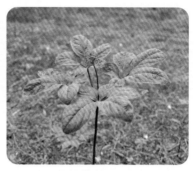

人参植物形态

叶较小，长2～4cm，宽1～1.5cm，上部3小叶长4.5～15cm，宽2.2～4cm，先端渐尖，基部楔形，边缘具细锯齿，上面绿色，沿叶脉有稀疏细刚毛，下面无毛。伞形花序单一顶生，总花梗长15～25cm，每花序有10～80多朵花，集成圆球形；花小，直径2～3mm；花萼绿色，5齿裂；花瓣5，淡黄绿色，卵形；雄蕊5，花丝甚短；子房下位，花柱2，基部合生，上部分离。果实为核果状浆果，扁球形，直径5～9mm，多数，集成头状，成熟时呈鲜红色，种子2颗，乳白色，直径4～5mm，扁平圆卵形，一侧平截。花期5～6月，果期6～9月。

［性味归经］根部入药。味甘、微苦，性温。归脾、肺、心经。

［功效］大补元气，复脉固脱，补脾益肺，生津安神。

［应用］

1.体虚欲脱，肢冷脉微。

2.脾虚食少，肺虚喘咳，津伤口渴，内热消渴，久病虚羸。

3.惊悸失眠，阳痿宫冷。

4.心力衰竭，心源性休克。

［用量用法］内服：煎服，3～10g，大剂量10～30g，宜另煎兑入，或研末1～2g，或熬膏，或泡酒，或入丸散。

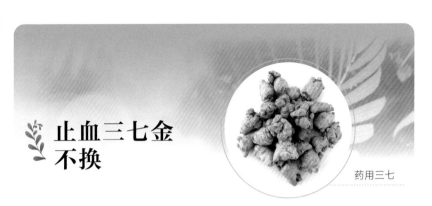

止血三七金不换

药用三七

在中药宝库里，有一种止血的神奇药物，民间叫它"止血金不换"——三七。驰名中外的云南白药，三七也是少不了的主要成分。三七入药也有一些动人的传说。

相传，三七是由一位美丽善良的三七仙子来到人间，教人们种植下凡的。有一天，三七仙子在地里劳动，突然有一只凶猛的大黑熊朝她扑来，正在这千钧一发之际，一位名叫卡相的苗族青年，一箭射死了这只猛兽，救了三七仙子。

卡相家很穷，他妈妈患病多年，无钱医治。三七仙子为报答卡相的救命之恩，对卡相说："后山坡有一种草药，叶像我的长裙，枝似我的腰带，可以用来治疗阿妈的病。"

卡相如三七仙子所说，果真找到了这种草药。老妈妈吃了几次这种草药，病真的好了。后来，卡相又用这种草药治好了不少乡亲们的疾病。乡亲们纷纷来到卡相家道谢，并问这是什么药，有这么神奇。三七仙子笑盈盈地指着一株三七说："你们数数看，它叶有多少，枝有几枝？"大家一数，枝有三枝，叶有七片。一个聪明的姑娘立即叫了起来："三七！"这名字从此就流传了下来。

还有一个关于"天目三七"的故事也颇有趣。相传在很久以前，有位采药老人到天目山采集药材，路上碰到一个放牛娃背着一捆药草下山。采药老人问他："小牧童，你背的是什么药草？"牧童回答说："这是医伤接骨的宝草。我弟弟的断腿就是这种草敷好的。"老人一听，很是惊奇，问他叫什么名字，怎样发现这宝草的？放牛娃于是放下草药，把发现宝草的经过，详细告诉了老人：

我是三月七日生，妈妈叫我"三七"。因为家里很穷，靠我放牛过日子。有一年秋天，我看见一群猴子抓住两棵大柳树中间的紫藤荡秋千玩耍，把田里的菜都糟蹋了。我便拿起柴刀向猴群掷去，正巧把一根紫藤砍断了。可是过了几天，只见这群猴子又在抓住紫藤荡秋千。我很奇怪，我明明将这根紫藤砍断了呀，它是怎么又接起来的呢？为了弄清这个谜，我随手又是一刀，把这根紫藤再次砍断。然后我每天躲在暗处细细观察。有一天，猴群又来了，一只老猴子东张西望，见四处无人，立即挖来几棵野草，把野草根部土褐色的块根放在嘴里嚼烂，敷到紫藤的断处，把断藤接上。一只小猴子又拔来一些杂草，就像缠绷带一样将断处包扎好，然后这群猴子连蹦带跳地离去了。

猴群离开后，我来到接藤处细看，用手拉拉藤，很结实，好像没有断过一样。我捡起地上的药草，高兴极了。我想这种草能不能接人的断骨呢？我就拔了许多这种草，回家后也把块根捣烂，敷在我弟弟已经折断的腿骨上，再用布包扎好。不久，弟弟的断骨完全接好了，跟好人一样，能跑能跳。

采药老人听完后，高兴地说："小牧童，你发现了宝草，真不简单。"后来，老人也用这种药草治好了许多跌打损伤、骨折、流血不止的病人。为了感谢三七的发现，采药老人就把药草叫作"天目三七"。

止血三七金不换

简介 药物

[植物形态]多年生草本，高达60cm。根茎短，茎直立，光滑无毛。掌状复叶，具长柄，3～4片轮生于茎顶；小叶3～7，椭圆形或长圆状倒卵形，边缘有细锯齿。伞形花序顶生，花序梗从茎顶中央抽出，长20～30cm。花小，黄绿色；花萼5裂；花瓣、雄蕊皆为5。核果浆果状，近肾形，熟时红色。种子1～3，扁球形。花期6～8月，果期8～10月。

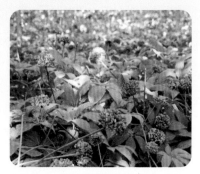

三七植物形态

[性味]味甘、微苦，性温。归肝、胃经。

[功效]化瘀止血，活血定痛。

[应用]

1.可用于多种出血，兼有瘀滞者疗效更佳。

2.可用于外伤瘀痛及胸痹心绞痛。

[用量用法]3～10g。研末吞服，每次1～1.5g。外用适量。

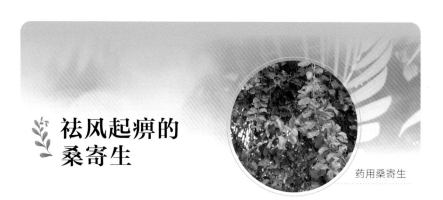

祛风起痹的桑寄生

药用桑寄生

　　从前，有个财主家的儿子得了风湿病，腰膝酸痛、行动艰难。一连好几年他都瘫倒在床上，医生也没有办法治好。

　　财主听说南山有个药农，就让药农给他儿子送药医治。由于南山远在二十里地之外，财主就指派一个小长工，隔两天去取一次药。药农一连换了好几种药草，财主的儿子也不见效。

　　这年冬天雪多，一下起来就是几天几夜。小长工每次取药都得在一尺多深的雪地上来回走四十里路。有一天实在太冷，小长工身上的衣服又单薄，冻得他浑身打战。俗话说"捧人碗，受人管"，取不回药来是没法交差的。

　　小长工在村外站了半天，忽然看见一棵老桑树的空树洞里，长出一些小树枝条。他想这不是很像财主儿子吃的药吗？反正他吃什么也不见好，就给他弄点这个拿回去顶药算了。于是他爬到树上，折取几根小树枝。他跑到一个小伙伴家中把树枝切成节儿，用纸包好。小长工在那里暖和了一会儿，又帮人干了些零活，估计时间差不多了，才回到财主家。

　　财主也不知道纸包里的是什么，他照样让人煎给儿子喝了。小长工一看骗过了财主，以后就照"方"抓"药"，每隔两天折一把桑树上的细枝条回来。

冬天过去了，春暖雪化。财主儿子的病，居然慢慢好起来，逐渐能下地走路。

　　南山的药农听说后很奇怪："一冬天没来取药，他吃什么药把病情控制住的呢？"药农很想认识这种药，就来找财主。他刚走到财主家门外，正碰见小长工。小长工生怕药农见了财主后自己就露馅了，准得挨打，急忙把前后经过讲了出来，并说："大叔，你千万别对财主讲啊！"

　　药农笑道："那好，可是你得告诉我，到底给他儿子吃什么药呢。"

　　"树枝子呗。"

　　"什么树的枝子？"

　　"就是村头那棵老桑树啊！"

　　"没听说过桑树的枝子能治瘫病，你带我看看去。"

　　小长工带着药农来到村外。药农上树一看，原来在老桑树的空洞里，长着一种叶子像槐树的东西。他便采了一些下来，说："我先试试再说。"

　　药农用这种树枝子一试，果真治好了几位风湿病人。后来，人们因为这种小树枝子生在桑枝上，就给它取了个名字——"桑寄生"。

　　简介 药物

　　〔植物形态〕灌木，高 0.5～1m；嫩枝、叶密被褐色或红褐色星状毛，有时具散生叠生星状毛，小枝黑色，无毛，具散生皮孔。叶近对生或互生，革质，卵形、长卵形或椭圆形，长 5～8cm，宽 3～4.5cm，顶端圆钝，基部近圆形，上面无毛，下面被绒毛；侧脉4～5对，在叶上面明显；叶柄长6～12mm，无毛。总状花序，1～3个生于小枝已落叶腋部或叶腋，具花2～5朵，密集呈伞形，花序和花均密被褐色星状毛，总花梗和花序轴共长1～3mm；花梗长

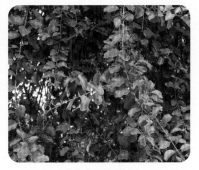

桑寄生植物形态

2～3mm；苞片卵状三角形，长约1mm；花红色，花托椭圆状，长2～3mm；副萼环状，具4齿；花冠花蕾时管状，长2.2～2.8cm，稍弯，下半部膨胀，顶部椭圆状，裂片4枚，披针形，长6～9mm，反折，开花后毛变稀疏；花丝长约2mm，花药长3～4mm，药室常具横隔；花柱线状，柱头圆锥状。果椭圆状，长6～7mm，直径3～4mm，两端均圆钝，黄绿色，果皮具颗粒状体，被疏毛。花期6～8月。

［性味归经］味苦、甘，性平。归肝、肾经。

［功效］补肝肾，强筋骨，除风湿，通经络，益血，安胎。

［应用］治腰膝酸痛，筋骨痿弱，偏枯，脚气，风寒湿痹，胎漏血崩，产后乳汁不下。

［用量用法］内服：煎汤，9～18g；入散剂、浸酒或捣汁服。

桑叶的传说

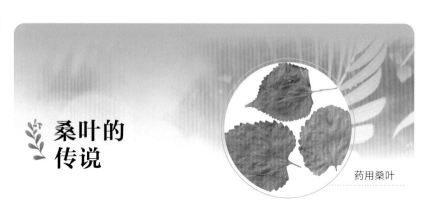

药用桑叶

　　很多年以前，在药山东北面的深山老林里住着娘俩。儿子叫周达木，是个老实厚道的小伙子，对母亲非常孝顺。娘俩常年靠种地打柴为生，日子过得也算不错。

　　有一年，几场秋雨过后，母亲突然病倒了。躺在炕上，头晕目眩，干咳不止。周达木翻山越岭到处寻药，给母亲治病。眨眼工夫，半个月过去了，母亲的病情也没有好转，周达木十分着急。

　　一天，周达木听说药山上的老道能治病，打算背母亲去医治。可是因为路途太远，母亲怕累坏儿子，说什么也不去。

　　"儿呀，你为妈治病东跑西颠，受了多少苦和累，妈妈心里都明白，这药山大老远的，如果我能走还行，这么远的路，全靠你一个人背着，那哪行？妈妈领你这个情了。"

　　周达木说："妈，我听说药山上青华观里有个老道能治不少病，还会出偏方，咱就去吧，我能背动你，累了就歇会儿再走。"

　　"哎，儿呀，我不是不相信，你说咱这隔山过岭的，那么容易吗？把你累个好歹，那可咋整？这么的，你先去给妈妈弄几个偏方让我吃一吃，看看再说。"

　　"妈——"

"儿呀，偏方治大病啊！听妈妈的话，去打听一下吧。"

"这……"

"行啦，妈知道你不放心我一个人在家，快去快回吧！"

由于妈妈得的头痛咳嗽病。周达木临去药山前，先烧好一盆开水留给母亲喝。周达木连日来四处求医，给母亲治病，确实感到挺累，晚上还得照料母亲，但这些他都不露一点愁容。因为他是妈妈的儿子，给妈妈治病理所当然。把水烧开之后，舀到盆里，竟忘了盖上盖儿，就急忙忙地走出了家门。

过了几个时辰，老太太感到口渴，想去喝点开水，她来到盆前一看，水里泡着几片树叶，便自言自语地说："唉，秋风刮落叶，都刮到盆里来了。"她把树叶拣了出去。老太太喝完开水，就在炕上躺下，很快就迷糊着了。一觉醒来，她感觉头痛减轻了，身上也舒服了，活动活动之后，下地又喝了一碗水。

太阳快要落山了，天边上出现了一片片火烧云。把大山映照得五颜六色，格外好看。这时，周达木累得满头大汗，急匆匆地跑回家来。一进门就问：

"妈妈，怎么样了？"

"哎呀，这阵子很好，头脑清醒多了。儿呀，偏方弄来了吗？"

"唉！今天不走运，偏赶上药山青华观里的老道不在观里，我怕您一个人在家不行，没敢多等，明天我再去。"周达木为没见到药山老道很惋惜。

"儿啊，为妈妈白跑一趟，赶快吃饭，早点歇一歇。"

"妈，不要紧。咱俩一起吃吧？"

"儿呀，妈今天喝这开水，不知咋回事，觉得跟往常不一样，我还想再喝点开水。"

"妈，好喝也不能喝得太多呀！"

"哎，那是。"

第二天早晨，母亲老早就起来，周达木问她怎么回事。母亲说病好多了，想起来下地走一走。周达木向母亲问道："妈，你昨天吃什么药了吗？"

"没有，我就喝了开水。"

"你看见水里有什么东西没有？"

"噢，那开水盆你没盖上盖儿，被风刮进几片咱家台上的桑树叶子。"

周达木听了，猛然想起，昨天忘把开水盆盖上。这时他琢磨是不是这桑树叶子有药的作用呢？

吃过早饭，周达木又给母亲烧好开水，便去桑树上摘下几片叶子放到盆中浸泡。然后又去药山青华观拜见老道士。

周达木到了青华观，向老道士说明来意。老道士首先盘问一下周达木的住处，然后又仔细地询问他母亲是什么样的病状。都问明白之后，老道士给周达木出了几个用霜打桑叶治疗他母亲病情的偏方。

周达木听了，十分高兴，心里默默地说："霜打桑叶是良药，怪不得母亲喝了桑叶泡过的开水，病情有了明显的好转，看起来这东西确实有这方面的疗效啊！"

周达木回到家里，按着药山青华观里老道士的偏方，在自家前台子的桑树上摘下霜打的叶子，就精心地熬起药汤来。

几天的工夫便把母亲的病治好了，娘俩非常感激药山青华观里的老道士。

［植物形态］桑树属桑科桑属，为落叶乔木。桑叶呈卵形，是家蚕的饲料。落叶乔木，高6～20m，树冠倒卵圆形。叶卵形或宽卵形，先端尖或渐短尖，基部圆或心形，锯齿粗钝，幼树之叶常有浅裂、深裂，上面无毛，下面沿叶脉

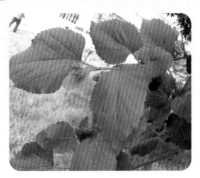

桑树植物形态

疏生毛，脉腋簇生毛。聚花果（桑椹）紫黑色、淡红或白色，多汁味甜。花期4月；果熟5～7月。

［性味归经］味苦、甘，性寒。归肺、肝经。

［功效］疏散风热，清肺润燥，平肝明目。

［应用］

1. 用于风热感冒，头痛咳嗽。

2. 用于肺热燥咳。

3. 用于肝阳眩晕，目赤昏花。

此外，本品甘寒，尚能凉血止血，还可用治血热妄行吐血、衄血之证，可单用，或配其他止血药同用。

［用量用法］煎服，5～10g；或入丸散。外用煎水洗眼。桑叶蜜炙能增强润肺止咳的作用，故肺燥咳嗽多用蜜炙桑叶。

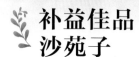

补益佳品
沙苑子

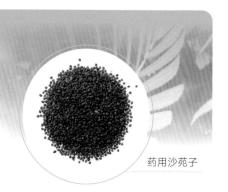

药用沙苑子

　　沙苑子，味甘，性温，具有补益肝肾、固精明目之功效。现代医学研究发现，种子富含维生素 A 等多种有益物质，可谓是补益佳品。

　　相传，唐玄宗李隆基在位时，生了一位女儿，封为永乐公主。这个公主，名虽为永乐，可从生下到十四五岁，一直啼哭，没有安乐过一天。身子长得又瘦又小，面黄发焦，动不动就生病。李隆基贵为天子，对女儿的病却毫无办法，请了多少名医，吃了多少贵重药物，仍无济于事。

　　不久，发生了安史之乱，李隆基带上杨贵妃仓皇出逃。永乐公主在乱军中与皇家失散，被贴身奶娘带到今日陕西沙苑一带。当时沙苑住着一位游乡道士，名叫东方真人，虽年过七十，却生得鹤发童颜，精神矍铄。

　　了解到公主的身世后，东方真人收留了她们。因怕公主寂寞，还让公主和她的小女儿长寿生活在一起。公主到了民间，再不受什么宫廷礼法束缚，整天随少女们在野外游逛，或到山坡上去摘野果，或沙滩上找沙苑子。采来的沙苑子除交东方真人作为药用外，剩下的都供自己泡茶喝。

　　日子过得飞快，不觉三年过去了。公主干黄的双手变得红粉粉、胖乎乎的，焦枯的头发犹如墨染了一般，原来黑涩的刀条脸也变得又圆又胖，衬上一对水汪汪的大眼睛，漂亮极了，简直就像换了个人似的。

后来，官军收复了长安，朝廷诏令天下，寻觅永乐公主。公主见到文告，挥泪与东方真人告别。临走时，东方真人送给公主一个葫芦，告诉她里边装的就是她平日采来的沙苑子，让她带回去，每日取三五粒泡茶喝，可永葆身强体健。

公主回到长安时，玄宗已退位，由她的哥哥肃宗当政。公主见过皇兄，将药物呈上，并详细地说了沙苑子的妙用。肃宗听后，将信将疑，一连试用了半月，果觉神清气爽，耳聪目明，精神倍增，又想起御妹小时候的样子，不禁对此药大加赞赏，令凤翔县每年进贡沙苑子入宫。从此这种沙滩上的野草，变成了一味名药。由于产地为陕西沙苑，又是植物的种子，皇上下旨将称为"沙苑子"，此药也因此得名。

[植物形态] 多年生高大草本。高达 1m 以上，全株被短硬毛。主根粗长。茎平卧，有角棱，互生；具短柄；小叶 9～21 枚，叶片椭圆形，长 6～14mm，宽 3～7mm，先端钝或微缺。总状花序腋生，花 3～9 朵；总花梗细长，被毛；小花梗基部有一线状披针形的小苞片；花萼钟形，绿色，先端 5 裂，外侧被黑色短硬毛，萼筒基部有 2 枚卵形的小苞片，外侧密被短硬毛；花冠蝶形，黄色，旗瓣近圆形，先端微凹，基部有爪，长约 10mm，宽约 8mm，翼瓣稍短，龙骨瓣与旗瓣等长；雄蕊 10，而二体，（9）+1；雌蕊超出雄蕊之外，子房上位，密被白色柔毛，

有子房柄，花柱无毛，柱头画笔状被白色髯毛。蒴果纺锤形，长3～4cm，先端有较长的尖喙，腹背稍扁，被黑色短硬毛，内含种子20～30颗。种子圆肾形。花期8～9月；果期9～10月。

[性味归经] 味甘，性温。归肝、肾经。

[功效] 补肾固精，养肝明目。

[应用] 用于肾虚腰痛、阳痿遗精、遗尿尿频、白带过多、目暗不明、头昏目花。

[用量用法] 内服：水煎，6～9g；或入丸、散；或熬膏。

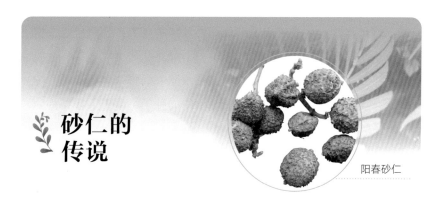

砂仁的传说

阳春砂仁

"姜科辛温源三种，海南砂有明三棱。绿壳阳春凉香烈，化湿开胃安胎功。"砂仁为姜科多年生草本植物，主产广东，历来以广东阳春产者著名，故称阳春砂仁、春砂仁。夏季果实将成熟时剪下果穗，文火烘干或晒干。关于砂仁还有这样一个传说。

传说很久以前，广东西部的阳春发生了一次范围较广的牛瘟，全县境内方圆数百里的耕牛，一头一头接二连三地病死。唯有蟠龙金花坑附近村庄一带的耕牛没有发瘟，而且头头强健力壮。

近邻的村庄几位老农感到十分惊奇，便到蟠龙一探究竟。召集这一带牧童，查问他们每天在哪一带放牧，牛吃些什么草？牧童们纷纷争说："我们的牛全在金花坑放牧，这里生长一种叶子散发出浓郁芳香、根部发达结果实的草，牛很喜欢吃。"

老农们听后，就和他们一同到金花坑，看见那里漫山遍野生长着这种草，将其连根拔起，摘下几粒果实，放口中嚼之，一股带有香、甜、酸、苦、辣的气味入口，服用后胃部感到十分舒畅。大家品尝了以后，觉得这种草既然可治牛瘟，是否也能治人病？所以就采挖了这种草带回村中，一些因受了风寒引起胃脘胀痛、不思饮食，连连呃逆的人，吃后效果较好。后来人们又将这种草移植到房前屋后进行栽培，久而久之成为一味常用的中药，这就是阳春砂仁的由来。

[植物形态] 为多年生草本，高达1.5m或更高，茎直立。叶二列，叶片披针形，长20～35cm，宽2～5cm，上面无毛，下面被微毛；叶鞘开放，抱茎，叶舌短小。花茎由根茎上抽出；穗状花序成球形，有一枚长椭圆形苞片，小苞片成管状，顶端2裂；萼管

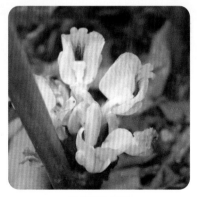

砂仁植物形态

状，顶端3浅裂；花冠管细长，先端3裂，白色，裂片长圆形，先端兜状，唇瓣倒卵状，中部有淡黄色及红色斑点，先端2齿裂，外卷；发育雄蕊1，药隔顶端有宽阔的花瓣状附属物；雌蕊花柱细长，先端嵌生药室之中，柱头漏斗状高于花药；子房下

位，3室。蒴果近球形，不开裂，直径约 1.5cm，具软刺，熟时棕红色。花期 3 ～ 6 月，果期 6 ～ 9 月。

［性味归经］味辛，性温。归脾、胃、肾经。

［功效］化湿行气，温中止呕，止泻安胎。

［应用］用于湿浊中阻，脘痞不饥，脾胃虚寒，呕吐泄泻，妊娠恶阻，胎动不安。

［用量用法］煎服，5 ～ 10g。宜后下。

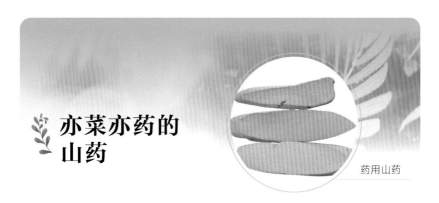

亦菜亦药的山药

药用山药

  山药是我们大家都很熟悉的一种食物，也是一种中药，我们很多人都吃过它，也非常喜欢吃，而且吃些山药对我们身体是非常有帮助的。但是你知道吗，关于山药还有一个传说，我们一起来看看吧。

  关于山药的发现，有这样一个故事。相传很久以前，有两个国家发生了战争。强国把弱国打败并占领了弱国的许多土地。弱国军队只剩下了几千人马，便逃进了一座大山。强国军队攻到山下，由于山势陡峭，易守难攻，几次进攻都未取胜，他们便将这座山团团包围，坐等敌军投降。

  等到两个月过去了，弱国军队没有动静，而强国的指挥官已经开始计算着弱国军队带的粮草大约已吃完了。

三四个月过去了，弱国军队仍然毫无动静。强国军队的指挥官想，此时敌人肯定已经没有粮吃了，大约正在杀马充饥。

五六个月过去了，被包围的军队还是没有动静。强国军队的指挥官判断敌军的马匹已被吃光，再不投降，便只有活活饿死了。于是他让士兵高喊劝降，但弱国军队并不回答，只是射出几支冷箭。

到了第八个月，强国的指挥官算定敌军已死亡过半，于是便放松警惕，整天饮酒作乐。一天晚上，强国军队正在酣睡，突然从山中冲出一支兵强马壮的军队，径直杀向强国大营。结果弱国军队大获全胜，把失去的国土全部夺了回来。

弱国军队在山中被困将近八个月，内无粮草，外无救兵，怎么不但没有饿死，反而变得兵强马壮呢？原来山中到处长着一种草，这种草夏天开白色或淡绿色的花，地下的根茎呈圆柱状或棒状。士兵们在山中以它充饥，而马就吃树叶和这种草的藤叶。将近一年时间，弱国军队在山中休整了濒于溃散的军队，喂壮了疲劳待毙的马匹，于是趁强国不备黑夜杀下山去，大获全胜。

这个时候为了能够记住这种草，人们就给它起了一个名字，就叫作"山遇"，意思也就是说刚好在山里正缺粮的时候遇到了它。

这样，"山遇"就逐渐被人们食用了。后来人们慢慢发现，它不仅能像粮食一样，而且还有健脾胃、补肺肾的药用功效，吃了它可以治疗脾虚泄泻等症，于是就将"山遇"改名为"山药"了。

药物简介

亦菜亦药的山药

[植物形态] 缠绕草质藤本。块茎长圆柱形，垂直生长，长

可达 1m，干后白色粉质。茎通常带紫红色，右旋，无毛。单叶，在茎下部的互生，中部以上的对生，很少 3 叶轮生；叶片变异大，卵状三角形至宽卵状戟形，长 3～9cm，宽 2～7cm，叶形的变异即使在同一植株上也常有出现。叶腋内常有珠芽（零余子）。雌雄异株。雄花序为穗状花序，长 2～8cm，近直立；2～8 个着生于叶腋，偶尔呈圆锥状排列；花序轴明显地呈"之"字形曲折；苞片和花被片有紫褐色斑点；雄花的外轮花瓣片宽卵形，内轮卵形；雄蕊 6。雌花序为穗状花序，1～3 个着生于叶腋。蒴果不反折，三棱状扁圆形或三棱状圆形，长 1.2～2.0cm，宽 1.5～3.0cm，外面有白粉。种子着生于每室中轴中部，四周有膜质翅。花期 6～9 月，果期 7～11 月。

［性味归经］味甘，性平。归脾、肺、肾经。

［功效］益气养阴，补脾肺肾，固精止带。

［应用］主要用于脾虚食少，倦怠乏力，便溏泄泻，肺虚喘咳，肾虚遗精，带下尿频，内热消渴等病症。

［用量用法］内服：煎汤，15～30g，大剂量 60～250g；或入丸、散。外用：适量捣敷。补阴宜生用；健脾止泻宜炒黄用。

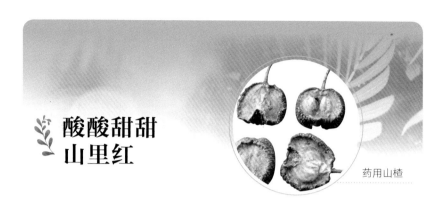

酸酸甜甜
山里红

药用山楂

【传说一】

玉苍山的山里有户人家，在山坡地种着一些玉米、马铃薯、番薯等为生。这户人家有两个孩子，老大是前妻留下的，老二是晚娘生的。晚娘把老大看作眼中钉，为了能让亲生的儿子独吞家产，她天天盘算着暗害老大。可是，该怎么下手呢？一不能拿刀杀，二不能推下悬崖。她盘算来盘算去，想出了这么个馊主意——设法让这孩子生病，活活地病死！

凑巧，爹要出门做生意，嘱咐儿子听娘的话。爹刚出门，晚娘就对老大说："家里这么多活儿，你得分几样干！"

"让我干什么呀？"

"你年纪小，看山去吧。我给你做好饭带着。"

从此，老大就每天风里来雨里去地到山上看庄稼。狠毒的晚娘每天故意给他做些半生不熟的饭带着。老大人又小，整天在野地里吃这种饭哪里消化得了，日久天长就闹开了胃病。他的肚子时而疼时而胀，眼瞧着一天天瘦下去。

老大跟晚娘说："妈，这些日子我一吃这饭，肚子就疼得厉害！"

晚娘张口就骂了他个狗血喷头："才干了这么点活儿就挑饭！

哼，就是这个，爱吃不吃！"

老大不敢还口，只好坐在山上哭，山上长着许多野山楂。老大实在咽不下晚娘的夹生饭，饿了就吃几个野山楂，觉着这东西倒是充饥又解渴。于是，老大就天天吃起山楂来了。谁想吃来吃去，肚皮不胀了，胃也不疼了，吃什么也都能消化了。晚娘奇怪嘀咕道："这小子怎么不但不死反倒胖起来了，莫非有什么神灵保护他？"

从此，她就把邪心收了，不敢再害老大了。

又过了些日子，爹回来了。老大把前后经过一说，做生意的人脑子快，他断定山楂一定有药性，就用它制成药，卖给病人吃。后来，果然发现山楂有健脾和胃、消食化瘀的作用。

【传说二】

唐代唐玄宗的宠妃杨玉环，脘腹胀满，大便泄泻，不思饮食，唐玄宗为此坐卧不安。御医盈庭，名贵药品用尽，贵妃的病不但没有好转，反而加重。

深秋，一个道士路过皇宫，自荐能为贵妃治病。唐玄宗亲自屈驾前往。道士思忖道：此乃脾胃柔弱，饮食不慎，积滞中脘，御医所用之药，滋补腻滞，实反其道也。于是，挥毫写出"棠球子十枚，红糖三钱，熬汁饭前饮用，每日三次"。然后扬长而去，唐玄宗将信将疑。谁知用药半月之后，贵妃的病果真痊愈。

棠球子，就是今日所说的山楂。

[植物形态]落叶乔木，高达 7m。小枝紫褐色，老枝灰褐色。叶片宽卵形或三角状卵形，长 4～10cm，宽 3～7cm，基产截

形或宽楔形，两侧各有 3～5 羽状深裂片，基产一对裂片分裂较深，边缘有不规则锐锯齿。复伞房花序，花序梗、花柄都有长柔毛；花白色，直径约 1.5cm；萼筒外有长柔毛，萼片内外两面无毛或内面顶端有毛。梨果深红色，近球形。花期 5～6 月，果期 9～10 月。

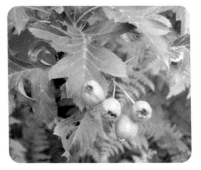

山楂植物形态

［性味归经］味酸、甘，性微温。归脾、胃、肝经。

［功效］消食积，散瘀血，驱绦虫，降脂活血。

［应用］

1. 主治肉食积滞，痢疾、腰痛、疝气、肠气。

2. 对产后恶露不绝，小儿乳食停滞以及高血压、高血脂等病症效果尤佳。

3. 对铜绿假单胞菌均有抑制作用。

［用量用法］10～15g，大剂量可用至 30g。

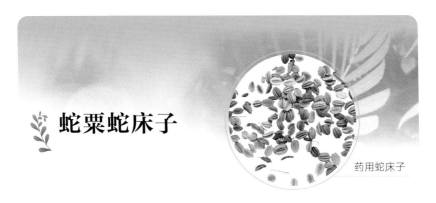

蛇粟蛇床子

药用蛇床子

中药蛇床子，李时珍云："蛇喜卧其下，食其子，故有蛇粟之名"。蛇是蛰虫，惊蛰后开食，开食时食荤，如食鼠、蛙、鱼、虾之类，封食时吃素，如食蛇床子等。古今用蛇床子熏洗治疗多种皮肤病、瘙痒症、小儿癣、恶疮、湿疹、过敏性皮炎、头疮、阴痒、滴虫性阴道炎等均有奇效。蛇床子如何入药，还有一个传说。

据说，浙江省苍南县南部有一个小村在秦朝曾突然流行一种怪病，病人的汗毛孔长鸡皮疙瘩，痒得不断搔抓，有时抓得鲜血淋淋，还不解痒。这种病还传染得很快，不要说穿病人的衣服，躺在病人的床也会被传染上病，就是病人搔抓时飞起来的碎皮落在其他人身上，也会得病。全村的人很快都被传染上了，吃什么药、抹什么药都无济于事。

一位走方郎中说："在百里之外有个海岛，听说那岛上有一种长着羽毛样叶子，开着伞一样花的药草，用它的种子熬水洗澡，可以治这种病。不过，谁也没有办法采到它，因为岛上全是毒蛇，药被蛇压在身下。"

真可谓是老虎口中拔牙，毒蛇身下取药。大伙听了，只好叹气。

有一个智勇双全的青年，决心为解除人们的痛苦而独闯蛇岛。五月初五，青年背上干粮，划着船出海了。他走了很久都没回来。接着又有一个青年去岛上采药。可他离开村子后，也同样没有了音信。

这两个人大概全喂了毒蛇，人们全都打消了去蛇岛采药的念头。但痒劲儿一上来，真让人受不住，搔来抓去，有的人抓破皮肉露出了骨头；有的人伤口流脓，变成了大疮。眼看全村人都在受这种怪病的折磨，第三个青年咬咬牙说："我非把药采回来不可！"

老人们劝他说："算啦，身子犯痒强忍着吧，要去蛇岛可就没命了！"

青年说："事在人为，我就不信没办法治伏毒蛇！"他离开了村子，但没直接去海岛，而是首先四处寻访治蛇的能手。

有一天，青年来到海边的一座大山，山上有座尼姑庵，庵里有个一百多岁的老尼姑。传说老尼姑年轻时曾到蛇岛上取过蛇胆配药。青年就找到尼姑庵，问尼姑用什么办法能上蛇岛。老尼姑说："毒蛇虽然凶恶，却怕雄黄酒。你在端午节这天的午时上岛，见着毒蛇就洒雄黄酒，毒蛇闻着雄黄酒味都会避开你。"

青年谢过老尼姑，带上雄黄酒出海了。他把船划到蛇岛附近抛下锚，一直等到端午节正午时才靠岸。只见岛上处处是蛇，有黑白花的，有带金环的，有几尺长的，也有碗口粗的。青年一面走着，一面洒着雄黄酒，毒蛇一闻到雄黄酒味，果然都盘住不动了。他急忙从毒蛇的身子底下，挖了许多羽毛样叶子、伞一样花的野草。

这位青年，终于活着回来了。他不但找到了用雄黄酒制伏毒蛇的好办法，还为乡亲们采回了治病的两大篓药草。他把药草的种子煎成水，让村里的人洗澡。人们洗过几次，病全都好了。

后来，人们把这种草种植在村边，用它做治癣疥、湿疹的药。因为药压在蛇身下，故叫蛇床，它的种子就叫"蛇床子"了。

[植物形态] 一年生草本，高 20～70cm。根细长，圆锥形。茎直立或斜上，多分枝，中空，表面具深纵条纹。根生叶具短柄，基部有短阔的叶鞘，边缘膜质；上部叶几乎全部简化成鞘状；叶片轮廓卵形至卵状披针形，长 3～8cm，宽 2～5cm，

2～3回三出式羽状全裂，末回裂片线形至线状披针形，长3～10mm，宽1～1.5mm，顶端有小尖头，边缘及脉上粗糙。复伞形花序顶生或侧生，直径2～3cm，总苞片6～10，线形至线状披针形，长约5mm，边缘膜质，有短柔毛；伞辐8～25，长0.5～2cm；小总苞片多数，线形，长3～5mm边缘有短柔毛；小伞花序具花15～20，萼

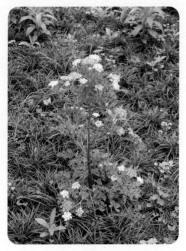

蛇床子植物形态

齿不明显，花瓣白色，顶端有内折的小舌片，花柱基稍隆起，花柱向下反曲。分生果长圆状，长1.3～3mm，宽1～2mm，横剖面近五角形，主棱5，均扩展成翅状，每棱槽中有油管1，合生面2，胚乳腹面平直。花期4～7月，果期7～10月。

[性味归经] 味辛、苦，性温。有小毒。归肾经。

[功效] 温肾助阳，祛风，燥湿，杀虫。

[应用] 治男子阳痿，阴囊湿痒，女子带下阴痒，子宫寒冷不孕，风湿病痛，疥癣湿疮。

[用量用法] 内服：煎汤，3～9g；或入丸剂。外用：煎水熏洗；或作坐药（栓剂）；或研末撒、调敷。

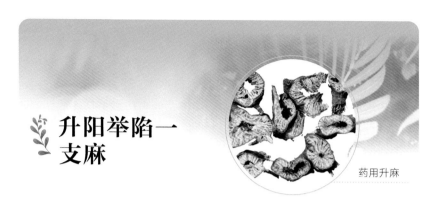

升阳举陷一支麻

药用升麻

升麻，是中医治疗子宫脱垂、脱肛的要药。它性味甘、辛、微寒，有发表透疹解毒、升阳举陷之功效。说起升麻药名的由来，还有个故事呢。

从前，有一户姓赵的人家，男人在外做小买卖，女人在内持家，女儿青梅帮助别人家洗衣服补贴家用。日子虽然清苦，倒也和和美美。不料青梅娘得了子宫脱垂病，没几天竟卧床不起，不能进食，面色苍白。青梅父女急得像热锅上的蚂蚁，请郎中治疗，几剂药下去没见好转，眼看青梅娘快要不行了。

一天，青梅对双眉紧锁的父亲说："爹，发愁也没有用，这样吧，我们贴个告示，谁能治好娘的病，我就嫁给他。"青梅爹十分吃惊："女儿呀，婚姻大事岂能儿戏！"青梅劝道："家中穷苦，我们没有钱给娘治病。娘劳苦一生，我们可不能让她就这么走了。我已经决定了，不论富贵贫贱，残老鳏丑，只要能治好娘的病，我就嫁给他。"

青梅爹看看女儿，想想日子一贫如洗，只得同意了，于是贴出了治病招亲的告示。晚上，青梅梦见了一位老神仙对她说："青梅呀，你救母的一片孝心感动了上苍。玉帝派我告诉你一句话，'竹马到来日，洞房花烛时'。切记切记！"青梅醒来后百思不解其意。

　　说来也巧，有一个穷苦的青年，父母双亡，以采药为生。一天晚上，他也梦见一位老神仙对自己说道："牢记'竹马送来日，洞房花烛时'，快上山挖仙药，能成就好姻缘。"

　　第二天，他就听说了青梅家治病招亲的事情。于是，他立刻背上药篓去找老人们说能治疗子宫脱垂病的"竹马"。真是功夫不负有心人，他终于在一片野草下发现了跟传说吻合的棕黑色的"竹马"，急忙挖出来，给青梅家送去。青梅娘喝了几天用"竹马"熬的药后，病渐渐好了起来。青梅不食言，和那位青年成了亲，一家人恩恩爱爱，过着幸福生活。人们由此知道了"竹马"的神奇功效，时间一长，"竹马"被传成了"升麻"，于是就作为一味中药名传了下来。

药物简介

　　[植物形态] 多年生草本，高 1～2m，根茎粗壮，坚实，表面黑色，有许多内陷的圆洞状老茎残迹。茎直立，上部有分枝，被短柔毛。叶为二至三回三出羽状复叶；叶柄长达 15cm；茎下部叶的顶生小叶具长柄，菱形，长 7～10cm，宽 4～7cm，常 3 浅裂，边缘有锯齿，侧生小叶具短柄或无柄，斜卵形，比顶生小叶略小，边缘有锯齿。复总状花序具分枝 3～20，长达 45cm，下部的分枝长达 15cm；花序轴密被灰色或锈色腺毛及短柔毛；苞片钻形，比花梗短；花两性；萼片 5，花瓣状，倒卵状圆形，白色或绿白色，早落；无花瓣；退化雄蕊宽椭圆形，先端微凹或 2 浅裂；雄蕊多数；心皮 2～5，密被灰色柔毛。蓇葖果，长圆形，密被贴伏柔毛，喙短。种子椭圆形，褐色，四周有膜

质鳞翅。花期7~9月，果期
8~10月。

[性味归经]味辛、微甘，
性微寒。归肺、脾、胃、大
肠经。

[功效]解表透疹，清热解
毒，升举阳气。

[应用]

1.外感表证。

2.麻疹不透。

3.齿痛口疮，咽喉肿痛，
温毒发斑。

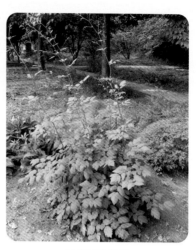

升麻植物形态

4.气虚下陷，脏器脱垂，崩漏下血。

[用量用法]内服：煎服，3~9g。发表透疹、清热解毒宜
生用，升阳举陷宜炙用。

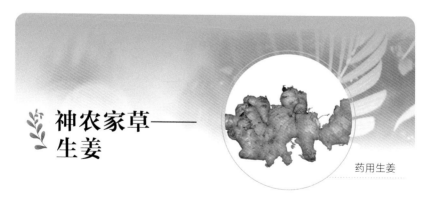

神农家草——生姜

药用生姜

在炎热的夏天，因为人体唾液、胃液分泌会减少，因而影响
食欲，如果饭前吃几片生姜，可刺激唾液、胃液和消化液的分泌，
增加胃肠蠕动，增进食欲。这就是人们常说的"冬吃萝卜夏吃

姜""饭不香，吃生姜"的道理。姜与人们生活息息相关，即可调味去腥，还有很多药用价值。相传，生姜是由神农发现并命名的。

一次，尝百草的神农在南山采药，误食了一种毒蘑菇，肚子疼得像刀割一样，吃什么药也止不了痛，于是昏倒在一棵树下，神农想这次必死无疑了。

不知过了多久，他渐渐有了意识，睁开眼睛，向四周看了一下，发现自己躺在一丛尖叶青草中，这青草散发着浓浓香气，低头闻一闻，只觉得头也不昏，胸也不闷了。原来是这种草的气味令神农醒过来的。

神农顺手将一株草拔了出来，拿出它的块根放在嘴里嚼，只觉得又香又辣又清凉。神农的肚子开始咕噜噜地响。少顷，出了不少恭，神农觉得好多了，感觉非常舒服。

既然这种草让他起死回生，一定要给它取个好名字。因为神农姓姜，他就将这种尖叶草称为"生姜"，意为它能够使人起死回生。

药物简介

[植物形态] 多年生草本，高 50～80cm。根茎肥厚，断面黄白色，有浓厚的辛辣气味。叶互生，排成两列，无柄，几抱茎；叶舌长 2～4mm；叶片披针形至线状披针形，长15～30cm，宽 1.5～2.2cm，先端渐尖，基部狭，叶基鞘状抱茎，无毛。花葶自根茎中抽出，长 15～25cm；穗状花序椭圆形，长 4～5cm；苞片卵形，长约 2.5cm，淡绿色，边缘淡黄色，先端有小尖头；花萼管长约 1cm，具 3 短尖齿；花冠黄绿色，管长2～2.5cm，裂片 3，披针形，长不及 2cm，唇瓣的中间裂片长圆

状倒卵形，较花冠裂片短。有紫色条纹和淡黄色斑点，两侧裂片卵形。黄绿色，具紫色边缘；雄蕊1，暗紫色，花药长约9mm。药隔附属体包裹住花柱；子房3室，无毛，花柱1，柱头近球形。蒴果。种子多数，黑色。花期8月。

［性味归经］味辛，性温。入肺、脾、胃二经。

［功效］解表散寒，温中止呕，温肺止咳，解毒。

［应用］

1. 风寒感冒。

2. 脾胃寒证。

3. 胃寒呕吐。

4. 肺寒咳嗽，不论有无外感风寒，或痰多痰少，皆可选用。

［用量用法］内服：煎汤，3～9g；或入丸、散。外用：研末调敷。

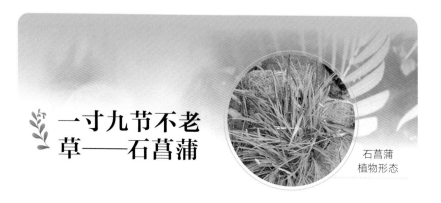

一寸九节不老草——石菖蒲

石菖蒲
植物形态

古籍《神仙传》中记载：有一次汉武帝（刘彻）上嵩山，至山顶，忽然看见眼前一人，身高二丈，耳长垂肩，仙风鹤须，气度不凡。汉武帝急忙屈万驾之尊，上前施礼并问道："仙者是何方人士，怎么会来到这里？"

只听此老者回答说："我是九嶷山中人也。听说中岳山（五岳之中，嵩山为中岳）山顶的石头上，生有一种草叫石菖蒲。此草一寸九节，吃了它可以长生不老。所以特地到这里来采集它。"说完之后，突然不见了。

汉武帝刚听完老者的话就突然不见了人，心中顿时大悟，他对左右侍臣说："这个老者并不是自己想采石菖蒲，而是特意来告诉朕的。"

《神仙传》中的这段记载虽然纯属传说，但服食石菖蒲确实可以耳聪目明、益智宽胸，去湿解毒。

石菖蒲还有个传说，相传秦朝的时候，白云山脚有个小村庄，住着一个叫郑安期的年轻人。他的父亲早已去世，只有一个年老的母亲，母子相依过活。郑安期幼年曾跟随父亲行医，学得一点医药知识，便在村前开了一间小店，摆卖生草药，也为村人治病。他家里虽然贫困，但富有同情心，穷苦的人来看病，不但不收诊金，连药费也减免，因此深得当地村民的爱戴。

有一年，白云山一带发生一种时疫。得病的人首先怕冷，接着发高烧，同时全身酸痛，流鼻涕，咳嗽不止。如果救治不及时，就抽筋昏迷，直至死亡。郑安期翻尽医书，试用各种药物都没有见效，眼见一个个乡亲痛苦呻吟，悲惨死去，他心如刀割，焦躁万分。

一天深夜，郑安期为乡亲们看病回家，母亲见他神色憔悴，满面愁容，便问他近日治病的情况。郑安期唉声叹气，便把疫病越来越严重的情况告诉了母亲。母亲听了，也连声叹息。她想了一阵，然后说："早年听你父亲说过，医治这种疫病，最好用九节菖蒲，但这种药不容易找呀！"郑安期经母亲这一说，好像在黑暗中忽然见到一丝光明，连忙问道："那九节菖蒲的形状是怎样的，它生长在什么地方呢？"母亲说："听说它叶瓣如兰，茎分九节，身似匙柄，有股清逸的幽香，偏偏生长在高山大岭的悬崖峭壁上面。这种药物真难找呀，你父亲找了一辈子也没有找到，你也不必妄想了！"

郑安期是一个性格倔强的人，他心里想："不！就算走遍天涯海角，我也一定要找到九节菖蒲，好把乡亲的病治好！"第二天，郑安期安排好母亲的生活，便背起竹筐，拿着锄头出门去了。去哪里找呢？白云山最近，就先到白云山寻找吧。

白云山古木参天，白云环绕，流水淙淙，百鸟争鸣，这眼中一切的美景，郑安期都无心观赏，他一心想着的是把九节菖蒲找到。他一直在山上那些从未到过的悬崖峭壁寻找。尖锐的岩石割损了他的脚，锋利的荆棘划破了他的手，他丝毫顾及不到疼痛。他由白云山的西边走到东边，已经找了将近一天了，但连九节菖蒲的影子也没有看到。

夕阳西下，暮色沉沉，郑安期有些失望。他在崖边的一块大石上坐下来，到这时候他才感到汗水湿透衣服，肚子饿得咕咕叫，全身疲倦无力。忽然微风吹过，送来阵阵香气。这种香气比兰花清新，比玫瑰馥郁，顿时使他精神一振。他立即站起来，沿着香味寻找。终于发现悬崖下二三丈的地方，长着一棵像兰花似的植物。他往花的茎上一数，不多不少，正好是九个节，这正是九节菖蒲！郑安期高兴得跳了起来。郑安期立即过去，试着伸手去摘，但它生得很低，无法摘到。他想寻路下去，但又是悬崖峭壁，无路可通。看着这宝物在眼皮下面而采摘不到，他急得直跺脚。他忽然发现一块岩石下有一藤蔓植物伏地而生，便灵机一动，当即把它采集起来，像扭成一股绳子那样，一头捆住岩石，一头垂落悬崖，自己攀着藤蔓滑下悬崖，爬近九节菖蒲，小心翼翼地把它采摘下来。他用嘴把菖蒲咬在嘴中，用双手攀着藤蔓，想爬上崖顶。忽闻"噼啪"一声，藤蔓突然折断，郑安期向悬崖下跌去。正在危急时刻，崖下升起一朵白云，顷刻间变成一只仙鹤，把郑安期稳稳托住，然后背着他飘然而去，传说他羽化成仙了。

后来，村民们沿着郑安期的足迹来到这里，找到了九节菖蒲，用它消灭了疫病。为了纪念郑安期，人们就把他坠崖的地方称为"郑仙崖"，把那条小溪涧命名为"蒲涧"，并在那里建了一座寺庙，称为蒲涧寺，供人们拜祭。

药物简介

[植物形态] 多年生草本。根茎横卧，芳香，粗 5～8mm，外皮黄褐色，节间长 3～5mm，根肉质，具多数须根，根茎上部分枝甚密，因而植株成丛生状，分枝常被纤维状宿存叶基。叶片薄，线形，基部对折中部以上平展，宽 7～13mm，先端渐狭，基部两侧膜质，叶鞘宽可达 5mm，上延几达叶片中部，暗绿色，无中脉，平行脉多数，稍隆起。花序柄腋生，长 4～15cm，三棱形。叶状佛焰苞长 13～25cm，肉穗花序圆柱状，长 2.5～8.5cm，粗 4～7mm，上部渐尖。花白色。成熟果穗长 7～8cm，黄绿色或黄白色。花、果期 2～6 月。

[性味归经] 味辛、苦，性温。归心、胃经。

[功效] 开窍醒神，化湿和胃，宁神益志。

[应用]

1.痰蒙清窍，神志昏迷。

2.湿阻中焦，脘腹痞满，胀闷疼痛。

3.噤口痢。

4.健忘，失眠，耳鸣，耳聋。

[用量用法] 内服：煎汤，3～6g，鲜品加倍；或入丸、散。外用：煎水洗；或研末调敷。

繁花如火的石榴

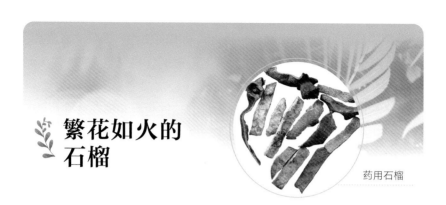

药用石榴

石榴原名安石榴。据史载，约在公元 2 世纪，石榴产在当时隶属中国王朝的西域之地——安国和石国（今乌兹别克斯坦的布哈拉和塔什干）。汉代张骞出使西域时，才将其引入内地。这其中还有一段优美的佳话。

张骞到达西域后，在他所住的房子门前有一棵树繁花怒放，色艳如火。张骞甚为喜爱，经常站在其旁观赏，后经打听得知是石榴树。

不几日，连日无雨，石榴花叶日见枯萎。张骞不时担水浇灌，从而使其枝叶返绿，榴花复艳。

张骞完成使命回中原时，国王赠金送礼他皆不要，却请求带回那棵石榴树，国王欣然应诺。不幸的是张骞在归途中遭匈奴人拦截，在冲杀中将那棵石榴树失落了。当张骞人马到了长安，汉武帝率百官出城迎接。正在此时，只见一位着红裙绿衣的妙龄女子，出现在了张骞的面前。

汉武帝及百官皆惊，不知出了何事。张骞定睛一看，也大吃一惊才发现，这不是在西域时被自己轰出门外的那位姑娘吗？原来，张骞起程的前一天夜里，他的房门被轻轻叩开，只见那位姑娘正向他施礼，请求与恩人一同前往中原。张骞一时弄不明白是怎么回事，暗想必是西域的使女想随自己逃往中原。自己身为汉使，不能因此惹出祸端，于是将其劝出门外。不想今日她又追来。张骞问道："你不在西域，千里迢迢追赶我究竟为何？"那姑娘垂泪回答："奴不图富贵，只求回报浇灌之恩，中途遭劫，使奴未能一路相随。"言罢忽然不见，旋即化为一株花盛叶茂的石榴树。张骞恍然大悟，他向汉武帝禀报了在西域浇灌石榴树一事。汉武帝大喜，命花工将其移植到御花园中，从此中原大地就有了石榴树。

潘岳在自己写的一首赋中说道："榴者，天下之奇树，九州之名果，滋味浸液，馨香流溢"。

还有一个传说。相传，很早以前，在临潼的山上住着父子俩。儿子年近三十岁，还没娶上媳妇，对年近八十的老父亲非常孝敬。儿子每天上山砍柴，维持生活。

有一天，他进山砍柴。忽然看到一只小白鹿，这鹿光秃秃的，身上没有一根毛。这位青年很奇怪，打了十几年柴，还从没见过这样的鹿，就走过去看。小白鹿见青年来了，转身就走，青年走它也走，青年停下它也停下。青年倒要看看它往哪里走。一会，小白鹿走到一个小山洞前，小白鹿先点了点头，就进去了。这位青年也跟了进去。刚走不远，前面有一道金光，他借着光往前走。青年看到前面又有山又有水，还有树有花，加上金光的点缀，真如仙境一般。青年走到一棵树下，一位鹤发老人走过来说："我早听说你的为人，你的孝心被人传颂。今天你来了，就别走了，替我看管果树。"老人说完，青年心里有点害怕，忙说："我有老父在家，需我照管，多谢老人家的好意。"老人见这位青年心地好，有孝心，就说："知道你的孝心真诚，那我就不留你了，你不愿留下，就把这棵石榴树送你。"

青年手捧石榴树，辞别鹤发老人回家了。他把这棵石榴树种在自己的院子里，很快结出了又大又红的石榴。乡亲们知道后，纷纷前来观看。青年把石榴分给乡亲们尝，并把种子散播到各家各户。

从此，石榴就遍布临潼。陕西人对石榴有特殊感情，他们把石榴看作是人的心如火一样炽烈。每逢青年男女订婚，男方表示对女方的爱慕之心，或是遇到亲戚朋友结婚，都要送上以石榴为标志的枕头。

[植物形态] 石榴又名楉榴、安石榴、丹若、金罂、金庞、若榴木、山力叶、海石榴。落叶灌木或乔木，高通常 3～5m，少数可达 10m，枝顶常成尖锐长刺，幼枝具棱角，无毛，老枝近圆柱形。叶通常对生，纸质，矩圆状披针形，长 2～9cm，顶端短尖、钝尖或微凹，基部短尖至稍钝形，上面光亮，侧脉稍细密；叶柄短。花大，1～5 朵生枝顶；萼筒长 2～3cm，通常红色或淡黄色，裂片略外展，卵状三角形，长 8～13mm，外面近顶端有一黄绿色腺体，边缘有小乳突；花瓣通常大，红色、黄色或白色，长 1.5～3cm，宽 1～2cm，顶端圆形；花丝无毛，长达 13mm；花柱长超过雄蕊。浆果近球形，直径 5～12cm，通常为淡黄褐色或淡黄绿色，有时白色，稀暗紫色。种子多数，钝角形，红色至乳白色，肉质的外种皮供药用。

[性味归经] 石榴皮味酸、涩，性温。归大肠经。

[功效] 止血调经，涩肠驱虫。

[应用]

1.用于蛔虫，绦虫病症。

2.治疗久泻，久痢，赤白带下病症。

3.治疗鼻衄、中耳炎、创伤出血、月经不调、红崩白带、牙痛、吐血。

4.治疗滑精、崩漏病症。

[用量用法] 内服：煎汤，6～12g；或入散剂。外用：煎水熏洗或研末调涂。

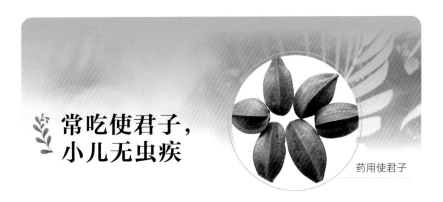

常吃使君子，小儿无虫疾

药用使君子

相传，三国时刘备的儿子刘禅小时患了一种怪病，面黄肌瘦，目光呆滞，骨瘦如柴，却肚子胀得像面鼓。刘禅还经常哭闹着要吃黄土、生米一类的东西。

在风和日丽的一天，刘禅要去野外玩耍，刘备便派两名士兵带他去附近走走。谁知晚上回来刘禅突然又吐又泻，两手捧着肚子直喊疼。当刘备找来两个士兵问他们在外边吃了什么，一个士兵战战兢兢地说："……小公子看见一种野果，哭着喊着要摘，小的劝不住，就让他摘几颗拿着玩，谁知……"刘备一听，认为刘禅是吃野果中了毒，便叫两个士兵立即找大夫来。

谁知那两个士兵走后不久，刘禅便拉下许多蛔虫和蛋花样的粪便来。此后，他再也不哭闹了，还嚷着肚子饿。等医生来到时，刘禅早已熟睡了。以后，刘禅的肚子也不胀了，黄土、生米一类的东西也不吃了。

　　刘备看着儿子的身体一天天强壮起来，面色也逐渐有了血色，四肢也开始有了肌肉，刘备心里十分高兴。他认定是那种野果治好了儿子的怪病，便命那两个士兵带了十几个人，到野外采集那种野果，并把它晾干，研成粉，散发给百姓，用于医治此病。百姓服后果真十分有效。老百姓抬着猪羊，敲锣打鼓地来到刘备军中致谢。

　　刘备拿出状似橄榄，但有棱角的野果，告诉大家就是这种果子治好了你们的病，并建议应该给它取个名字。一介书生诸葛亮，手拿羽扇，不慌不忙地挤入人群，大声说："既然野果无名，而首先品尝这种野果的人是刘使君的公子，那么就叫它'使君子'吧！"众人一听，连连拍手叫好。

　　从此，"使君子"便被作为一味中草药，收入驱虫药的方剂中了。这正是：

　　　　巧指攀爬垂翠幕，

　　　　红花夏日散馨香。

　　　　驱虫功效人皆知，

　　　　皇子当年首次尝。

　　[植物形态] 使君子为落叶攀缘状灌木。叶对生，长椭圆形至椭圆状披针形，长 5～13cm，宽 2～6cm，两面有黄褐色短柔毛；叶柄被毛，宿存叶柄基部呈刺状。伞房状穗状花序顶生；萼筒细管状，长约 6cm，先端 5 裂；花瓣 5，长圆形或倒卵形，白色后变红色，有香气；雄蕊 10，2 轮；子房下位，1 室，花柱

常吃使君子，小儿无虫疾

丝状。果实橄榄状，黑褐色。
花期 5～9 月，果期 6～10 月。

[性味归经] 味甘，性温。
归脾、胃经。

[功效] 杀虫消积。

[应用] 用于蛔虫病及小儿
疳积。

[用量用法] 6～10g。炒
香嚼服，小儿每岁 1～1.5 粒，一日总量不超过 20 粒。

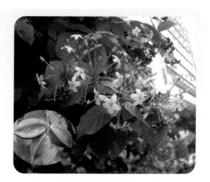

使君子植物形态

案头清翠的
水仙花

药用水仙花

　　新春佳节，南方地区的百姓家常常有赏水仙的习俗。每到除
夕前后，那一盆盆陈列在案头的水仙，洁白如雪，清香馥郁，极
目观之，令人陶醉，特别是广州的水仙，不独宾馆店铺，更点缀
在背街小巷，实为水仙之乡。在欣赏之余，人们常常情不自禁地
谈论起水仙的故事来，更增添情趣。

　　传说，从前有一个富翁生了两个儿子，经营田产，安闲度
日，好不快活。可是，没有多久老富翁死了，两个儿子便分产另
居。大儿子恃着居长，见弟弟愚笨可欺，随之将一切田产、金钱
据为私有，只给弟弟分了一个荒石坝。弟弟也就接受了，一点没

敢抗议。

但是，这荒石坝没有一点用处，不能耕，不能种，哪有糊口之资？弟弟只好典当度日，食粗米，吃菜根。

这样过了许久，家什典当完了，再也没法过活了。一连饿了几天，饿到实在不能忍受时，便硬着头皮向哥哥借钱。哥哥拥有大量资产，住着高堂华屋，穿着绫罗丝锦，食着山珍海味，但是一点兄弟之情都没有。他不但不肯施予，反而说三道四的将弟弟推出门了事。老二没法，只得乖乖踱出门外，坐在路上大哭起来，哭得湿衫襟。

然而，这一哭，竟惊动了天庭上的玉皇大帝，忙问庭臣道："凡间某方似有一男子哭之甚哀，究竟哭的什么，快去查报来！"

"那请当地的土地查明禀报吧！"庭臣说。"好，就这么办。"玉皇答道。

土地爷接了玉皇的命令，遂驾云上天庭去作详细的汇报。玉皇听后，点头微笑说："好一个诚实忠厚的人！""大帝想怎样拯救这个忠厚而又可怜的人？"土地爷问。玉皇思索一会道："把水仙花交他种植好吧？"

"别人仿种起来，他不仍是一贫如洗吗？"，"这是要有沙坝才能种的啊。""啊。"玉皇觉得很为难，又沉思了一会儿说："有了，有了，这可无人能与之争利了！""怎样办？"土地爷又问。

"我先下一个咒语，再交你拿去给他种植。只有他那块沙坝种的水仙才有花开，别处移去种的，只当年有花开，过一年后就任凭你怎样栽培，也不会开花，如果要开花的，即要向他购种。"

"的确是好办法。""那么，你拿去给他吧。"

土地爷受玉皇的命令，带了水仙花，驾云回凡间，变成一个衣衫褴褛的扶杖老人找到了他。土地爷向老二问起情由，老二一五一十地诉说了一遍。土地爷听后也为之凄然。便安慰老二道："上天不绝忠厚人，这是水仙花头，你拿去在荒坝种植吧，他日所得的金钱当很可观。"

"怎的花头可以挣到大钱？人家不会移种种植么？过了一年谁还再向我买种？"老二追问道。

"不要担心，这是经玉皇大帝下过咒的，谁人移种都无效。谁要种时，每年都要向你购种。"老二一转眼，土地爷不见了，乃向天空叩拜，以示感谢。

此后，老二如命将水仙在沙坝种植，生长很茂盛，顷刻之间已弥漫了整个石坝。过年，开满了馥郁醉人的香花，谁看了都中意，好多人都来向他购买种子，因而赚得了许多钱。

买种的人以为买了一年，第二年便可以不用再购了，谁知旧种无花开，仍是要一年一年向老二购种。老二有了这个发财机会，丰衣足食，生活富庶起来。

老大不知何故变得家徒四壁。老二念及手足之情，拿了些种子给老大。但老大种的花不大生长，就是长了也多是单层花，双层花一株都没有。

所以，南方一些地区都把水仙花当作富贵之花养殖，特别是专门在农历年关摆放欣赏，其用意就是为了当年致富发财。

药物简介

[植物形态] 鳞茎卵球形。叶宽线形，扁平，长 20～40cm，宽 8～15mm，钝头，全缘，粉绿色。花茎几与叶等长；伞形花序有花 4～8 朵；佛焰苞状总苞膜质；花梗长短不一；花被管细，灰绿色，近三棱形，长约 2cm，花被裂片 6，卵圆形至阔椭圆形，顶端具短尖头，扩展，白色，芳香；副花冠浅杯状，淡黄色，不

皱缩，长不及花被的一半；雄蕊6，着生于花被管内，花药基着；子房3室，每室有胚珠多数，花柱细长，柱头3裂。蒴果室背开裂。花期在春季。

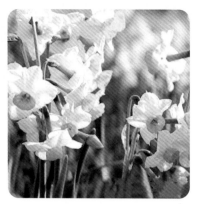

水仙花植物形态

[性味归经] 鳞茎花入药。根味苦、微辛，性寒。归心、肺经。

[功效] 清热解毒，散结消肿，祛风除热，活血调经。

[应用]

1. 治疗痈肿及鱼骨鲠病症。

2. 月经不调，妇人五脏心热。

3. 痈疖疔毒初起红肿热痛。

4. 水仙鳞茎浆汁有毒，含拉丁可，用作外科镇痛剂，鳞茎捣烂可敷治痈肿。

[用量用法] 10～15g，煎服，也可外用。

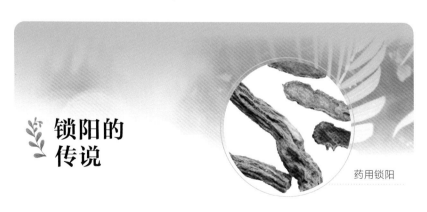

药用锁阳

锁阳的传说

锁阳是补肾药材当中最常用的一味药，它在补肝肾、润肠燥方面更是立竿见影。锁阳生于草原化荒漠和荒漠地带，喜干旱，具有耐旱的特性。传说其实"锁阳"本不是药名，是一个地名。

相传，唐贞观年间，边陲屡遭异族侵犯，唐太宗派名将薛仁贵西征，可是到了锁阳城（今甘肃瓜州县城东南约 70 公里）时，中了埋伏，被哈密国元帅苏宝同包围在城中，唐军屡次突围不成，只能苦守。由于锁阳地处大漠，粮食匮乏，将士们只得挨冻受饿。

一日，薛仁贵无意中得知大漠中有一种像棒槌的带肉质地下茎根可以充饥的植物，命人在大漠中挖此物充饥。不料，全军将士吃了此物，不仅饥饿顿消，而且精神倍增。薛仁贵率部队全力出击，把早已懈怠的敌军打了个措手不及，终于冲出重围，把敌军赶出边境。

薛仁贵凯旋回京后，将此事禀报唐太宗，唐太宗大喜，薛仁贵说这种植物尚无名称，要求给予赐名。唐太宗闭目沉思一会儿，张开金口说："此物长在锁阳城的大漠中，就叫'锁阳'吧。"从此，祖国中药宝库里又多了一味叫"锁阳"的中药。

药物简介

[植物形态] 多年生肉质寄生草本，高 10～100cm；无叶绿素，全体呈暗紫红色或红色；地下茎短粗；茎肉质，圆柱形，下位埋于土中，通常仅顶端露于地上，基部稍膨大；鳞片状叶互生，在茎基部密集，覆瓦状排列，先端尖；花杂性同株，穗状花序顶生，肉质，棒状，小花密集，覆以鳞片状苞片；花暗紫色；雄花花被片 1～6 线形，雄蕊 1，长于花被；雌花具数片线状肉质总苞片，其中一片常较宽大；花被片棒状；雌蕊 1，子房下位

或半下位，花柱棒状；两性花多在雄花开前即开，具雄蕊、雌蕊各一。坚果球形，很小。花期5～6月，果期8～9月。

[性味归经] 味甘，性温。归肝、肾、大肠经。

[功效] 补肾、益精、润燥。

[应用]

1. 阳痿早泄、阴衰血竭。

2. 气弱阴虚，大便燥结、小便频数，血尿，淋漓不尽。

3. 腰膝酸软、疲乏无力。

4. 畏寒惧冷，四肢疼痛。

5. 月经不调，宫冷带下，女子不孕，男子不育。

6. 失眠健忘，脱发早白，胃酸溃疡等。

[用量用法] 内服：煎汤，5～15g；或入丸、散。

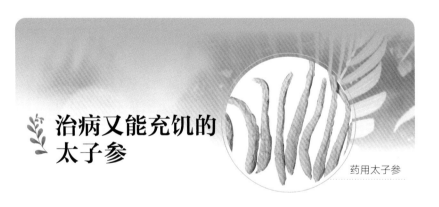

治病又能充饥的 太子参

药用太子参

太子参具有益气健脾、生津润肺的功效，用途广泛。可是《本草纲目》却没将它收录进去，是李时珍的遗漏吗？不，这里面还有一个传说呢。

相传明代大医学家李时珍为出版《本草纲目》，日夜兼程赶到南京，住进了一家客店。入夜，他忽然听到一名妇女在呻吟。"隔壁何人患病？"李时珍忍不住询问店小二。

"是贱内患病，已有几天了！"店小二回答他。"有病为何不去求医？""先生有所不知，我们虽然在此开店，但赚来的钱还不够一家七口人的柴米油盐……"

李时珍十分同情他们，起身随小二入内房为他的妻子诊病。"近来她的饮食如何？"李时珍一边搭脉，一边问道。

"好几天没米下锅了，她只吃一些番薯干，我们是靠孩子挖来的野菜根充饥的。"

李时珍走过去，拿起一篮野菜看了看，并从中拈了一株野菜根，放在嘴里尝一尝，对店小二说："这是一种药，可治你妻之病。从哪里采来的？""城外紫金山上。"店小二答道。

李时珍随手掏出一锭银子放在桌上说："明天去买点米，把这药先煎给你妻服，服了就好！"店小二双膝下跪，连声道谢！

次日，店小二的妻子服了药，病果然好了。小二把李时珍带到紫金山朱元璋太子的墓地，只见那里绿茵如毯，到处都是这种草药。

因为这种药草长在朱元璋太子的墓地，所以就把它取名为"太子参"，但他害怕此药一旦传出去，大家都来太子墓地挖药，触犯王法，便没敢把"太子参"写进《本草纲目》里。

还有一个传说，相传春秋时期，郑国国王的儿子，年5岁，天资聪慧，能辨忠识奸，深得国王厚爱。但这位王子却体质娇弱，时不时生病，宫中太医屡治不效。后来国王张榜遍求补益之药，并悬以重赏。

一时间，各地献宝荐医者络绎不绝，但所用皆为参类补药，却并未奏效。一天，一位白发老者揭榜献药，声称非为悬赏，而实为王子贵体、国家大计着想。

国王对老者说："尔诚心可鉴，然若药不灵验，怕有欺上之罪吧。"老者呵呵笑道："王子贵体稚嫩，难受峻补之药，需渐进徐图之。吾有一药,服百日必能见效。"

王子如法服用老者所献的这种细长条状、黄白色的草根。三个月后,果见形体丰满,病恙不染。此时,国王始信老者所言,大喜之余,晋封王子为太子,又急寻老者以封赏,但老者已行踪难觅。国王问老者所献之药何名,众皆摇头不知。近臣谏曰:"药有参类之性,拯挽太子之身,就叫'太子参'吧。"从此,"太子参"的药名就由此传开了。

药物简介

[植物形态]太子参为石竹科植物孩儿参的块根,多年生草本,高7～20cm。茎直立,下部近方形,有短柔毛2行,节略膨大。叶对生,通常4～5对,匙形或披针形。端有4片大形叶状总苞,下面脉上常有疏毛。花二型;生于茎端总苞

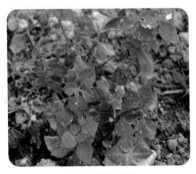

太子参植物形态

内的花大,白色,萼片5,花瓣5,先端齿裂;雄蕊10,子房卵形,花柱3,线形;茎下部的花小,紫色,萼片4,闭合。无花雄蕊2。蒴果形。花期4～5月,果期5～6月。

[性味归经]味甘、微苦,性平。归脾、肺经。

[功效]益气健脾,生津润肺。

[应用]用于脾虚体弱、病后虚弱、气阴不足、自汗口渴、肺燥干咳。

[用量用法]10～30g。

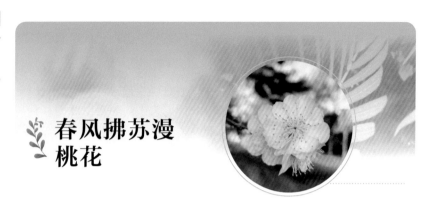

春风拂苏漫
桃花

　　每到春天，万物复苏，桃花也随之盛开，使大地一片春意盎然。有关桃花美丽的民间传说故事，层出不穷。

　　相传三千年前，在北方一个宁静的小山村里住着几户人家。山顶生活着一位勇敢、勤劳的男青年，他叫桃子，因为热心助人深得村民的喜爱。在山腰住着一位叫小美的姑娘，她聪慧美丽而又能歌善舞。

　　桃子一直将小美当作自己的妹妹，时常去找她聊天唱歌。他们两人在一起时总充满了欢声笑语，渐渐地他们相爱了。爱情悄然而至，滋润着两人的心田。可是小美知道自己是玉帝的花仙子，不久就会飞升化仙。她深深地爱着桃子，怕自己的离去会打乱桃子的生活，刺伤桃子的心。

　　于是有一天，她冷冰冰地告诉桃子："其实我爱的是非常坚强的男人，你控制不住情感，就证明你不够坚强；什么时候你坚强起来了，能将对我的情绪控制住了，你才会被我所爱"。此后，小美就不再与桃子相见了。

　　小美说的话深深印在了桃子的心间，他陷入了两难境地：爱小美，小美会不喜欢自己。忍住不爱小美，也会失去小美。他的心时而沸腾，时而冰冷，他的脸失去了血色，他的心开始变得僵硬。在一次与小美的偶遇中，桃子述说了自己的痛苦。他告诉小美："我的心已经变冷，变硬，我爱你有多深，心便有多硬！妹妹，哥哥不相信你不喜欢我，我只想看看你的心是否像我一样因爱而冷！"

生命对于这对年轻人已经不再有意义了，他们取出各自冰冷的心脏，互相求证，又相依而死。于是，"爱比恋更冷"成为人们一时相泣而谈的话题。村民们感慨于他俩的深情，将他俩合葬在一起。当晚雷声大作，大雨下了一夜，村民们谁也不敢出去看外面发生了什么。

天明，雨停了，村民看到他俩的墓地上长出了一棵小树，树上开满了粉红的花朵。原来，桃子的遗体化作了树干，村民为了纪念他，把这棵树叫作桃树。小美化作了桃花，灵魂升到了天上。由于她贪恋人间真情，到天庭时花仙的座次已排好，王母娘娘念及真情可贵，封其为桃花娘娘，专事人间爱情和求嗣。

当年夏天，人们惊奇地发现桃树上结满了鲜果，它像是两颗心紧紧重叠在一起。知道这个故事的人，怕桃树伤心，总是等果子变红变软后才摘下食用。

即便是这样，桃子里面仍有一个壳护着一个变硬的心。从那年以后，人们总是用桃花象征爱情，用坚硬的桃木做桃符避邪。

[植物形态]桃花系蔷薇叶植物桃，落叶小乔木，高 3～8m。叶互生，在短枝上呈簇 15cm，宽 2～3.5cm，先端渐尖，基部阔楔形，边缘有锯齿。花单生，先叶开放；萼片 5，外面被毛；花瓣 5，淡红色，稀白色；雄蕊多数，短于花瓣；心皮 1，

春风拂苏漫桃花

287

稀2，有毛。核果肉质，多汁，心状卵形至椭圆形，一侧有纵沟，表面具短柔毛；果核坚硬，木质，扁卵圆形，顶端渐尖，表面具不规则的深槽及窝孔。种子1粒。花期4月，果期5～9月。

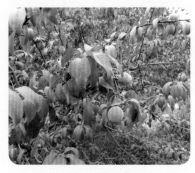

桃树植物形态

[药用] 果实可食。它的种子、根、茎、皮、叶、花、桃树胶均可药用。

山桃花的种子，中药名为桃仁，味苦、甘，性平。有小毒。具有活血行瘀、润燥滑肠的功效，用于治疗跌打损伤、瘀血肿痛、肠燥便秘。用量7～15g。

桃树的根、茎皮，味苦，性平。具有清热利湿、活血止痛、截疟杀虫的功效，用于治疗风湿性关节炎、腰痛、跌打损伤、丝虫病。用量均为25～50g。孕妇忌服。

桃叶，味苦，性平。具有清热解毒、杀虫止痒的功效。外用适量。用痈疖鲜品捣烂敷患处，痔疮、湿疹、头虱均煎水洗。

桃花，味苦，性平。具有泻下通便、利水消肿的功效。用于治疗水肿、腹水、便秘。用量5～10g。

瘪桃干，中药名为桃奴，味酸、苦，性平。具有止痛、止汗功效。用于治疗胃痛、疝痛、盗汗。用量15～25g。

桃树胶，味苦，性平。具有和血、益气、止渴的功效。用于治疗糖尿病、乳糜尿、小儿疳积。用量为15～25g。

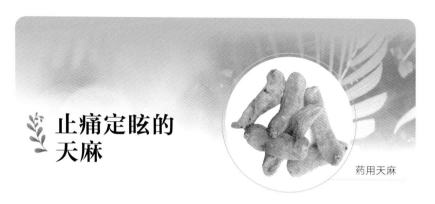

止痛定眩的天麻

药用天麻

天麻系为多年生寄生草本植物，其干燥块茎称之，是一味常用名贵中药。冬至以后茎枯时采挖者称"冬麻"，体重、饱满、质佳；立夏以前植株出芽时采挖者称"春麻"，体松、皮多、皱缩者，质次。天麻在我国普遍栽培，分布较广，在种内产生了许多变异，经常可以看到花的颜色、花茎的颜色、块茎的形状、块茎含水量不同的天麻。天麻如何入药，有以下两则传说。

传说一

这是很久以前的事情。有一年，药山地区突然流行一种奇怪的疾病，谁得上了这种病，都感到头痛眩晕，身体麻木，害得山里人叫苦不休。

就在这个时候，山沟里有个年轻小伙子，他决心上山采药，为大家治病，解除病人的痛苦。他天天采药，夜夜熬药，大家喝了却不见病情好转，把年轻小伙子急得抓耳挠腮，也想不出什么治病好办法。

这一天，小伙子上山采药回来，走在半路上，突然看到家里的烟囱冒出了白烟。等他进屋一看，一个美丽的姑娘坐在炕上，笑呵呵地看着刚进来的小伙子，说："大哥，你回来啦？"姑娘这么一问，把小伙子弄得莫名其妙。就好像牛犊子叫街——有点懵门子，一时不知如何是好，手脚都无处放了，只发出"嗯嗯"两声。

姑娘看小伙子挺害羞，自己也有点不好意思。片刻之后，姑娘很大方地说："大哥你别慌，我乃是天上的仙女，知道这里的人们闹疾病，所以偷着下凡，来到人间为民除病。"

小伙子一听姑娘是来给人们治病的，心里非常高兴地说道："噢，那可太好啦！"

姑娘接着说："大哥，我也知道你为他们采了不少草药治疗，我看你忠诚老实，心眼儿好，但是，你采的草药不对症，所以才治不好这种病。如果大哥不嫌弃我，小妹愿随你一同上山采药，大哥你同意吗？"

小伙子一听，赶忙说："当然同意啦！只要咱们能把人们的病治好，吃点苦受点累我都不在乎，你让我干什么都行。"姑娘说："那好吧！"

于是，姑娘领着小伙子来到药山上，精心寻找草药，再把采到的药材拿回家中加工制作。他们把制好的药丸子分给乡亲们吃。不几天工夫，大家吃了这种草药，病情逐渐都好了。山里人非常感谢姑娘和小伙子。以后，小伙子和仙女姑娘结成了美满的夫妻。小两口勤勤恳恳，互敬互爱，家里的生活过得甜甜蜜蜜，吃穿不愁。

两年工夫一晃而过。这对恩恩爱爱的小两口经常为乡亲们采药治病，山沟里的男男女女都夸奖他们。

7月的一天，响晴的天气，突然卷来乌云，下起了大雨。几声惊天动地的大雷响过之后，空中出现一群天兵天将。耀武扬威地对着仙女大声喊道："大胆的仙女，你私到人间为民治病，已被你父王知道，命你马上回到天宫，接受惩罚。"

"我要为民排忧解难，不回天宫，你们走吧！"

"不行，竟然敢违抗天王的意旨，我们决不留情，快走！"

"不。我已在凡间结婚成家，夫妻恩爱。"

"如此大胆，不回天宫请罪，这还了得，你赶快跟我们走。"

尽管仙女苦苦哀求，也不顶用，她望着凶恶的天兵天将，又看着自己的丈夫和乡亲们，心如刀绞，泪如泉涌。这时，小伙子眼看心爱的妻子要被天兵天将抓走，更是难舍难离，含泪诉说。乡亲们也向天兵天将求情，可是都不管用。最后，天兵天将还是硬把仙女拉走，带回天宫里去了。

妻子被抢走了，小伙子哭得死去活来。乡亲们都去劝说安慰，他都难以听得进去，痛哭流涕地说："乡亲们哪，这是天上给我找的麻烦，怎能奈何得了啊，大家以后都别害怕，我死了之后，也要为你们治病，情愿变成小花小草。"说完，小伙子一头撞在大石头上，通红的鲜血四处流淌……

小伙子死后，真就变成一种草药。它生长在土内，不易被人们发现。山里的人们不忘小伙子和仙女采药治病的恩情，把这种草药取名为"天麻"。

从此以后，药山地区就有了能治头痛眩晕、身体麻木的良药——天麻。

传说二

古时四川的一个村子里突然流行起一种奇怪的疾病，得病的人头痛得像裂开来，四肢抽搐，半身瘫痪。村里的乡亲到处求医问药，但都不见效果。村里有个小伙子名叫天生，他见人们被病疫折磨，心中十分难受，就决心出远门求医访药。

天生听说在名叫滴翠峡的地方有一个神医能治疗这种病，于是日夜兼程，向滴翠峡进发。天生在滴翠峡的一片树林中遇到一位砍柴的老人。天生向老人打听神医住在什么地方，老人告诉天生神医这几天到铁棺峡去了，让天生到那里去寻找他。

天生告别了老人，又向铁棺峡赶去。一路上山道崎岖，奇峰插云，天生历尽千辛万苦，终于来到了铁棺峡。一登上山顶，天生就感到头晕目眩，一头栽到地上，四肢抽搐，什么也不知道了。

天生醒来时，发现自己睡在一间茅屋中，头也不痛了，四肢也不再抽搐。他起身打量茅屋里的东西，发现桌子上堆着一些像马铃薯一样的植物块茎。正在这时，屋外走进来一位老人，手中端着一碗药，让天生喝下。

天生一看，这位老人正是在滴翠峡遇到的那位打柴老人，老人告诉天生，他生的病和村里百姓的病一样，要靠一种药材医治。药材已准备好，就放在桌子上，让天生病好后带回村子，并告诉天生，药如果吃不完，就把它藏在不显眼的烂树叶里，它就会永远用不完。说罢这些，老人转身就不见了。

天生把药材放在口袋里，背在肩上就回村里去了。回到村里，天生把药材熬了一大锅，让生病的乡亲们喝下，乡亲们的病逐渐好了。天生把剩下的药藏在背阴处的烂树叶中，从此，这药材就一年年地繁殖下来。

乡亲们说这是神仙所赐之物，又专治头晕目眩、半身麻痹瘫痪，就把这种草叫作天麻了。

[植物形态] 多年生植物。茎单一，高 30～150cm，黄褐色。叶鳞片状，膜质，下部鞘状抱茎。总状花序顶生，长 5～30cm；苞片披针形；花淡绿黄色或橙红色，萼片与花瓣合竹成壶状，口部偏斜，顶端 5 裂；唇瓣白色，先端 3 裂；子房倒卵形。蒴果长

圆形或倒卵形。种子呈粉末状。花期 6 ～ 7 月，果期 7 ～ 8 月。

[性味归经] 根入药。味甘，性平。归肝经。

[功效] 息风止痉，平肝潜阳，祛风止痛。

[应用]

1. 主治肝风内动。

2. 小儿惊风，破伤风。

3. 癫痫抽搐，头痛眩晕，手足不遂，肢体麻木，风湿痹痛。

[用量用法] 煎服，3 ～ 10g。研末冲服，每次 1 ～ 1.5g。也可入丸散。

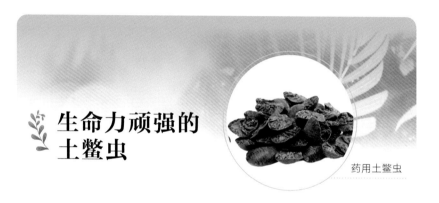

生命力顽强的土鳖虫

药用土鳖虫

明朝年间，江南的一小镇上有一位朱某开设了一家武馆，奇怪得很，凡来武馆习武者，有伤筋动骨的，只要服用朱武师给的药粉，很快就痊愈了，仍可以照常习武。

此事被一姓杨的医生知道，便登门求其医术，朱敬其医德，就以实相告：原来朱某幼年时，家境十分贫穷，父母早逝，靠祖父抚养，祖父早年在一家油坊打工谋生。一日，祖父不慎从高处摔下来，腿断骨折，主人嫌其累赘，便将他抛到油渣棚内，任其死活。

他饿得眼冒金星，朦胧睁开眼睛，看到身边灰堆里爬出几个土鳖虫来，忙伸手去抓，小鳖虫忽地就爬进灰堆里了。一会从灰堆里又爬出几只来，他忙拿起石块砸，可是一个也没砸着，只气得他连声叫骂。低头一看还有一只，他又急忙砸下，结果把这只小鳖虫切成了两节。

第二天，他无意中发现昨天那只被切成两节的小鳖虫又活了。再仔细一看，原来这只小鳖虫是自动连接起来的，连切断的痕迹都没有。他再仔细观察，发现只有雌虫切断了才可以自动连接起来。

祖父想，小鳖虫能自动连接起来，是否用它能治断腿呢？祖父抓来食用，并抓来几只雌土鳖虫，把它烘干、磨碎拌在香油里，敷在伤处。不到一个月，断腿和伤痛居然痊愈了。

后来，祖父就用土鳖虫给人治病，治者必愈，祖父临终前将此方传给了朱某。

朱武师见杨医生为人诚实，不辞劳苦，求医术解救病人，十分敬佩，便将"土鳖焙干碾成药粉，一次一撮"服用之方传于杨医生，杨医生即用此方疗伤接骨，颇为灵验。此后，杨医生便将此方录入了他著的书里，从此流传于世。

简介 药物

[药物形态] 土鳖虫为昆虫地鳖的干燥雌虫。呈卵圆形而扁平，长 2～3cm，宽 1～2cm。头部一端较窄；尾部较宽；背面紫黑色，呈甲壳状，为 9 个横节覆瓦状排列而成。腹面深棕色，有光泽，可见小型的头部，棕黑色；触角 1 对，多已脱落。胸部足 3 对，弯曲，腹部隆起，有弯曲的节，尾节较宽而略尖。质松脆，易破碎，腹内有灰黑色物质，气腥臭，味微咸。以完整、油

润光泽、无泥者为佳。

［性味归经］味咸，性寒。
有小毒。归肝经。

［功效］破血逐瘀，续筋
接骨。

［应用］用于治疗癥瘕积聚、
跌打损伤、妇女经闭、产后瘀
血腹痛等症。

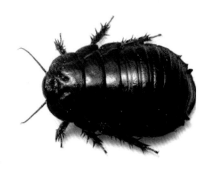

土鳖虫形态

［用量用法］煎服，3～10g；研末服，1～1.5g，黄酒送服。
外用适量。

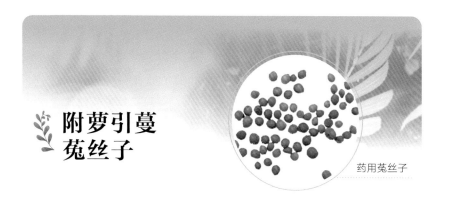

药用菟丝子

附萝引蔓
菟丝子

"菟丝附女萝，引蔓故不长。菟丝及水萍，所寄终不移。"菟
丝子是一种爬藤状攀附在其他植物上的寄生植物，主要靠伸出的
尖刺戳入所攀附植物内部来吸取养分维持生存的。菟丝子如何入
药，有以下这样传说。

相传当年一家财主很喜欢养兔子，什么白玉兔、黑毛兔、灰
毛兔……他都有。这个财主还专门雇了一名长工给他养兔子，并
规定死一只兔子扣掉四分之一的工钱。

有一天，长工失手把一只白玉兔的腰脊打伤，白玉兔躺在地

上跑不动了。长工生怕财主扣工钱，就偷偷把那只兔子藏在了黄豆地里，可财主还是发现少了一只兔子，非逼长工赔不可。长工没办法，只好来到黄豆地，想把受伤的兔子抱回去。

这时，他看见那只白玉兔正在黄豆地里东钻西跑，似乎在寻找着什么啃吃着。长工很奇怪，明明把它的腰打伤了，怎么还没死呢？长工急忙去捉，那只兔子又蹦又跳，费了九牛二虎之力才捉住。长工仔细一看，兔子一点也不像受过伤的样子。长工越想越奇怪。

在好奇心的驱使下，长工又故意打伤一只灰毛兔扔进黄豆地。没过几天，他看见灰毛兔的伤也好了。

长工回家把这件怪事告诉了父亲。他的父亲曾经被财主打伤了后腰，已经在床上躺了好几年了，一听这事，忙对儿子说："你再去试试，看兔子吃了啥东西，说不定是'接骨丹'呢。"

长工按照父亲的吩咐，将打伤的兔子放在黄豆地里。这一次他自己站在一边看着。只见那只受伤的兔子，无法爬起来走动，连高处的黄豆叶子也够不着，只好伸着脖子啃一种野生黄丝藤子。

一天两天，三天四天，兔子的腰伤就这么养好了。长工便采了一些黄丝藤子，回家交给了父亲。

老头看了看，说："这是黄豆地里的一种杂草。这种草缠来缠去，会把大片大片的黄豆缠死，难道会是什么'仙草'不成？既然能治兔子的腰伤，没准儿也能治人的。你快去多采些回来，给我煎汤吃吃看。"

儿子从黄豆地采了很多黄丝藤子，老头喝了这种汤药，没几天就从床上坐起来；又过几天，可以下地走动；两个月后，老头儿竟能干农活了。这样，爷俩断定这种黄丝藤可治腰伤、腰疼。

长工干脆不给财主养兔子了，他专门采药、制药，当上了专治腰病的医生。有腰损腰伤的人纷纷上门求医。后来，人们问起这种药草叫什么名字？他想这种草首先治好的是兔子，就叫"兔丝子"吧。

"兔丝子"就这样得名。后来，有人在"兔"字上加了草字头，写成了"菟"字。

[植物形态] 一年生寄生缠绕性草本，全株无毛。茎细，多分枝，黄色。无绿叶，有三角状卵形的鳞片叶。花两性，多数簇生成近球状的短总状花序，总花梗粗短，具苞片2，每苞片内有2朵花；花萼杯状，5裂；花冠白色，钟状，长约

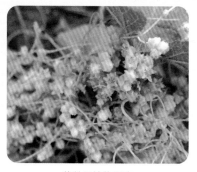

菟丝子植物形态

花萼的2倍，顶端5裂，裂片先端反曲；雄蕊5，花丝短，与花冠裂片互生，鳞片5，近矩圆形，边缘流苏状；子房2室，花柱2，柱头头状宿存。蒴果近球形，稍扁，成熟时被花冠全部包住，盖裂。种子2～4粒，淡褐色。花期7～9月，果期8～10月。

[性味归经] 种子入药。味甘、辛，性平。归肝、脾、肾经。

[功效] 滋补肝肾，固精缩尿，安胎明目。

[应用] 用于阳痿遗精，尿有余沥，遗尿尿频，腰膝酸软，目昏耳鸣，肾虚胎漏，胎动不安，脾肾虚泻。外治白癜风。

[用量用法] 内服：煎汤，6～12g；或入丸、散。外用：炒研调敷。

风湿骨鲠就用威灵仙

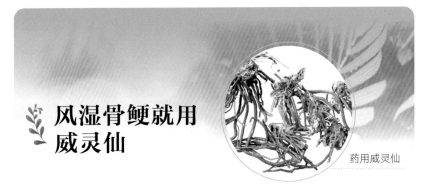

药用威灵仙

威灵仙是一种常用的中药，能祛风湿，治骨鲠，朝服暮效，是一种效果神奇、深受患者喜爱的药草。民间有关它的传说不少。

相传江南一座大山上有座古寺，名叫威灵寺，寺里有个老和尚，以治风湿痛和骨鲠出名。老和尚每次为人治病时，先焚香念咒，然后将香灰倒在一个盛着水的碗里，让患者当场喝下。病人喝下香灰水，病痛就止住了。

老和尚故弄玄虚，说这是老佛爷施法救治的，要求来求医的人捐钱感谢。其实，老和尚在那盛香灰水的碗里，放的不是一般的茶水，而是一种专治风湿痛和骨鲠的草药汤。庙里的一个小和尚，平时倍受虐待，不愿看到求医人被老和尚再欺骗下去，便想出一个办法，在煎药的时候故意换上根本不能治病的野草。

一天，有个猎人的儿子被兽骨卡住了喉，来到威灵寺求老和尚医治。小孩子喝了汤药毫不见效，老和尚无奈，便叫猎人下山另请高明。

这时，小和尚悄悄端着一碗药汤从后门追上说："师傅的药不灵了，吃这碗药吧。"

小孩子喝下汤药，不一会工夫兽骨便化了，小孩得救了，猎人连声道谢。从此，人们开始传说威灵寺前门的香灰水治不了病，后门的药汤可活人。

这个"秘密"最终被老和尚知道了，他气得脸色铁青，一棍子举起来要对小和尚打下去，可自己一口气没喘过来就死了。

从此，小和尚成了住持，他大量种植这种专治风湿病和骨鲠的草药，凡是来求医的，他分文不取。由于这草出自威灵寺，治病又如仙草一样的灵验，人们就称之为"威灵仙"。

还有一个传说，相传在清朝时期，辽东药山的大寺沟东面，有一个小堡子。堡子里有一个叫王都的男孩子，跟着母亲过日子，父亲在他很小的时候上山打猎摔死了。母亲很疼爱他，王都也非常孝敬母亲，累活脏活抢着干，母亲心里可高兴啦。

这一年，王都刚刚14岁，母亲不知不觉患上了腰腿疼病。母亲一开始还能下地干活，也没在乎这事，可是到后来病情严重，竟然不能下炕走动了。这一下子可把王都吓坏了，赶紧求医生给母亲治病，可是大山深处哪有医生呢，他只能到山上采些中草药治疗。

一天，王都听人说有一位汪大神能治母亲的腰腿疼。于是，他很吃力地背着母亲去找汪大神，母子俩像找到救星一样向汪大神说明了原委。大神听完之后，说这种病是撞上一个神鬼，必须跳神才能治好。

母子俩治病心切便信了汪大神的活。晚上，一切准备妥当，汪大神手里捏着几根香，摇头晃脑地胡咧起来：

"日落西山黑了天，喜鹊老鸹奔树川。行路之人把门进，香童我要请神仙。左手拿起文王鼓，右手拿起霸王鞭。双手一合连天响，狐家大仙快下山……"

王都母亲一听是狐仙治病，便迫不及待地说："哎呀，仙家呀，快救救我吧？""咳！我还没把神请来呢！"大神又唱道："我七里去把你接，我八里又把仙家迎。七里接到长沙殿，八里迎到靠山亭。长沙殿里拴战马，靠山亭里歇歇兵……"

汪大神胡咧一阵，终于请来了"仙家"。"仙家"说王都的母亲是被阴间一个冤鬼缠住了身。这个冤鬼要抓一个替死鬼，他才能在阴曹地府里自由活动，否则他受人看管惩罚着。

母亲要被抓替死鬼，吓坏了王都，他跪在地上眼泪稀里哗啦直掉，苦苦向仙家求救，说："仙家呀，想办法救救我母亲吧。"

"仙家"说："你们诚心诚意，仙家我大发善心。办法倒有，不过……"

"仙家呀，您有什么要求尽管说，我们都答应。"

"没有什么要求，只要按着仙家我说的去做就行了，三天之后病就好啦！"

"仙家"给母子俩指明了治病路子，母子俩千恩万谢，当然母子俩对汪大神请仙儿治病的功劳，更要深表感谢了。

回家后，王都先给母亲扎个替身送给庙上烧掉，然后按着汪大神和"仙家"的安排一样一样照办。母子俩足足折腾三天，小王都不知流下多少泪水。

眨眼间三天过去了，王都母亲的病情不但没好，还越来越重。母亲说："儿啊，这几天把你累够呛，妈的病没见轻，反而还'鼓捣'重了。我看那汪大神纯粹是瞎咧咧，一点不灵，尽是扒瞎折腾人的玩意儿。我这腰腿疼都是实病，还得靠吃药治疗啊。"

王都说："妈，我听人说过，偏方能治大病，咱这山上有草药，兴许能治好您的病。"

"唉，药山上倒是有草药，可是哪一种草药能治腰腿疼，咱也不知道啊！"母亲忧伤地说着。

"妈，我先上山采点草药给您试一试？"王都说完就上山采药去了。

深山老林，树木葱葱。14岁的王都到药山大寺沟真是害怕极了。但是他心里想着给母亲采药治病，一切都不怕了，他从一个山涧到另一个山涧采集草药，把采好的草药都小心地装进药篓里，继续向深山里走去。

正在这时，有一位老者走到王都的跟前，问道："小施主，你是采药的吗？"王都先是一愣，感到十分意外和害怕。"是……是啊。"他战战兢兢地回答道。

"哎，小施主，别害怕，我也是采药的。"老者看到王都如此惊恐不安的样子，语气和善地告诉他。

原来，这位老者是药山寺庙里的和尚。他普度众生，采集草药，为人们治病解难。

言谈之后，老和尚知道王都是为母亲采药治病而来，他就帮助王都采集草药，教王都识别草药，并且把山辣椒秧等几种草药能治疗腰腿疼的用法也告诉了王都。王都把老和尚的话牢牢记在心里。

回到家里，王都把采药时遇见老和尚的经过告诉了母亲。母亲听了很高兴，并让王都以后一定去药山寺庙拜谢老和尚。

晚上，王都按着老和尚告诉的方法，把山辣椒秧的根和几种草药熬成汤给母亲喝。母亲一连喝了三天，腰腿疼渐渐地轻了，也能下炕走几步。王都又给母亲熬几次草药喝，果然病情全好了。王都马上去拜谢了寺庙老和尚。

母子俩觉得这种草药比大神和仙家灵验，就管它叫"为灵仙"。意思是治病很灵，也叫"仙"吧。可是后来人们叫来叫去，把"为灵仙"改叫"威灵仙"了。从此，威灵仙这种草药的名字就流传下来。

[植物形态]攀缘藤本，长可达数米。生于山坡灌木丛中或林边。枝条褐紫色，有纵沟。叶对生，有长柄；三出复叶；小叶狭卵形，长5～12cm，网状脉明显。夏季开花；聚伞花序生于叶腋，通常有3～5朵花；花被片4片，

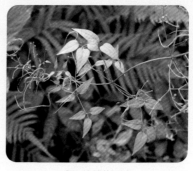

威灵仙植物形态

白色。瘦果，宿存花柱羽毛状，密生褐黄色毛。

[性味归经]味辛、咸，性温。归膀胱经。

[功效]活血止痛，祛风通络。

[应用]

1.风湿性关节炎。

2.骨鲠咽喉。

3.角膜溃疡。

4.黄疸型急性传染性肝炎。

[用量用法]用量5～10g；治骨鲠可用30g。

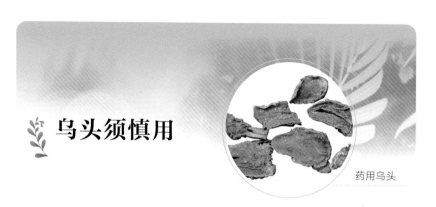

乌头须慎用

药用乌头

乌头生用有剧毒，入药须制用。《名医别录》言其："消胸上淡冷，食不下，心腹冷疾，脐间痛，肩胛痛不可俯仰，目痛不可力视，又堕胎"。药理研究表明，乌头对各种神经末梢先兴奋后麻痹，具有麻醉、止痛的功效。有关乌头入药的故事，在我国民间流传很多传说。

相传，南朝宋文帝元嘉七年冬，彭城东头的雷家药铺门前，一位面色苍白、呼吸缓慢、浑身抽搐的中年病人被家人抬来。

此时，雷公正在坐堂行医，通过四诊之后，断定此乃药物中毒之症状。病者家人称他常下湖捕鱼，感受风寒湿邪，浑身关节酸痛，经常服中药，并说配的中药方中有乌头。雷公急唤伙计取来甘草、生姜、绿豆，熬成浓汁急灌下，良久，病人病情渐趋平稳，中毒症状随之消失。雷公叹道："中药不经加工，能杀人也。"

由于古代对乌头的炮制加工没有一个统一的办法，故乌头中毒事件屡屡发生。雷公发现制乌头的方法纯属偶然。一天，雷公拿着一块乌头回家，路过好友开的豆腐店，他顺手将生乌头放在豆缸旁，便与好友喝起酒来，不知不觉喝到日落西山，雷公已处在醉意之中。回到家，雷公才猛然想起放在豆缸旁的那块生乌头，一旦掉入豆缸内，后果不堪设想。雷公急派人到豆腐店四处寻找那块乌头，仍无着落。主人说会不会混在豆腐中一起煮了呢？伙计在锅中打捞半天，果然取出了乌头，此时乌头颜色已变白许多。

变白的乌头，毒性会不会减低？雷公把豆腐一同煮过的乌头切片晒干，试用了几位风湿痹痛病人，果然其毒性大减。于是，他确定了制川乌的办法：用清水泡 5～7 天，每日换水 2～3 次，滤干后以 5000g（10 斤）生药加豆腐 1000g（2 斤）同煮，煮至无白心后捞出，切片晒干，这样毒性就少很多了。

雷公将自己通过实践获得的经验加以总结，专门编撰了毒性中药的加工炮制专论，这也是我国第一部药物炮制专著——《雷公炮炙论》，书中讲述了 182 种中药材独创的加工炮制方法，为后入安全使用中药，留下了宝贵的篇章。

药物简介

[植物形态] 多年生草本，高 60～150cm。块根倒圆锥形，长 2～4cm，直径 1～1.6cm，外皮黑褐色。叶互生；茎下部叶在开花时枯萎，中部叶叶柄长 1～2.5cm；叶片五角形，长 6～11cm，宽 9～15cm，基部浅心形，3 裂

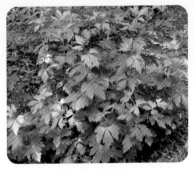

乌头植物形态

几达基部。总状花序顶生，长 6～25cm；花序轴及花梗被反曲而紧贴的短柔毛；下部苞片 3 裂，上部苞片披针形；花梗长 1.5～5.5cm；小苞片生花梗中下部；花两性，两侧对称；萼片

5，花瓣状，上萼片高盔形，下缘稍凹，喙不明显，侧萼片蓝紫色，外面被短柔毛；花瓣2，瓣片长约1.1cm，唇长约6mm，微凹，距长1～2.5mm，通常拳卷，无毛；雄蕊多数；心皮3～5，蓇葖果。种子多数，三棱形。花期8～9月，果期9～10月。

［性味归经］味辛、苦，性热。有大毒。归心、肝、肾、脾经。

［功效］祛风除湿，温经散寒，消肿止痛。

［应用］

1. 治疗风寒湿痹，关节疼痛，头风头痛，中风不遂，心腹冷痛，寒疝作痛，跌打损伤，瘀血肿痛，阴疽肿毒等病症。

2. 麻醉止痛。

［用量用法］内服：一般炮制后用，煎汤,1.5～3g，宜先煎、久煎。外用：适量，研末调敷，或用醋、酒磨涂。

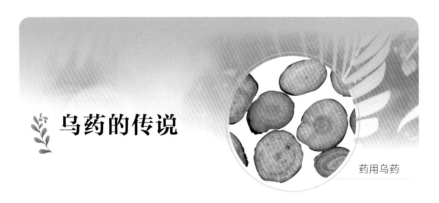

乌药的传说

药用乌药

"仙山千年不老药，养在深山人未识"。乌药神奇的功效自古以来备受中医药界人士的关注与推崇，各种医药书籍都对乌药做了详细描述，民间更是把乌药当作第一神草，具有补中顺气、开郁止痛、温肾放寒的功效，它能上理脾胃元气，下通少阴肾经。有关乌药的故事不胜枚举。

相传东汉永平五年，即公元62年，浙江剡县一带有一种疾病迅速流行起来，刘晨、阮肇两位青年为医治村上流行疾病，远离家乡，上天台山采药，随身带的干粮吃完了，但想要采的中药仍未采到。后来，他们打听到这种药产在桃源洞一带，就向该洞奔去。

不知走了多少道山岭，忽见前面水潭边有两个少女，亭亭玉立，一着红衣，一穿绿袄，朝着他俩微笑，还叫着他俩的名字，两人非常惊奇，忙问道："彼此素不相识，姑娘怎知我俩名字？莫非是仙女？"两位姑娘点点头。穿着绿袄的姑娘说："我叫碧桃，她叫红桃，家住桃源洞，今日特来请你们前去做客。"

刘、阮二人随二仙女进入桃源洞后，才知这姐妹俩是天上司药的仙女，奉命在此看守仙药——乌药。他们彼此间一见钟情，相亲相爱，不知不觉半年过去了。

一天，刘对阮说："我俩入山已久，药还未采到，如何是好？"两人正在发愁，只见仙女捧着仙药走来，说："两位专来采药，历尽艰辛，现特以此乌药相赠，可治心口痛。"第二天一早，两位仙女送他俩上路，纵使难分难舍，也只得依依惜别。

刘、阮二人回到家乡，村里已是景物全非，全村父老均不相识。二人找到一位百岁老人，听百岁老人说他在儿时听祖辈提到过村里有两位祖公上天台山采药，后来音讯全无。

刘、阮听后，大吃一惊，想不到入山才半年，人间已七世。他们将乌药种到园中，一夜之间，满园翠绿，将成熟的乌药分赠众乡亲治病，疗效非凡。

三个月后，刘、阮又返天台，桃源洞已是岸壁生苔，雾锁洞口，仙女也不见了，而洞边却多了两座山峰，形似仙女形姿，这就是现在的双女峰。为了感谢两位仙女的厚德，刘、阮就在双女峰下居住，精心培植天台乌药，为人类健康造福。

［植物形态］常绿灌木，高达 4～5m。根木质，膨大粗壮，略成连珠状。树皮灰绿色。幼枝密生锈色毛，老时几无毛。叶互生，革质；叶柄长 5～10mm，有毛；叶片椭圆形或卵形，长 3～7.5cm，宽 1.5～4cm，先端长渐尖或短尾状，基部圆形或广楔形，全缘，上面有光泽，仅中脉有毛，下面生灰白色柔毛，三出脉，中脉直达叶尖。花单性，异株；伞形花序腋生，总花梗极短；花被片 6，黄绿色；雄花有雄蕊 9，3 轮，花药 2 室，内向瓣裂。雌花有退化雄蕊，子房上位，球形，1 室，胚珠 1 枚，柱头头状。核果椭圆形或圆形，长 0.6～1cm，直径 4～7mm，熟时紫黑色。花期 3～4 月，果期 9～10 月。

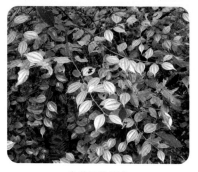

乌药植物形态

［性味归经］味辛，性温。归肺、脾、肾、膀胱经。

［功效］行气止痛，温肾散寒。

［应用］

1. 寒凝气滞，胸腹胀痛，气逆喘急。

2. 膀胱虚冷，遗尿尿频。

3. 疝气疼痛，经寒腹痛。

［用量用法］内服：煎服，3～9g。

乌药的传说

吴萸灵药治腹痛

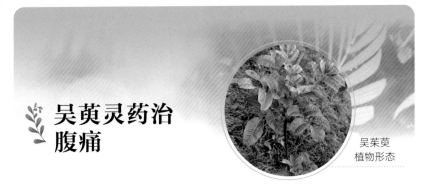

吴茱萸
植物形态

"独在异乡为异客，每逢佳节倍思亲。遥知兄弟登高处，遍插茱萸少一人。"

唐代著名诗人王维的这首千古绝唱表达了对家乡亲人的无限思念之情，还反映了古代重阳插吴茱萸这一民间习俗。关于吴茱萸，民间有一个有趣的传说。

据说，"吴茱萸"在春秋战国时期原名为"吴萸"。它产在吴国，是一味止痛良药。

当时，吴国和邻近的楚国相比还算小国，小国理当就得向大国进贡。这一年，吴国的贡品之中就有吴萸。谁想楚王一见竟大发雷霆："小小的吴国，胆敢把以国命名的东西当贡品，这不是看不起堂堂的楚国吗？拿回去，不收！"

吴国的使者愣住了。这时，有位姓朱的楚国大夫，急忙对楚王说："吴萸能治胃寒腹痛，还能止吐止泻。吴王听说大王有腹痛的老病才选来进贡的。如果拒绝接受，那不就伤了两国的和气吗？"

"胡说，"楚王喝道，"我用不着什么'吴萸'！我们的国家也不需要！"

吴国的使臣又羞又气，退出王宫。朱大夫追出来说："请你不要生气，就把吴萸留给我吧。楚王早晚会用上它的。"

吴使就把吴萸给了朱大夫。朱大夫拿到家中，栽在院内，还命人精心管理。

吴使回国后，吴王一听楚王这么无礼，就同楚国断了交。

几年过后，吴萸在朱大夫家中生长的十分茂盛，朱大夫知道，这种草的果实需在未成熟的时候入药，所以，他命人及时采摘，晾干收藏，保存了起来。

有一天，楚王忽然旧病复发，肚子痛得直冒虚汗。朝中的大夫都急坏了，可是谁也没有办法医治。

朱大夫急忙用吴萸煎汤，献给楚王。楚王连吃了几剂，肚子不痛了；再吃几剂，病全好了。楚王就问朱大夫："你给我送来的是什么药啊？"

朱大夫说："这就是那一个吴国进贡的吴萸。"

这时，楚王才后悔不该那样对待吴国。他一面派人与吴国和好，一面命人广种吴萸。

有一年秋天，楚国流行起瘟病来了。许多百姓上吐下泻，有的甚至活活病死了。楚王急忙传旨，命令朱大夫配药救民。朱大夫以吴萸为主制药，救活了许多快死的病人。

楚王为了让人们都记住朱大夫的功劳，就传旨把"吴萸"更名为"吴朱萸"。后来，人们为了标明这是一种草，又把吴朱萸的"朱"字，加了草字头，写成了"吴茱萸"。

[植物形态] 灌木或小乔木，高 2.5 ～ 8m。幼枝、叶轴、叶柄及花序均被黄褐色长柔毛。羽状复叶对生；小叶 5 ～ 11，长

椭圆形或卵状椭圆形，长 5 ～ 14cm，宽 2 ～ 6cm，上面疏生毛，下面密被白色长柔毛，有透明腺点。花单性异株，密集成顶生的圆锥花序。骨突果紫红色，有粗大腺点，每果含种子 1 粒。花期 6 ～ 8 月，果期 9 ～ 10 月。

[性味归经] 味辛、苦，性热。有小毒。归肝、脾、胃、肾经。

[功效] 驱虫除臭，散寒止痛，理气止呕，温中止泻。

[应用]

1. 适用于肝胃虚寒证。

2. 五更泻。

3. 可治疗寒湿脚气疼痛，或脚气冲心，胀闷欲死等症。

[用量用法] 1.5 ～ 5g，水煎服。

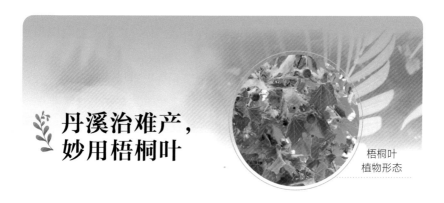

丹溪治难产，妙用梧桐叶

梧桐叶
植物形态

梧桐为绿化植物，城市广植，美化环境。殊不知，梧桐叶还是一味中药，具有祛风除湿、解毒消肿、降低血压之功效。这里有一个朱震亨用梧桐叶治疗难产的故事。

朱震亨是金元时期的著名医家，他的家乡义乌赤岸镇（今属浙江）有条小溪，名为丹溪，所以他又被称为"丹溪翁"。他开出的处方多奇效，常不复诊，民间称他为"朱一贴"、"朱半仙"。

某日，邻居一妇人难产，三天三夜生不下小孩，肚痛难忍，全家非常着急，遂请来了名医朱震亨。

　　朱震亨来到产房门外，只听见产妇的呻吟声，立即停下步来，仔细听听，认真想想，心中早已明白几分。这时吹来一阵风，院中梧桐树上的一片树叶正好落在他的脚旁。丹溪翁弯腰捡起树叶，用手擦了擦，将它交给产妇家里的人说："病人我不再看了，你们先将此叶拿去煎汤，让产妇立即喝掉。"

　　产妇服完梧桐叶汤，安静片刻，果然很快生下一个胖小子，全家欢天喜地，好不高兴，逢人便说丹溪翁是神医啊。

　　之后，隔壁院子里又有另一个妇女难产。他们想到朱丹溪用梧桐叶煎汤催生，也摘下一片梧桐叶煎汤给产妇喝。可是等了很久，小孩还是生不下来，妇人腹痛难忍，家里人急得不知怎么办才好。

　　朱震亨赶到后，站在门口听了听产妇的呻吟声，着急地说道："为啥不早叫我来看一看？"家里人将服梧桐叶的事告诉了他。朱震亨笑着来到产妇床边，仔细诊脉，望色，问病，观舌。提笔开了张药方说："快去把药取回煎服，到了半夜小孩就会生下来。"产妇服了药，果然孩子在半夜降生了。

　　同样是产妇，同样服用梧桐叶汤，效果截然不同。徒弟百思不解，朱丹溪说："梧桐叶并不治难产，第一个产妇痛得狂喊乱叫，说明是马上要分娩了。我随手捡了一片梧桐叶煎水服，目的是安她的心，心安后不紧张，小孩就会平安生下。而另一个产妇就不同，她的呻吟声说明是真正难产，所以需马上服催生药。"

［植物形态］梧桐叶，单叶互生，叶柄长 8～30cm；叶片心形，掌状 3～5 裂，直径 15～20cm，裂片三角形，先端渐尖，基部心形，两面无毛或略被短柔毛；基生脉 7 条。圆锥花序顶生，长 20～50cm，下部的分枝长达 12cm，花单性或杂性，淡黄绿色；导管长约 2mm，裂片 5，长条形，向外卷曲，长 7～9mm，外面被淡黄色短柔毛，无花瓣；雄花由 10～15 枚雄蕊合生，花丝愈合成一圆柱体，约与萼片等长；雌花常有退化雄蕊围生子房基部，子房由 5 心皮联合，部分离生，花柱长，柱头 5 裂。菁荚果 5，纸质，有柄，长 6～11cm，宽 1.5～2.5cm，被短绒毛或几无毛，在成熟前每个心皮由腹缝开裂成叶状果瓣。种子 4～5，球形，直径约 7mm，干时表面多皱纹，着生于叶状果瓣的边缘。花期 6～7 月，果熟期 10～11 月。

［性味归经］味辛、苦、甘，性凉。归肝经。

［功效］祛风除湿，清热解毒。

［应用］用于治疗风湿疼痛、麻木、痈疮肿毒、痔疮、臁疮、创伤出血、高血压等症。

［用量用法］内服：煎汤，10～30g。外用：适量，鲜叶敷贴，煎水洗；或研末调敷。

百脚蜈蚣能以毒攻毒

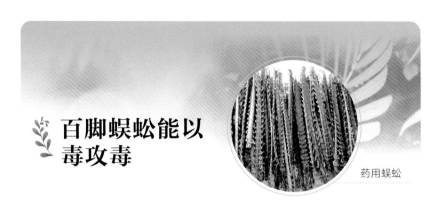

药用蜈蚣

　　从前有个货郎，长得俊秀且壮实，每天挑着货郎担，走乡串户，要跑许多路。

　　这一天，他同往常一样起得早，看老婆睡得正香，就自己动手烧饭。货郎把饭烧好，天还没亮。他又走到门前井台，把老婆前一天晚上洗好的苋菜拿进屋，做了一碗菜汤。

　　货郎连汤带饭吃个饱，就挑起货担出门了。他走呀，走呀，一口气走了十多里地。这时，他突然感到肚子里像火烧一般，口也渴得十分难受。可是，这一年逢旱，沟塘干得见底，哪也没水。货郎好不容易走到一座村庄，把担子放下，推开第一家的院门。院子里只有一个小孩在玩。

　　货郎问："你家大人呢？"

　　孩子说："到涧湾挑水去啦。"

　　"涧湾在哪儿？"

　　"远极啦。"

　　"你家缸里有水么？给我点喝。"

　　"没有。"

　　货郎渴得口干舌燥，肚子里又烧得难忍难熬。他就说道："让我找找看，哪怕有一口水润润嗓子也好啊！"说完走进那家屋子，东找西找，只见缸里、锅里、盆里、碗里都没有一滴水。最后，货郎看见灶后的碗橱顶上有一把落满尘土的破茶壶。他急忙拿下来打开盖子，壶里还真有半壶陈茶。货郎不管三七二十一，对着壶嘴儿就喝。剩茶灌进肚子，觉得舒服多了。他谢过孩子，又挑上担子赶集去了。

再说货郎的老婆，天亮时爬起来吃饭，发现锅里剩下一点苋菜汤，汤里有一条死毒蛇。她吓得大叫一声："哎呀，我的妈！"心想这准是毒蛇钻进了那捆苋菜，孩子他爸没看见，就一起做进了汤里。他一定中毒了，说不定还会闹出人命呢！

货郎的老婆顾不上吃饭，沿着赶集的路一直追下来。她一路上没有发现丈夫的尸体，一直跑到集市才寻见丈夫。奇怪的是她丈夫竟像没事人一样还在卖货呢。货郎看见老婆反问："你怎么来啦？"

老婆松了一口气，疑惑地问道："哎哟，你还活着？"

"怎么啦？"

"还问我，你早晨吃什么来的？"

"苋菜汤啊。"

"汤里有毒蛇！"

"啊！"货郎一惊："怪不得刚才肚子里烧得那么厉害呢！"

"快找医生看看吧。"

"不用，这会儿没事啦。"

"没事？莫非你吃了解毒药？"

"没吃呀。"

"那怎么又不烧啦？"

"我找了半壶剩茶喝。"

"嘿，多半那茶里有什么东西，能解蛇毒。"

"嗯，等会儿我们看看去。"

散集以后，货郎两口子走到早晨喝茶的那家门外，他们敲开门，出来一个男人。货郎说："大哥，早晨我从这里路过，喝了你半壶凉茶。真谢谢啦！"

"哎呀，这都是小孩子不懂事，那茶放在橱顶多半年了，不能喝！"

货郎说："我喝完倒觉得挺舒服。"

"是吗？"

"您让我看看，那是一壶什么茶？"

主人把茶壶捧出来，找开盖子一看，里头有一只蝎子和一条死蜈蚣。主人吃惊地说："看看，这都是有毒的东西，你快去看医生吧！"

货郎心里一动，说："这就对啦！早晨喝了有蛇毒的汤，所以火烧心；后来又喝进有蝎毒、蜈蚣毒的茶就没事了。这一定是以毒解毒呀！"

这是一段故事，不一定真有其事。不过，以毒攻毒是有道理的。后来，医生们从毒蛇的毒液中提取药物，可以治疗蛇伤和其他许多中毒的病症。人们还发现蝎毒有息风、镇痉、止痛的功能；蜈蚣毒可以治疗惊风、偏头疼、恶疮、蛇咬等病症。

[动物形态] 呈扁平长条形，长 9～17cm，宽 0.5～1cm。全体由 22 个环节组成。最后一节较细小。头部两节暗红色，有触角及毒钩各一对；背部黑绿色，有光泽，并有 2 条突起的棱线。腹部淡黄色，皱缩。自第二节起每体节有足一对，生于两侧，黄色或红褐色，弯作钩形质脆，断面有裂隙。气微腥，并有

百脚蜈蚣能以毒攻毒

特殊刺鼻的臭气，味腥而微咸。

[性味归经]味辛，性温。有毒。归肝经。

[功效]息风镇痉，祛风攻毒，通络止痛。

[应用]用于小儿惊风，抽搐痉挛，中风口㖞，半身不遂，破伤风症，风湿顽痹，偏、正头痛，疮疡，瘰疬，毒蛇咬伤。

[用量用法]1～3g。研服，每次0.5～1g。

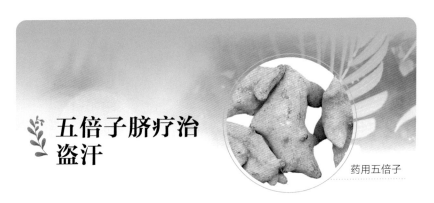

五倍子脐疗治盗汗

药用五倍子

　　五倍子除了治疗盗汗以外，还具有解毒消肿、收湿敛疮、止血等功效。五倍子治疗盗汗有一个故事。

　　相传很早以前，有一个7岁的小男孩，长得机灵，但有一个顽固疾病使父母揪心，每到晚上一睡着就流汗，醒来后汗就止了。醒来时衣服湿得可以拧出水来。于是他的父母多发延医，药吃了不少，就是不见效果，盗汗如旧。

　　有一天，一个四处云游的和尚到他家来化缘。当和尚知道他的病情后，给了他父母一包药粉，并嘱咐他的父母说："每晚睡前，取适量药粉用米醋调和成糊状，贴在脐上，盖上布后，用肚兜固定，1天换药1次。"

　　起初，他的父母不相信这个方法管用。但在和尚的再三劝说之下，还是给孩子贴了药。孩子连用了7天后，开始见效了。用到第 10 天时，症状已经减轻了一半。半个月后，孩子的病就好了，而且此后一直没有复发。他的父母非常高兴，连夸这药粉是神药！

其实，和尚的这个"神药"就是五倍子。

[植物形态] 落叶小乔木或灌木，高 2～10m；小枝棕褐色，锈色柔毛，具圆形小皮孔。奇数羽状复叶有小叶 2～6 对，叶轴具宽的叶状翅；小叶多形，卵形或椭圆状卵形或长圆形，长 6～12cm，宽 3～7cm；小叶无柄。圆锥花序宽大，多分枝，雄花序长 30～40cm，雌花序较短；苞片披针形，长约 1mm，小苞片极小，花白色，花梗长约 1mm；雄花花萼外面被微柔毛，裂片长卵形，长约 1mm，边缘具细睫毛；花瓣倒卵状长圆形，长约 2mm，开花时外卷；雄蕊伸出，花丝线形，长约 2mm，无毛，花药卵形，长约 0.7mm；雌花花萼裂片较短，长约 0.6mm；花瓣椭圆状卵形，长约 1.6mm；雄蕊极短；花盘无毛；花柱 3，柱头头状。核果球形，略压扁，径 4～5mm，被具节柔毛和腺毛，成熟时红色，果核径 3～4mm。花期 8～9 月，果期 10 月。

[性味归经] 味酸、涩，性寒。归肺、大肠、肾经。

[功效] 敛肺，止汗，涩肠，固精，止血，解毒。

[应用] 肺虚久咳，自汗盗汗，久痢久泻，脱肛，遗精，白浊，各种出血，痈肿疮疖。

[用量用法] 内服：煎服，3～6g；研末，1～1.5g；或入丸、散。外用：煎汤熏洗、研末撒或调敷。

一季一开的
夏枯草

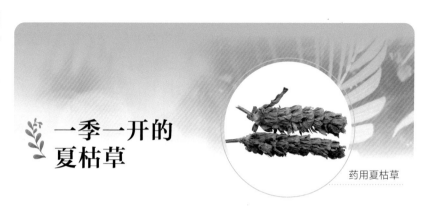

药用夏枯草

　　五月，是夏枯草一生最亮丽的时刻。她的花苞像一个麦穗，上面开出一朵朵绚丽的紫色小花，在田野的地埂上、荒滩上，肆意摇曳着，向人们展示着她的美丽。夏枯草禀纯阳之气，得阴气即枯，故逢夏至后便枯萎。

　　夏枯草作为我国最早的一味抗结核药，2000多年前就被载入《神农本草经》，列为上品，专治淋巴结核。"其草易得，其功甚多"。夏枯草如何入药，还得从一则传说说起。

　　从前有个秀才，知书达理，非常孝敬父母，母亲得了瘰疬病，脖子红肿又流脓水，日渐消瘦，骨瘦如柴。人们都说这病难治，秀才听了更是心急如焚，却又无能为力，常常深深自责。

　　一天，来了一个卖药的郎中，看过秀才的母亲后说："山上有种草药可以治好这个病。"

　　秀才立即求郎中帮忙。郎中就上山采了一些有紫色花穗的野草回来，剪下花穗，煎药给秀才母亲服下。几天过去，秀才母亲流脓的地方封口了；又过了些日子，病全好了。老太太十分高兴，嘱咐儿子留郎中住在家里，重重酬谢并款待郎中。郎中也不客气，白天出去采药、卖药，夜晚就宿在秀才家中。秀才经常和郎中在一起聊天，谈话非常投机，他逐渐对医道也产生了兴趣。

过了一年，郎中要回家中，临走时对秀才说："我在你这里住了一年，该给你多少饭钱？"

秀才说："你给我母亲治好了病，吃几顿饭算什么？"

郎中说："也好，那就传你一种药吧！"

郎中说罢，便带着秀才上了山。他指着一种长圆形叶子、开紫花的野草对秀才说："这就是治瘰疬的药草，你要认清。"

秀才仔细地看了看，说："我认清了。"

"你还得记着，这草一过夏天就没了。"

"嗯，我记住了。"

两人分手一晃两个多月过去了。就在这年的夏末秋初，县官的母亲得了瘰疬，张榜求医。秀才听说以后立刻揭了榜去见县官说："我会采药治瘰疬。"县官派人跟着秀才上了山，可是怎么也找不着长圆叶、开紫色花的药草。秀才十分奇怪，他爬遍了附近的大山，一棵也没找到。差人把秀才押回县衙，县官认定他是骗子，当堂就打了他五十大板。

转过年的夏天，郎中又回来了。秀才一把抓住郎中说："你害得我好苦啊！"

郎中一愣："怎么啦？"

"你教我认的药草怎么没有啦？"

"有啊。"

"在哪儿？"

"山上。"

两人又到山上一看，漫山遍野到处都是紫穗野草。秀才奇怪地说："怎么你一来这草又有了。"

郎中说："我不是对你讲过这草一过夏天就枯死了吗，要用就得早采。"

秀才这才猛然记起郎中当初交代给他的话，只怪自己粗心大意，白挨了一顿板子。为了吸取教训，便于记忆，他为这种药草取了一个高雅的名字——"夏枯草"，以此提醒自己，这种草药只在春末夏初才能采得到。

[植物形态] 多年生草本，高13～40cm。茎直立，常带淡紫色，有细毛。叶对生，卵形或椭圆状披针形，长1.5～5cm，宽1～2.5cm，全缘或疏生锯齿。轮伞花序集成穗状，长2～6cm；苞片肾形，顶端骤尖或尾状尖，外面和边缘有毛；花萼二唇形；花冠紫色，上唇顶端微凹，下唇中间裂

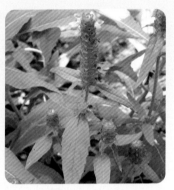

夏枯草植物形态

片边缘有细条裂。小坚果棕色。花期5～6月，果期7～8月。生于荒地、路边草丛中。

[性味归经] 味苦、辛，性寒。归肝、胆经。

[功效] 清肝明目，消肿散结。

[应用]

1. 主治肝火上炎，目赤肿痛，眩晕头痛；配伍养阴明目药，又可治疗阴虚肝热，目暗珠痛。

2. 适于痰火凝结，瘰疬，瘿瘤。目前用于治疗淋巴结炎、淋巴结核及淋巴肿瘤等病症。

[用量用法] 10～15g。

充满灵性的仙鹤草

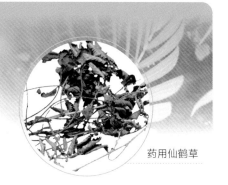

药用仙鹤草

"有草名仙鹤，气血双双补；若想延寿限，共与红枣煮。"仙鹤草为蔷薇科龙芽草属多年生草本植物，常生于溪边、路旁、草地、灌丛、林缘及疏林下。阳春三月，烟花纷飞，充满灵性的仙鹤草在杂草丛生间挺起修长的茎干，随风舞动着曼妙的腰肢，似乎向人们诉说着遥远的故事。

古时江南有两个秀才进京赶考，途中路过一片沙滩地带。时值炎夏，烈日当空，晒得他们汗流浃背，又渴又累。

这时，一个秀才流出鼻血，另一个慌了手脚，前不着村，后不着店，到哪里去寻药呢？

他们急中生智，用土块塞，用纸堵，但都无济于事，血又从嘴里流了出来。

正在这时，忽然看见一只仙鹤嘴里衔着一根草，慢慢从头顶飞过来。他们想，如果我们也像仙鹤长个翅膀，赶快飞走多好呀！他俩用羡慕的口吻喊道："仙鹤，仙鹤，慢慢飞呀，把你的翅膀借给我们用一用，让我们赶快飞出这个鬼地方！"

谁知仙鹤被他们这一叫，吓了一跳，把嘴一张将衔着的野草掉了下来。他们打趣地说："翅膀借不下来，先拿野草润润嗓子吧。"

流鼻血的秀才急忙把野草放在嘴里嚼了起来，有了水分的滋润，嗓子不干了，口也不渴了，很快鼻血也不流了。他们高兴地急忙赶路。

后来，他们都中了进士，当了七品县官之后就派人到山上找那种野草。他俩只要遇到鼻子出血的病人，都给服用这种草药，屡试屡效。为纪念送草药的仙鹤，就将其取名为"仙鹤草"。

还有一个仙鹤草与黄鹤楼的故事。相传很久以前，长江中有片小洲叫鹦鹉洲，不远处有一座楼，楼内住着一个白发苍苍的老人。老人懂医道，一边义务行医，一边养性修行，深受四乡敬重。

有一年晚秋的一天，秋高气爽，落叶纷飞，不知从何方飞来一只黄鹤，扑棱棱落在了楼前，并发出凄惨的哀鸣。众乡亲围上前去，见黄鹤满是血，就纷纷议论：有人说黄鹤想飞回家乡，迷失了方向，便摔了下来；有人说黄鹤受了伤，故意落在这里，祈望有人救它，等等。

老人闻声出楼，看了看流血的黄鹤，便钻进楼后的山林里，他采来了一把羽毛样叶子、开盈盈白花的野草，撒抹在黄鹤的伤口上，没多久就止住了血。经过老人精心喂养，黄鹤很快就康复了。

又过了些时日，一天清晨，老人向众乡亲辞行后，乘着黄鹤飞往天上去了。乡亲们猜测，老人已经成仙，而黄鹤正是仙界派来迎接老人的，但他们都不知老人去向哪里。后来，乡亲们就把老人住过的楼称为"黄鹤楼"，把老人给黄鹤疗伤的野草叫"仙鹤草"。

很多年后，唐代有个叫崔颢的诗人游历黄鹤楼，听到了这个传说，来了灵感，诗兴大发，留下了千古传诵的诗篇《黄鹤楼》："昔人已乘黄鹤去，此地空余黄鹤楼。黄鹤一去不复返，白云千载空悠悠。晴川历历汉阳树，芳草萋萋鹦鹉洲。日暮乡关何处是，烟波江上使人愁。"大诗人李白也来到过黄鹤楼，同样诗兴大发，也留下了关于黄鹤楼的千古诗篇。

[植物形态] 攀缘藤本。幼枝被密柔毛，老枝无毛。叶互生，革质，椭圆形、长圆形或倒卵形，长 5～15cm，宽 2～6cm，先端钝尖、急尖或短渐尖，基部楔形，全缘，干时显铁青色或暗绿色，下面有光泽，具小斑点。总状聚花序

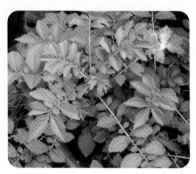

仙鹤草植物形态

腋生或顶生，密被锈色短柔毛；花小，金黄色或黄白色；萼片5，外被褐色柔毛；花冠浅钟状，长 9～10mm，5深裂，裂片2裂，外被紧贴的橙色柔毛；雄蕊5，着生在冠管上，花药卵状三角形，顶端锥尖；子房1室，胚珠4。浆果珠形，具宿萼。种子1粒。花期 6～8 月，果期 8～10 月。

[性味归经] 味苦、涩，性平。归心、肝经。

[功效] 收敛止血，截疟，止痢，解毒。

[应用]

1. 用于治疗虚寒出血，配益气温阳药；治疗血热出血，配清热凉血药。

2. 用于治疗滴虫性阴道炎，可煎水冲洗。

3. 肠炎、疟疾可单用本品煎服。

4.用于疟疾寒热，可单用本品大剂量水煎服。

[用量用法] 10 ～ 15g，大剂量可用 30 ～ 60g。外用适量。

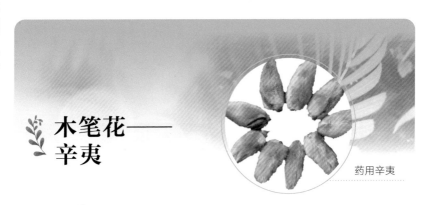

药用辛夷

木笔花——辛夷

辛夷，木兰科木兰属紫玉兰的干燥花蕾，呈倒圆锥形，形如毛笔头，故又叫"木笔花"，或"玉堂春"。其味辛而稍苦，性温含柠檬醛、丁香油酚、桉叶素等成分，具有宣通鼻窍、散风寒的功能，用于治疗风寒头痛、鼻塞、鼻渊、鼻流浊涕等症。《神农本草经》中记载辛夷"主五脏身体寒热风，头脑痛"。

关于辛夷一名的由来还有一段传说。在汉代，四川南充市有一位姓秦的书生，为了求取功名，日夜苦读，困了用冷水洗脸，久而久之，秦书生虽然获取了举人功名，却烙下一种怪病。他的鼻子常年流脓鼻涕，不但自己被脓涕堵塞得头昏脑胀，嗅觉失灵，鼻臭连妻子儿女闻到也回避他。他求了不少名医，用过不少偏方秘方，总不见好转，非常苦恼。秦举人成了"孤家寡人"，万念俱灰，心想这样活着太没有意思，越想越不是滋味，打算寻死。

有个朋友知道后劝道："蚂蚁尚珍惜生命，依你的才华，平白死了，实在不值得。天下这么大，本地医生治不好，何不到外边求医，或许还有一丝希望，还能顺便逛逛名山大川，散散心。"

举人一听，觉得有理，于是立即上路。他爬过高山，渡过江河，不知走了多少地方，也没能遇上能治疗他这种疾病的医生。

一天，他到一处山清水秀之处，系南方彝族人居住的地方，遇见一位白发苍苍的耄耋老人，鹤发童颜，似有仙人之貌，就上前施礼，言明寻求治疗鼻病的灵药妙方。老人听罢，哈哈大笑道："这病好治。"

秦举人喜出望外，急忙请他医治。他从山上的落叶灌木上采取了几朵紫红色的花苞，教他用鸡蛋一起煮着吃，吃蛋喝汤，每天1次。秦举人一一照办，10天之后，脓鼻涕大量减少，半个月后，顽疾痊愈。

临别时，他十分高兴，对老人说："这种药真灵，你能不能让我带一些回去，万一再犯病时就不用跑这么远求医了。"

老人想了想说："不如给你带些种子回去栽种。"

于是，秦举人留下银两，拜谢老人，并带回一些种子，播在自己家的房前屋后。二年之后，这种植物生长茂盛。遇到流脓鼻涕的患者，秦举人采集这些花蕾，赠送病人，都收到显著疗效。当病人问及这药叫什么名字时，秦举人一想，忘了问彝家医生了。又一想，这是在辛亥年间从彝族人那里引来的，就说："这叫'辛夷'。"

于是，中药宝库里又多了一位中药——辛夷。

[植物形态] 望春花（别名辛夷）为落叶乔木，高6～12m。树皮淡灰色；芽卵形，密被淡黄色柔毛。单叶互生；叶片长圆状披针形或卵状披针形，长10～18cm，宽3.5～6.5cm，先端渐尖，

基部圆形或楔形，全缘，两面均无毛，幼时下面脉上有毛；叶柄长1～2cm。花蕾在前一年秋季形成，花先叶开放，单生幼枝顶，直径6～8cm；花萼3枚，近线形，长约为花瓣的1/4；花瓣6枚，2轮，匙形，白色，外面基部常带紫红色。聚合果圆柱形，淡褐色。种子深红色。花期3月，果期9月。

[性味归经] 味辛，性温。归肺、胃经。

[功效] 散风寒，通鼻窍。

[应用] 用于治疗风寒头痛，鼻塞，鼻渊，鼻流浊涕等病症。

[用量用法] 内服：煎汤，3～9g；或入丸、散。外用：研末塞鼻或水浸蒸馏滴鼻。

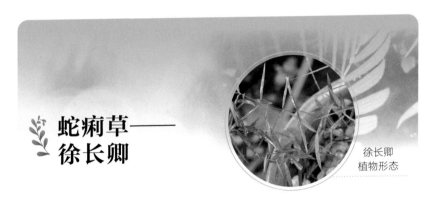

蛇痢草——徐长卿

徐长卿
植物形态

【传说一】

据传，赵匡胤发动政变成功后，黄袍加身，被尊为宋太祖。他为了巩固政权，采用削弱军权、重用文人的政策。徐长卿作为"文人食客"被其录用，进入朝中供职。

话说赵匡胤大权在握，终日饮酒作乐，以致酒色伤身。经不少御医诊治，总是难以治愈。一日，徐长卿看见宋太祖脸色异常，手顶胃区，甚感痛苦，忙前去探问。一问才知道皇上酗酒伤胃，老胃痛病又复发了。徐长卿从小学过医道，略懂一些中医药知识。于是，去野外采集一味草药，煎水给赵匡胤服用，谁知这味药还真管用，皇上的顽疾竟神奇地解除了。

皇上很惊奇地说："御医都无奈，你怎有如此医技，此药叫什么名字？"徐长卿答道："皇上，臣有无礼之罪，此药还没有名字呢。"赵匡胤闻言道："爱卿，你叫徐长卿，这药就以你的名字命名吧！"

从此，这种中草药有了一个叫徐长卿的药名了。

【传说二】

相传在唐代贞观年间，李世民外出打猎，不慎被毒蛇咬伤，病情十分严重。御医们搜肠刮肚，用了许多贵重的药，总不见效，把太医们急得团团转，只得张榜招贤："谁能治好皇上的病，重重有赏。"民间医生徐长卿看见榜文，便揭榜进宫为皇帝治病。

徐长卿把自己采来的"蛇痢草"取三两煎好，叫李世民1日2次服下，余下的药液用于外洗。第二天，李世民的病情就有了好转，又连服3天，症状就完全消失了。李世民高兴地说："先生名不虚传，果然药到病除，但不知所用何药？"徐长卿听了却答不上话来。

原来李世民被蛇咬伤后，下了一道圣旨，凡是带"蛇"字的都要忌讳，谁说了带"蛇"字的话就要治罪，情急之下，站在一旁的丞相魏徵灵机一动，连忙问"徐长卿，这草药是不是还没有名字？"

徐长卿会意地答道："禀万岁，这草药生于山野，尚无名字，请皇上赐名。"

李世民不假思索地说："是你用这草药治好了朕的病，既不知名，那就叫'徐长卿'吧！"

皇帝金口玉言，说一不二，这样一传十，十传百，中草药"徐长卿"的名字也就传开了，而"蛇痢草"的原名倒鲜为人知。

药物简介

[植物形态] 多年生直立草本，高达 1m。根细呈须状，多至 50 余条，形如马尾，具特殊香气。茎细而刚直，不分枝，无毛或被微毛。叶对比，无柄；叶片披针形至线形，长 4～13cm，宽 3～15mm，先端渐尖，基部渐窄，两面无毛或上面具疏柔毛，叶缘稍反卷，有睫毛，上面深绿色，下面淡绿色；主脉突起。圆锥聚伞花序，生近顶端叶腋，长达 7cm，有花十余朵；花萼 5 深裂，卵状披针形；花冠黄绿色，5 深裂，广卵形，平展或向外反卷；副花冠 5，黄色，肉质，肾形，基部与雄蕊合生；雄蕊 5，相连成筒状，花药 2 室，花粉块每室 1 个，下垂，臂短、平伸；雌蕊 1，子房上位，由 2 枚离生心皮组成，花柱 2，柱头五角形，先端略为突起。蓇葖果呈角状，单生，长约 6cm，表面淡褐色。种子多数，卵形而扁，暗褐色，先端有一簇白色细长毛。花期 5～7 月，果期 9～12 月。

[性味归经] 味辛，性温。归肝、胃经。

[功效] 祛风除湿，行气活血，去痛止痒，解毒消肿。

[应用]

1. 治疗风湿痹痛，脘腹疼痛，痛经，跌打伤痛及牙痛等症。

2. 小便不利，泄泻，痢疾。

3. 湿疹，风痒，顽癣。

4. 毒蛇咬伤。

5. 晕车、晕船之头晕、恶心之症。

[用量用法] 内服：煎汤，3～12g，后下；研末，1～3g，或入丸剂，或浸酒。

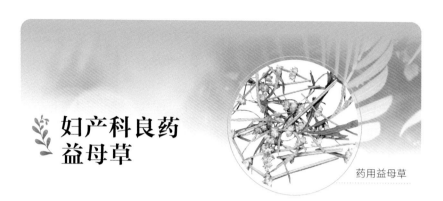

妇产科良药益母草

药用益母草

益母草是一剂妇产科良药，入药已有 2000 多年的历史，民间流传着一些关于它的神话故事。

传说一

相传在一个风景如画的江南乡村，住着一位心地善良的姑娘，名叫秀娘，婚后不久便怀了孕。有一天，秀娘正在家里纺棉花，突然一只受伤的黄麂跑进屋来，仰头对她"咯咯"直叫，样子十分可怜。秀娘看到远处有个猎人正朝这边追来，善良的秀娘产生了同情心，便把它藏到自己的坐凳下，又用衣裙遮盖起来。

猎人追到秀娘家门口问道："大嫂，看到有只受伤的黄麂没有？"

秀娘不慌不忙地一边纺棉花一边说："已经往东去了。"

猎人立即向东追去。看看猎人已经走远，秀娘放出黄麂，说："快快向西逃吧！"

黄麂好像听懂了她的话，屈膝下跪，眼含泪光，连连叩头，然后往西逃走了。

不久，秀娘临盆，不幸难产，接生婆也束手无策，虽吃了催生药也无效验，一家人急得团团转，婆婆呜呜直哭。

正在这时，门外传来"咯咯"的叫声。秀娘一看，正是那只她曾救过的黄麂。只见它嘴里叼着一棵香草，慢慢走到她的床前，仰头对着秀娘"咯咯"直叫，双眼噙着泪水，显得十分亲切。秀娘明白了黄麂的来意，便叫大夫把香草从黄麂的嘴里接过来，它才点头而去。

秀娘服下煎香草的汤药，疼痛渐止，浑身轻松，很快就恢复了体力，婴儿呱呱坠地。秀娘知道了这种草的用处，于是采了许多种在房前屋后，专门给产妇生孩子服用，并叫它"益母草"。

传说二

传说有一个叫茺蔚的机灵聪慧小孩，他母亲在生他时得了"月子病"，汤药服了不少，但多年不愈，面黄肌瘦，身体越来越虚弱，竟至卧床不起。小茺蔚眼看着母亲的病越来越重，他暗下决心，要把母亲的病治好。

于是他外出为母亲求医问药，历尽艰辛却未能如愿。一天，他又饥又渴，借宿一座破旧的古庙，庙内老僧见他一片孝心，就送他四句诗，让他去找一种草药。

诗云：

草茎方方似麻黄，

花生节间节生花。

三棱黑子叶似艾，

能医母疾效可夸。

小茺蔚沿着河岸找了起来，终于找到了那种茎呈四方形、节间开满小花，结有黑色三棱形小果实的植物。

母亲服用后不久竟痊愈了。由于这种草是小茺蔚为医治母病而找到的，且又益于妇女，于是人们就把它取名为益母草，它的种子就叫茺蔚子了。

药物简介

[植物形态]一年生或二年生草本，高 0.3～1.8cm。茎方形，有倒生白毛。根出叶近圆形，叶缘 5～9 浅裂，有长柄；中部叶掌状 3 深裂，侧裂片有 1～2 小裂；花序上的叶线状披针形，全缘或有少数牙齿，最小裂片宽 3mm 以上。轮伞花序腋生，有花 8～15，多数远离而组成长穗状花序；小苞片针形，短于萼筒，

有细毛；花萼钟形，外有毛，5 齿裂，前 2 齿靠合；花冠淡红色或紫红色，2 唇形，冠筒内有毛环，上唇外面有毛，全缘，下唇 3 裂，中裂片倒心形；雄蕊 4，二强，花丝被鳞毛。小坚果长圆状三棱形，平滑。花期 6～9 月，果期 9～10 月。

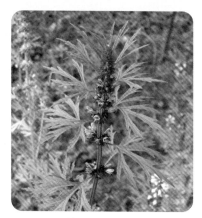

益母草植物形态

[性味归经]味辛、苦，性微寒。归心、肝、膀胱经。

[功效]活血祛瘀，利水消肿，清热解毒。

[应用]

1.主治妇女血分瘀热，闭经、痛经，产后瘀阻腹痛。也用于治疗外伤瘀肿作痛。

2.用于治疗水肿，小便不利。近年用于治疗肾炎水肿。

3.可治疗疮毒、乳痈。多外用，或内服。

[用量用法]10～15g，药量还可大至 30g。外用适量，鲜品捣敷。

岭南益智仁，
涩精又补肾

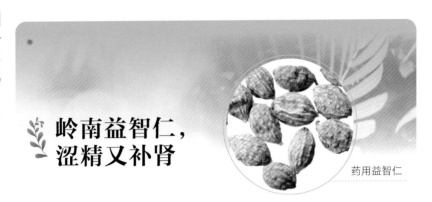

药用益智仁

"岭南益智遍山丘，子向英华库内收。知岁久传禾可卜，赠人更见粽堪投。涩精补肾休忘用，开胃温中可速求。却喜火中能益土，古人进食必先周"。这首七律诗出自清代赵瑾叔《本草诗》。诗中描述的益智仁生长于岭南。果如笔头而两头尖长，得天地之精华，功专涩精补肾，开胃温中，故古人进食此果，多能益智。益智仁如何入药，有一个传说。

相传很久以前，有一个员外，家财万贯，但直到年过半百才得一子，取名叫来福。所谓老来得子，举家欢庆。可是来福这孩子跟别的小孩不一样，自小体弱多病，头长得特别大，但脑子不灵光，经常流口水，呆滞木讷，反应迟钝，记性特别差，长到 10 岁了还不会数数。为了给儿子治疗，周边的名医都请遍了，结果总不见好转，员外非常烦恼。养了个傻孩子，倒不如绝代。

忽然有一天，一个老道士云游到此。老道士听员外讲了孩子的情况后，拿起拐杖往南边一指，说："离此地 800 里的地方有一种仙果，可以治好孩子的病。"并在地上画了一幅画，画中是一棵小树，小树叶子长得像羌叶，根部还长着一颗榄核状的果实，之后道便走了。

员外爱子心切，决定亲自去寻找仙果。跋山涉水，不知经历了多少个日日夜夜，终于找到了仙果，摘了满满一袋，踏上了返回之路。路途上，由于所带食物已经耗尽，沿途又人烟稀少，员外每天吃十颗仙果充饥，奇怪的是，他觉得自从吃了仙果之后，自己的记性越来越好，精力也十分旺盛，很快便回到家中。

来福吃了仙果后，身体一天比一天强壮，以前所有的症状都消失了，而且变得开朗聪颖，活泼可爱，与以前相比判若两人。后来读书，一点即明，过目不忘，琴棋书画无所不通，在18岁那年他参加了科举考试，结果高中状元。

这时人们想起了改变他的命运是仙果，因为它能使人聪明，所以叫它"益智仁"，也因为来福吃了益智仁以后中了状元，也有人叫它"状元果"。从此，人们经常会在学生入学或临考时赠送益智仁，祝愿其身体强壮，金榜题名。

关于益智仁还有另一个传说，三国时期曹操儿子曹植幼时孱弱，一次有北上之客商送上"摧芋子"，曹植食后，食欲大增，日渐聪明，5岁便能作诗，而后更有七步成诗的敏捷才思，曹操便将"摧芋子"叫作"聪明果"，后来又叫益智子。宋朝苏东坡被贬岭南之时，亦有相关记载。

药物
简介

［植物形态］益智，多年生草本，高 1 ～ 3m。叶柄短；叶片披针形，长 20 ～ 35cm，宽 3 ～ 6cm，先端尾状渐尖，基部宽楔形，边缘具脱落性小刚毛，基残痕呈细齿状，两面无毛；叶舌膜质，二裂，长 1 ～ 2cm，少数达 3cm，被淡棕色柔毛。总状花序顶生，长 8 ～ 15cm，在花蕾时包藏于鞘状的总状苞片内；花序轴被极短的柔毛；小花梗长 1 ～ 2mm；苞片膜质，棕色；花

萼管状，长约 1.2cm，先端 3 浅齿裂，一侧深裂，外被短柔毛；花冠管与萼管几等长，裂片 3，长圆形，长约 1.8cm，上方一片稍大，先端略呈兜状，白色，外被短柔毛；唇瓣倒卵形，长约 2cm，粉红色，并有红色条纹，先端边缘皱波状；侧生退化雄蕊锥状，长约 2mm；雄蕊 1，花丝扁平，线形，长约 1.2cm，花药长 6～7mm，药隔先端具圆形鸡冠状附属物；子房下位，密被绒毛。蒴果球形或椭圆形，干时纺锤形，果皮上有明显的纵向维管束条纹，长 1.5～2cm，直径约 1cm，不开裂，果熟时黄绿色或乳黄色。种子多数，不规则扁圆形，被淡黄色假种皮。花期 2～4 月，果期 5～8 月。

[性味归经] 味辛，性温。归脾、肾经。

[功效] 益智，温脾、止泻、摄唾，暖肾、固精、缩尿。

[应用]

1. 遗精虚漏，小便余沥，益气安神，补不足，利三焦，调诸气。

2. 治客寒犯胃，和中益气及多口唾。

3. 益脾胃，理元气，补肾虚滑沥。

4. 冷气腹痛及心气不足，梦泄赤浊，热伤心系，吐血，血崩。

[用量用法] 果子入药。内服：煎汤，3～9g；或入丸、散。

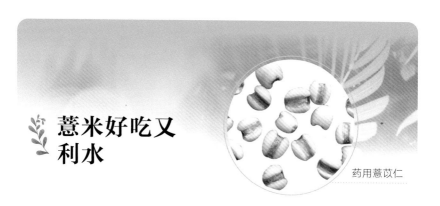

薏米好吃又利水

药用薏苡仁

薏苡仁俗称薏仁米、苡米、薏珠子，是一味常用的中药，又是普遍常吃的药食同源食物。它与一个叫"薏苡明珠"的成语有关。

相传东汉时期南方一带流行一种瘴气，患病的人手足麻木、下肢浮肿，继而发生全身肿胀，由于病多从于下肢起，故中医称之为"脚气病"。

号称"伏波将军"的马援，奉汉光武帝刘秀之命，率兵远征广西，平息南疆之乱。军中士卒都是北方人，染此病者颇多，仗也不能打。马援只好下令安营扎寨，请随军中郎中诊治，可随军中郎中从没治过这种病，眼看患病将士日益增多，马援便下令贴告示："只要有人献方能治此病，悬赏白银五百两。"告示贴在大营门外，可是三天过去了，没见有人来献方，直等到第七天，只见一个手拿着一根打狗棍的乞丐来到营门外，看见了告示后将它揭下来。士兵们将乞丐带到大营内，马援便问："你有何妙方？"乞丐笑一笑，从讨饭罐里拿出一把像珠子一样的东西说："这叫薏珠子，也叫薏苡仁，这边田里都有种植，用它一把煎汤，喝完后就会好的。"马援半信半疑，让士兵采集一些来试，没想到乞丐献的方子治瘴真灵验，患病的士兵服了薏苡仁汤后很快就全好了，马援非常高兴，准备拿出五百两银子重谢乞丐，可是乞丐早已不知去向了。

马援平定南疆战胜归来时，带回几车薏苡仁，带回北方种植。朝中的一些权贵就认为马援车中装的是私掠的明珠等珍宝。由于马援当时很受光武帝重用，这般权贵们不敢有所动作。等到马援死后，监军梁松嫉贤妒能，上书诬告马援搜刮了大量的明珠宝物，归为己有。汉光武帝龙颜大怒，传旨追回马援的"新息侯印"，使马援的妻子马夫人不敢报丧，偷偷把马援的棺材埋在城外，连以前宾客故人也不敢上马家吊丧。后世以"薏苡明珠""薏苡之谤"比喻忠良蒙冤被谤。白居易也曾写有"薏苡谗忧马伏波"之诗句。

后人为纪念这位清廉奉公的将军便把那座山称为"伏波山"。山中的洞称为"还珠洞"，这就是现今桂林漓江畔上"伏波境地"，而"薏苡仁"也就有了"薏珠子"的美誉了。

药物简介

[植物形态] 一年生粗壮草本，须根黄白色，海绵质，直径约3毫米。总状花序腋生成束，长4～10cm，直立或下垂，具长梗。雌小穗位于花序之下部，外面包以骨质念珠状之总苞，总苞卵圆形，长7～10mm，直径6～8mm；雄蕊常退化；雌蕊具细长之柱头，从总苞之顶端伸

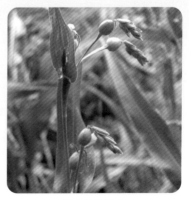

薏苡植物形态

出，颖果小，含淀粉少，常不饱满。雄小穗2～3对，着生于总状花序上部，长1～2cm；无柄雄小穗长6～7mm，第一颖草质，边缘内折成脊，具有不等宽之翼，顶端钝，具多数脉，第二颖舟形；外稃与内稃膜质；第一及第二小花常具雄蕊3枚，花药橘黄色，长4～5mm；有柄雄小穗与无柄者相似，或较小而呈不同程度的退化。花果期6～12月。

[性味归经] 味甘、淡，性凉。归脾、胃、肺经。

[功效主治]

薏苡仁：利湿健脾，舒筋除痹，清热排脓。主水肿，脚气，小便不利，湿温病，泄泻带下，风湿痹痛，筋脉拘挛，肺痈，肠痈，扁平疣。

薏苡根：清热，利湿，健脾，杀虫。治黄疸，水肿，淋病，疝气，经闭，带下，虫积腹痛。

薏苡叶：温中散寒，补益气血。主胃寒疼痛，气血虚弱。

[用量用法] 内服：煎汤，10～30g；或入丸、散，浸酒，煮粥，做羹。

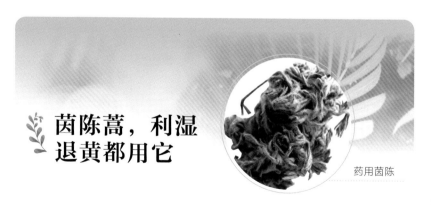

茵陈蒿，利湿退黄都用它

药用茵陈

民间歌谣曰：三月茵陈四月蒿，传于后世且记牢。三月茵陈能治病，五月六月当柴烧。

茵陈也叫茵陈蒿，是一种野生草本植物，它全株都能入药，入药以后能利湿退黄，也能利水消肿，它的药用功效十分出色，平时还能当保健食材供人们食用，可以为人体补充丰富营养，可用作一些常见疾病的预防。

相传，很早以前台神庙前是一座巍峨的山，庙后是一幽深水潭，庙旁青竹丛生，四周林深树密，林中栖息着珍禽异兽。

某年，有位采药老人因受风雨袭击跌倒在地，被台神庙住持救回庙内。老人被抬到庙里时，已人事不省，脸色蜡黄，腹部鼓胀。住持急忙派人拔草煎汤，边给老人搓洗肚子发胀之处，边给老人灌服草汤。经过一个时辰，老人突然翻身坐起，开口便说："好香，好香，你们让我喝的是什么东西呀？"住持说："老人家莫要慌，这是我们庙后长的一种草。"说着，住持随手从灶旁拿起一把草让老人看。老人一边看，一边闻，连连称赞道："好东西！好东西！快带我去看看吧。"说完急忙下地，拉着住持往外就走。

住持带着老人走到庙后向土崖上一指说道："你看，这满坡满崖青色发白的小草全是。"老人家走近一看，拍着双手连声欢叫道："太好了！太好了！我总算找到它了。"说完往下一蹲，极认真地拔了起来，拔一棵就往怀里揣一棵……"老人家你病刚好，还是将养一段再采吧！"住持道。

"我就是为了找这药才急下病了。你们知道吗？这就是茵陈！"老人站起来，随着住持一步一颠地走回庙里。住持陪同老人用罢斋饭，以恳求的口气说："不知住持师父能给找几个大枣吗？"

住持说："要大枣何用？"

老人说："大枣配茵陈，煎服治黄病，效果极佳。"

住持说："我处不远有一褚村滩，此地盛产大枣，不知能用否？"

老人说："若有请拿来试一试。"

住持立即派人到褚村滩采摘。老人把茵陈和大枣共煎服用后，病情立即好转。

大枣茵陈汤，可治黄病。消息不胫而走，一时传遍四邻八村。不少病人都到台神庙找住持治病。住持按老人吩咐，用一撮茵陈配四个大枣共煎，分早晚二次用完，果然灵验，一下子治好了许多病人。从此，大枣茵陈汤，便成为治疗黄病的良方妙药，一直传到现在。

后来人们才知道，这位采药老人就是李时珍。从此，台神庙的茵陈便远近闻名，尤其是每年清明节前后采茵陈者更是络绎不绝。

还有一段有关茵陈的传奇故事。相传有一个病人身目俱黄，全身没有力气，人亦消瘦了。这天，他拄着拐杖一步一哼地来找华佗说："先生，请你给我治治吧。"

华佗见了病人得的是黄疸病，皱着眉摇了摇头说："眼下都还没有找到治这种病的办法，我也无能为力啊！"

病人见华佗也不能治他的病，只好愁眉苦脸地回家等死了。

半年后，华佗又碰见那个人，谁料想这个病人不但没有死，反而变得身强体壮，满面红光了。华佗大吃一惊，急忙问道："你这个病是哪位先生治好的？快告诉我，让我跟他学习去。"那人回答说："我没有请先生看，病是自己好的。"华佗不信："哪有这种事！你准是吃过什么药吧？"

"药也没有吃过。"

"这就怪了！"

"哦，因为春荒没粮，我吃了些日子野草。"

"这就对啦！草就是药。你吃了多少天？"

"一个多月。"

"吃的是什么草啊？"

"我也说不清楚。"

"你领我看看去。"

"好吧。"

他们走到山坡上，那人指着一片野草说："就是这个。"华佗一看，说道："这不是青蒿吗？嗯，弄点回去试试看。"

于是，华佗就用青蒿试着给黄疸病人下药治病，但连试用了几次，病人吃了没有一个见好的。华佗还以为先前的那个病人准是认错了，便又找到他，叮问："你真的是吃青蒿吃好的？""没错。"华佗想了想又问："你吃的是几月里的蒿子？""三月里的。""唔，春三月间阳气上升，百草发芽。也许三月里的青蒿有药力。"

第二年开春，华佗又采了许多三月间的青蒿试着治害黄疸病的人吃。这回可真灵，结果吃一个好一个。等过了春天再采的青蒿就不能治黄疸病了。

为了把青蒿的药性摸得更准，等到第二年，华佗又做了一次实验，他逐月把青蒿采来，又分别按根、茎、叶放好，然后给病人吃。结果发现，只有幼嫩的茎叶可以入药治黄疸病。为了使人们容易区别，华佗把可以入药治黄疸病的幼嫩青蒿取名叫"茵陈"，又叫"茵陈蒿"。

[植物形态] 多年生草本或半灌木状。茎直立，高 0.5 ～ 1m，基部木质化，表面黄棕色，具纵条纹，多分枝；幼时全体有褐

色丝状毛，成长后近无毛。叶1～3回羽头深裂，下部裂片较宽短，常被短绢毛；中部叶裂片细长如发，宽约1mm；上部叶羽头分裂，3裂或不裂，近无毛。头状花序小而多，密集成复总状；总苞片3～4层，无毛，外层卵形，内层椭圆形，中央绿色，边缘膜质；花黄色，管状，外层花3～5，雌性，能育，内层花两性5～7，不育。瘦果长圆形，长约0.8mm，无毛。花期9～10月，果期10～12月。

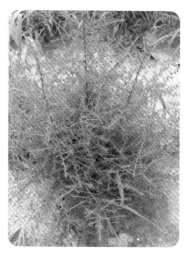

茵陈植物形态

［性味归经］味苦、辛，性微寒。归脾、胃、肝、胆经。

［功效］清热，利湿，退黄。

［应用］

1. 主治湿热黄疸。

2. 可用于寒湿黄疸。

3. 治疗湿热淋痛。

［用量用法］10～30g，水煎服用。注：茵陈煎汤，最好后下。

益精填髓的
淫羊藿

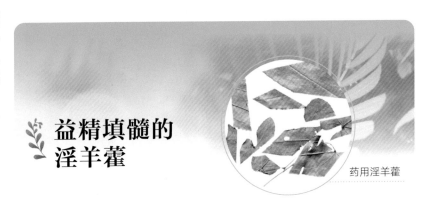

药用淫羊藿

　　相传在四川峨眉山有一光棍汉，名叫魏孔武。父母早丧，靠给东家放羊维护生活。他每日早出晚归，赶着羊群往来近百余里路，很是辛苦疲劳。临近知天命的年龄时，东家也是看他厚道老实，便将家中丧偶的女佣许配给他为妻。这魏孔武自然十分高兴，走起路来也格外有精神。谁知由于他常年出入山林，坐倒木、卧草地，落下了性功能障碍。而妻子正当壮年，精力旺盛，床笫之间，魏孔武常常无能为力，总是败兴。时间长了，媳妇难免要数落几句：亏你名叫魏孔武，原来不过是银样镴枪头。

　　这魏孔武被媳妇斥责也是羞愧难当，时常默默唉声叹气。

　　这一日，他坐在草地上看羊吃草。见羊群中的老公羊不断追逐母羊。心想这老羊也比我强啊！看着看着，他忽然想起这老公羊每当与母羊多次交配之后，总是离群到远处吃一些草，然后又不断地追逐母羊。这回他上心了，决心去看个究竟。他尾随老公羊，见它到林边的灌木丛中去啃吃一种不知名的草。这种草叶青，状如杏叶，一根上长着三枝九叶，高达一二尺。吃了一阵，老公羊仿佛恢复了体力，具勃起不软，又生龙活虎般地跑了回来。

　　这魏孔武也是经过世故的有心人，他采了一大捆回家，让媳妇给他做菜吃，他逐渐恢复了性功能的活力。

一日，他媳妇回家悄悄告诉魏孔武，东家的老伴也经常抱怨东家不行事。魏孔武就让媳妇也帮助东家老伴给东家吃这种草。日子一天天过去，魏孔武也就把这件事情忘了。忽然有一天，东家把魏孔武悄悄叫到一边问，你打哪知道有这种草的。魏孔武这才把事情一五一十地说给东家听。此后，村上的人也渐渐知道了这种草的神奇效用。

南北朝时著名医学家陶弘景是个打破砂锅问到底的人，对中医药具有执着追求。一日，采药途经魏孔武村庄，闻知此事，说者无心，听者有意。陶弘景暗自思忖，这很可能就是一味还没被发掘的补肾良药。于是，他不耻下问，虚心向魏孔武请教，又经过反复临床验证，证实这野草具有不同凡响的壮阳作用。后将此药载入药典，并名为"淫羊藿"。陶弘景在自己医术里记载："西川北部有淫羊，一日百遍合，盖食此藿所致"。

动物实验也表明，淫羊藿能增加动物精液分泌，刺激感觉神经，间接兴奋性欲的作用；老鼠和兔子吃了淫羊藿以后，性欲变得更加强烈。药理研究表明，淫羊藿提取液具有增加雄性激素的作用，可使精液变浓、精量增加，所以淫羊藿又有"媚药之王"的称号。

[植物形态] 多年生草本，高30～50cm。根茎匍匐，呈结节状，坚硬，深褐色，有多数细根。基生叶1～3枚、3出复叶，叶柄细长；小叶卵圆形至卵状披针形，革质，长4～9cm，宽2.5～5cm，先端急尖或剑尖，基部深心形、边缘有细刺毛或

细毛，侧生小叶1～2。总状花序或下部分枝成圆锥花序，花轴及花枝无毛或被少数腺毛；花直径6～8mm；萼片8，外轮4片，有紫色斑点，易脱落，内轮较大，白色；花瓣4囊状，有距或无。蓇葖果卵圆形，宿存花柱短嘴状。花期2～3月，果期4～5月。

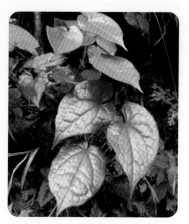

淫羊藿植物形态

［性味归经］味辛、甘，性温。归肾、肝经。

［功效］补肾阳，祛风湿，止咳喘。

［应用］

1. 用于治疗肾阳虚所致阳痿、尿频、腰膝无力等证。

2. 用于治疗风寒湿痹或肢体麻木。

3. 用于治疗阳虚喘咳之证。

此外，本品有降低血压的作用。如二仙汤即以之配伍仙茅、当归、知母等中药，用于妇女更年期高血压，能改善症状，降低血压。

［用量用法］10～15g。水煎服，也可浸酒，熬膏或入丸散。

鱼腥小草，解毒又利湿

药用鱼腥草

《吴越春秋》记载，勾践为吴王夫差尝粪诊病之后，嘴里一直有异味，也就是口臭，为了不让大王尴尬，范蠡便命令左右侍者大臣，都去采鱼腥草吃。

鱼腥草遍布南方，只要阴湿处都很常见，入药有清热解毒、利尿消肿的作用，大处说可以用来治疗肺炎、肺痈等症，小处说能对付一些感冒、咳嗽。鱼腥草治疗肺痈还有一则故事。

"医生难治自家病"，此话不假，金代名震河间一带的刘完素，由于年过花甲，又上山采药，淋了暴雨，一病不起。初是畏寒发热，咳嗽痰多，神疲气促，咽干口渴，渐渐咯脓血痰。他先用苇茎汤，后用桔梗汤，竟全无效验。急得家人、门生团团转，不知如何是好。

却说门生中有一易州人，知张元素来河间采药，便前去求教。

张元素自廿七岁起弃文就医，在易州一带小有名气。他听说刘完素老先生病重便前去探望，寒暄之余，张元素从行装中取出一些草药交付门生道："此药我已试用多人，颇灵。"说罢便告辞而去。刘完素取过草药嗅到一股芳香扑鼻，他碍于初次见面，不宜多问。只是心想此药像三白草，清热利水，消肿解毒之药，怎么能治我肺痈之症？"遂丢在一旁。

门生劝道："不妨试之。"

他置于瓦罐之中煮沸，取汁见如浓红茶汁一般，芳香而稍有涩味，极似肉桂之香。就端上前让老师看。刘完素闻后暗忖，并非三白草也，不知何药，恐易州当地草药，就一饮而就。

三天以后，刘完素气促趋平，咳嗽大减，脓痰已净，他正要派人去请张元素，却见他前来拜访。"不知先生用何药？莫非贵地特产？"刘完素说道。张元素从药筐中取出一束草药，顿时满屋鱼腥味。他说："此乃蕺菜，气味如鱼腥，故又名鱼腥草，生长在潮湿地、水塘边。采集后阴干，便无鱼腥味。煮后如茶味清香，不知老先生服后是否有此感觉？"

"嗯！"刘完素连连点头说道。

张元素治好名医刘完素病的消息传开，他的名声益显，并创"运气不齐，古今异轨，古方新病，不相能也"的理论，治病专用单方、验方，不用古方，成为当时江北一带名医。以后，李时珍收集他的验方时，也赞不绝口。

[植物形态] 多年生草本，高 15 ~ 50cm，有腥臭气。茎下部伏地，生根，上部直立。叶互生，心形或阔卵形，长 3 ~ 8cm，宽 4 ~ 6cm，先端渐尖，全缘，有细腺点，脉上稍被柔毛，下面紫红色；叶柄长 3 ~ 5cm；托叶条形，下半部与叶柄合生成鞘状。穗状花序生于茎顶，与叶对生，基部有白色花瓣状苞片 4 枚；花小，无花被，有一线状小苞；雄蕊 3，花丝下部与子房合生；心皮 3，下部合生。蒴果卵圆形，顶端开裂。花期 5 ~ 8 月，果期

7～10月。

[性味归经] 味辛,性微寒。
归肺经。

[功效] 清热解毒,善消内
痈,以治疗肺痈见长,兼有利湿
通淋之功。

[应用]

1. 用治疮痈。

2. 肺痈咳吐脓血。

3. 痔疮肿痛。

4. 治热淋涩痛。

[用量用法] 水煎服,15～30g。

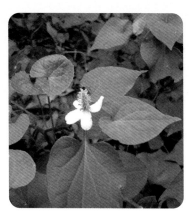

鱼腥草植物形态

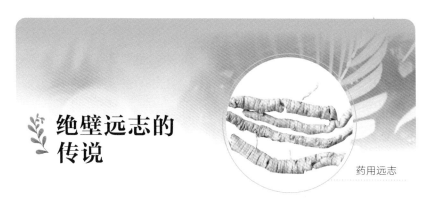

药用远志

绝壁远志的传说

　　远志是一味中药,它的巨大功用在李时珍的《本草纲目》中有详细的记载和说明,这些大家都知道。武功县小华山的远志在关中西部、渭河北岸自古以来为最佳,是上品。远志与圣母姜嫄千丝万缕的渊源联系,大家就不一定清楚了。

　　数千年前,天地鸿蒙、混沌初开,地球遭遇了前所未有的大洪水,神州大地也不例外,洪水所过之处,墙倒房塌,死伤无

绝壁远志的传说

数，直接危害到先民的生命和财产。

临危受命的大禹，肩负起了治水的重任，他不负众望，最终除却水患，使江河安澜，人民过上了安居乐业的幸福生活。在治水的整个过程中，农业始祖后稷一直跟随在大禹左右，是大禹的得力干将、最佳搭档。

十三年里，后稷母亲姜嫄不论寒来暑往，风雨晨昏，总会站在小华山上眺望等待，盼望自己的儿子早日归来。由于长期在水中行走和浸泡，治水成功后，后稷的双腿患上了严重的疾病，皮肉腐烂，疼痛难忍，行动不便。作为母亲的姜嫄看在眼里，痛在心中、悲喜交加。从部落老人的口里得知，小华山上有一种草药可以医治这种水患，于是姜嫄圣母打算采来草药，给后稷治疗。

小华山陡峭险峻，不好攀缘，这种草药又多生长在悬崖峭壁的险远之处，当时漆水河水深流急，水面宽阔，要想采到山坡上的草药，只能驾船，在船上用手采摘，此外别无他法。一叶小舟，波浪汹涌，找也不好找，采也不好采，稍不留心就会落水而亡。功夫不负有心人，忙乎了大半天，历经了生与死的考验，救子心切的姜嫄终于采到了传说中的那种草药。

回到家后，姜嫄亲自淘洗，精心煎熬，让后稷服下，说也奇怪，不到一个月的时间，后稷腿上的水疾竟然逐渐痊愈，完好如初，连一丁点的疤痕都没有留。后来有邰氏部落的先民感念于草药的神奇，姜嫄救治后稷的母子情深，姜嫄和后稷在远古农业发展上的不凡建树和丰功伟绩，就将这种草药叫作"嫄志"，以铭记姜嫄圣母采药的勇敢、治病的心切和药效的明显独到。可能因为"嫄"字比较难写、难认和难读，不利于日常使用，于是，人们逐渐将"嫄志"叫作了"远志"，一直流传至今。

［植物形态］多年生草本，高20～40cm。根圆柱形而长。叶互生，线形或狭线形，近无柄。总状花序顶生；花淡蓝紫色；萼片5，外轮3片小，内轮2片花瓣状；花瓣3，一片较大，先端油丝状附属物；雄蕊8，花丝基部合生成鞘。

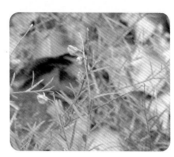

远志植物形态

蒴果扁平，倒圆心形，无睫毛，边缘有狭翅。花期5～7月，果期7～8月。

［性味归经］味苦、辛，性温。归心、肾、肺经。

［功效］安神益智，祛痰解郁，交通心肾，消痈肿。

［应用］用于心肾不交，失眠多梦，健忘惊悸，神志恍惚，咳痰不爽，疮痈肿毒，乳房肿痛。

［用量用法］内服：煎汤，3～10g；适量外敷。浸酒或入丸、散。

绝壁远志的传说

349

猪牙皂角的妙用

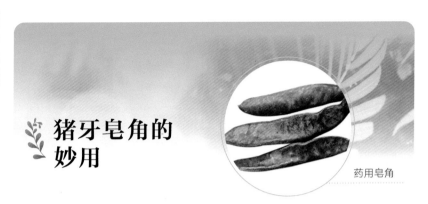

药用皂角

　　皂角又名皂荚树、皂荚等，属落叶乔木。皂角果是医药食品、保健品、化妆品及洗涤用品的天然原料。皂角刺（皂针）内含黄酮苷、酚类、氨基酸，有很高的经济价值。

　　相传，在很久以前，有一农家少女长得如花似玉，被父母视为掌上明珠。不料，有一天少女在野外打柴，被村外一恶少撞见，这恶少仗势欺人，方圆数村内坏事做绝。见少女这等美貌，顿起淫心，强行奸污。少女愧失贞操，自觉丢人，遂在一棵大皂角树上自缢身亡。

　　其父母痛不欲生，泪水也哭干了，嗓子也叫哑了，他们盼望爱女起死回生。忽然，有一位白发老翁飘然而至，说道："老翁自有还魂之术，请用皂角末吹入少女鼻孔，就能起死回生！"其父泪眼抬望，顿觉老翁悄然融入皂角树，始知树神显灵，爱女有救矣！

　　于是，他依照树神之言，摘下皂角，碾成粉末，轻轻吹入爱女鼻孔。俄而，姑娘鼻孔微动，接着猛然一个喷嚏，便渐渐苏醒过来。从此，人们便把皂角当作灵丹妙药。

　　其实，这个传说只不过是穷苦百姓的希望寄托，世界上是没有什么树神的，但皂角能治疗疾病倒是千真万确。现代医学认为，皂角能影响中枢神经系统，刺激局部黏膜而使分泌增加，具有祛痰、抗菌的作用。美国还用皂角治疗高血压、支气管哮喘、消化性溃疡及慢性胆囊炎。在我国，人们用皂角治疗蛔虫性肠梗阻，均有一定的疗效。

[植物形态]落叶乔木，树皮黑灰色，稍带褐色。一年生小枝浅紫色，无毛光滑。叶互生，偶数羽状复叶，小叶通常6～20对，雌雄异株，穗状花序，黄绿色、雌花退化，荚果扁平，长镰刀状，花期6～7月，果期10～11月。

[性味归经]皂角，味辛、咸，性温。有小毒。归肺、大肠经。皂角刺，味辛，性温。

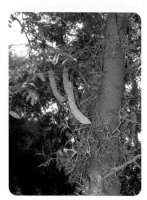

皂角树植物形态

[功效]皂角祛痰开窍，祛风杀虫。皂角刺消肿排脓，祛风杀虫。

[应用]皂角治疗中风或癫痫，痰涎涌盛，痰多咳嗽；皂角刺治疗淋巴结结核，乳腺炎，恶疮，脓成不溃。

[用量用法]内服：皂角，0.9～3g；皂角刺，3～6g。

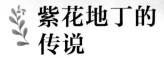

紫花地丁的传说

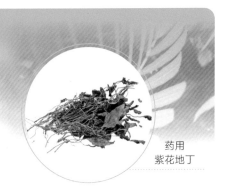

药用
紫花地丁

在安徽天长流传着这样一个故事：有两个乞丐白天一同外出讨饭，夜里同宿古庙并结拜为兄弟。一天弟弟的手指害起疔疮，红肿发亮，痛得他坐卧不宁，两人到镇上的"济生堂"药铺求医。

老板见他们是乞丐便说："想用药可以，先拿五两银子。"乞丐穷得连饭都吃不饱，哪有银子。只好跪在柜台外磕头哀求，祈求药铺老板发发慈心。老板便赶他俩走，围观的人问："老板，你招牌上明明写着'济生堂'，为什么人家痛得这个样子你不救治济生呢？"老板说："济生不济乞丐，滚！"

哥哥气愤地说："除了灵山别有庙，难道离开你'济生堂'，疔疮就没治了吗？"

老板哈哈大笑道："这方圆百里，如有人能治好这疔疮，你们当众砸了我的招牌。"

哥哥拉着弟弟就走，来到一座山坡上。俗话说，十指连心，弟弟红肿的手指一阵阵痛得又哭又叫，说："哥，求你把我推到水里淹死，要不取根绳子把我勒死，免得我活活受罪。"

哥哥安慰弟弟说："我和你亲如兄弟，有福同享，有难同当，你要坚强啊。"

这时太阳快落山了，晚霞映在山坡上，有一种开紫花的山草格外鲜艳醒目，哥哥眼前一亮，掐了几根这带紫花的小草放在嘴里嚼嚼，觉得苦丝丝的，便吐在手中，弟弟的手指疼得抓紧哥哥的手，唾液拌和过的小草汁液，无意中按在弟弟肿痛的手指上。

两人依偎一阵子后，弟弟忽然说："哥，现在我这手指凉丝丝的，舒服多了。"再一看小草的汁液覆盖在红肿的指头上。哥哥忙再采摘一些咀嚼后涂抹在弟弟手指上，疲劳的弟弟靠在哥哥身上安然睡去。

一觉醒来，朝霞已映红了半边天。第二天，弟弟手指渐渐肿消了，也不那么痛了。

第三天疔疮竟痊愈了。兄弟俩找了两根铁棍来到镇上"济生堂"前，挥手将招牌砸成稀巴烂，药铺老板气急败坏抓住他们要去告官。

哥哥说："大丈夫一言既出，驷马难追，你亲口当着街坊邻居说过，方圆百里有人能治好疔疮的，就砸碎济生堂的招牌。"

弟弟说："你看我手上的疔疮治好了。"大家对兄弟俩的做法拍手称快。这一对乞丐兄弟从此扔了讨饭棍，背起药篓采摘这开紫花的草药，专治疔疮肿毒。由于该草梗笔直，像一根钉子钉在地上一样，就称作"紫花地丁"了！

[植物形态] 紫花地丁属多年生草本，高 7 ～ 14cm，无地上茎，地下茎很短，主根较粗。叶基生，狭披针形或卵状披针形，边缘具圆齿，叶柄具狭翅，托叶钻状三角形，有睫毛。花有卡柄，萼片卵状披针形，花瓣紫堇色，距细管状，直或稍上弯；蒴果椭圆形，长 6 ～ 10mm。花期 4 ～ 5 月，果期 5 ～ 6 月。

[性味归经] 味苦、辛，性寒。归心、肝经。

[功效] 清热解毒，凉血消痈。

[应用]

1. 主治疮毒。

2. 毒蛇咬伤，可内服外用。

3. 可治肝热目赤肿痛。

[用量用法] 10～15g，水煎服。

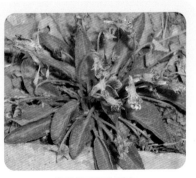

紫花地丁植物形态

紫苏解腥又避秽

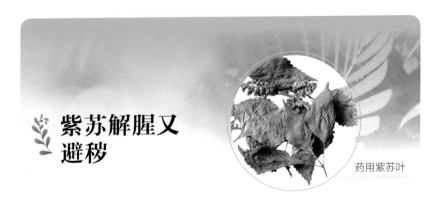

药用紫苏叶

相传，神医华佗一天在江南某地的河边上采药时，无意中发现一只水獭正在贪婪地吃着螃蟹，没过多久，这只水獭在地上打起滚来，华佗心想，倒要看看这只水獭是否会被螃蟹撑死，或有自救法吗？

这时水獭沿着河滩慢慢地爬呀爬，当爬到一片紫色的草前就吃了起来，又躺了一会，竟然平静没事了。

华佗把这些草采了回去，亲自品尝，苦苦思索后，豁然开悟，认为此草既然能解凉性螃蟹之毒，那此草药性定属温性。

此后每当螃蟹上市时，有些人因多食蟹而发生腹痛腹胀，求医于华佗，华佗就用采集回来的这些紫色草煎汤给人喝，效果十分灵验，过一会儿就舒服了，屡试屡效。这种草是紫色的，服用以后肚子就舒服，那叫"紫舒"吧！从此，华佗就把这种紫草称为"紫舒"。

以后，华佗又进一步发现这种紫草还有表散之功，可以益脾、理气、和中、宣肺、止咳化痰，能治多种病症。至于现在人们把"紫舒"称作"紫苏"，是由于音近的缘故，还是记载上有误，这就无从考证了。

[植物形态] 紫苏属一年生草本，高 60 ～ 90cm，上部有白色柔毛。叶对生，叶片卵圆形或圆形，长 3 ～ 9.5cm，宽 2 ～ 8cm，先端渐尖或尾尖，基部近圆形，边缘有粗锯齿，两面呈紫红色，淡红色，有腺点。轮伞花序 2 花，组成偏向一侧的假总状花序；苞片卵形，顶端急尖或呈尾状；花萼钟状，外有柔毛及腺点；花冠紫红色或淡红色，花冠筒内有环毛，2 唇形，上唇微凹，下唇 3 裂；雄蕊 4。小坚果近球形，黄褐色，有网纹。花期 7 ～ 8 月，果期 9 ～ 10 月。

紫苏叶

[性味归经] 味辛，性温。归肺、脾经。

[功效] 发汗解表，行气宽中。

[应用]

1. 用于风寒感冒，咳嗽痰多。

2. 用于脾胃气滞，胸闷呕吐。

3. 可用于鱼蟹中毒，腹痛吐泻。可单用本品煎汤服，或配伍生姜、陈皮、藿香等药同用。

〔用量用法〕煎服，3～10g，不宜久煎。

<h3 style="text-align:center">紫苏梗</h3>

〔性味归经〕味辛、甘，性微温。

〔功效〕宽胸利膈，顺气安胎。

〔应用〕适用于胸腹气滞、痞闷作胀及胎动不安、胸胁胀痛等症。

〔用量用法〕煎服，3～10g，不宜久煎。

<h3 style="text-align:center">紫苏子</h3>

〔性味归经〕味辛，性温。归肺、大肠经。

〔功效〕止咳平喘，润肠通便。

〔应用〕

1. 主治痰阻气机，咳嗽痰多，气逆作喘。

2. 适于肠燥便秘。

〔用量用法〕煎服，5～10g，不宜久煎。